Tod durch Vorstellungskraft

Cendrine, Marie-Hélène und Marion

Dank

Herrn Professor Dr. med. Thomas Hardmeier, Facharzt FMH für Pathologie, möchte ich für seine langjährige Ermutigung, Begleitung, Unterstützung und insbesondere für seine fachkundigen Anregungen bei der Verfolgung dieses Themas aufs Herzlichste danken.

Für den vielfältigen fachlichen Austausch mit Herrn Dr. phil. II Rüedi Füchslin, Physiker, durch den die Ideen zu Quanten-Teleportationsphänomenen in ihrem weiteren Zusammenhang mit Ferndenken in lebenden Systemen (FDILS) an Reife und sachlicher Tiefe gewonnen haben, möchte ich ihm herzlich danken.

Meine besondere Dankbarkeit gilt Frau Dr. med. Annette Rausch, Psychiaterin, die maßgeblich an der fachlichen Aus- und Überarbeitung und an der stilistisch-didaktischen Abrundung dieser Arbeit beteiligt war.

Geleitwort

Für den Pathologen und den Rechtsmediziner ist die *Frage nach der Todesursache* ein ständiger Begleiter bei der täglichen Arbeit im Sektionssaal. Dabei sind wir uns stets bewusst, dass das Ereignis des Todes das Resultat einer Summation von Störeffekten im Sinne von Volker BECKER (Erlangen) darstellt und dass es *die* Todesursache an sich nicht gibt (vgl. Leiss, 1982). In besonderem Masse gefordert ist der Morphologe bei *plötzlichen und unerwarteten Todesfällen*, vor allem wenn diese Säuglinge und Kleinkinder im Sinne eines Sudden Infant Death Syndrome (SIDS) sowie auch junge Erwachsene und scheinbar gesunde Menschen „im besten Alter aus voller Gesundheit heraus" betreffen. In der Literatur finden sich entsprechend zahlreiche Publikationen zu diesem Thema mit Empfehlungen für das Vorgehen bei der Autopsie und der Untersuchung des Herzens. Es darf an dieser Stelle der zu Beginn des Jahres 1999 in der renommierten Fachzeitschrift Histopathology publizierte Übersichtsartikel von M. J. DAVIES (London) „The investigation of sudden cardiac death" erwähnt werden (Davies, 1999). Dies gilt für Situationen, in denen die Untersuchung der anderen Organe z. B. des Gehirns oder der Lungen keine Veränderungen im Sinne einer Hirnblutung oder einer Lungenembolie ergeben haben. Dabei sind wir uns immer bewusst, dass selbst eine schwere Hirnblutung oder eine zentrale Lungenembolie nicht unbedingt sofort zum Tode führen muss.

Häufig können wir auf eine Rekonstruktion der Umstände vor dem Eintritt des Todes und die Frage nach abnormen Befunden bei früheren ärztlichen Untersuchungen nicht verzichten. Als Beispiele seien etwa Patienten mit einem AV-Block oder dem „long QT-Syndrome" erwähnt, bei denen Herzrhythmusstörungen zu einem plötzlichen Herztod führen können. Im Laufe meiner eigenen rund 40-jährigen Erfahrungen in den Sektionssälen der Institute für Pathologie in Winterthur, Lausanne, Zürich und Münsterlingen (1972–1998) habe ich – und das in eher zunehmendem Masse – die Erfahrung gemacht, dass alle Abklärungen über Vorgeschichte mit Beschwerden wie einer Angina pectoris und ärztliche Untersuchungen zusammen mit einer sorgfältigen histopathologischen Untersuchung vor allem am Herzen (vielfach mit der Unterstützung des Herzspezialisten Prof. Dr. med. Jakob SCHNEIDER am Departement Pathologie der

Universität Zürich) zu keinem befriedigenden Ergebnis bezüglich der Todesursache führen. Deshalb hat die Lektüre des Textes zum Referat von Dr. Gary Bruno Schmid: „Der psychogene Tod" im Rahmen des rechtsmedizinischen Kolloquiums am Institut für Rechtsmedizin der Universität Zürich (Direktor: Prof. Dr. med. W. Bär) vom 29. 2. 1992 für mich eine lehrreiche Erfahrung bedeutet. Seither habe ich die weitergehende Arbeit mit der Entstehung dieses Buches verfolgen können. Dabei haben wir eigene Beobachtungen und entsprechende Mitteilungen aus der Literatur ausgetauscht. Der Autor fasst nun seine Erfahrung mit psychogenen Todesfällen bei sog. Naturvölkern, aus biblischen Überlieferungen nicht nur der christlichen Kultur und aus dem Alltag des modernen Lebens zusammen. Hinzuweisen ist an dieser Stelle auf das umfangreiche Literaturverzeichnis mit rund 1.000 Zitaten auf fast 500 Literaturangaben!

Der Tod ist die letzte Etappe des menschlichen Reifungsprozesses. Er kann durch Krankheit, Unfall und andere äussere Gewalteinwirkungen sowie auch durch Selbsttötung verursacht werden. Für den *Zeitpunkt des Todes* spielen ohne Zweifel psychologische Faktoren eine wichtige Rolle. Dass diese auch ohne nachweisbare organische Befunde vor allem am Herzen zum Tode führen können, steht für mich fest. Dabei bestehen aber auch keine Zweifel, dass die Autopsie für die Beantwortung der Frage nach den Umständen insbesondere Organveränderungen als Todesursache weiterhin im Zentrum des Interesse steht. Zum Zeitpunkt des Todes muss den Angehörigen die Frage nach einer Autopsie abgenommen werden. Das Interesse an krankhaften Befunden und sich daraus ergebenden Konsequenzen für prophylaktische Massnahmen (z. B. die Aderlassbehandlung bei einer Hämochromatose, einer vererbten Eisenstoffwechselerkrankung) wird aber früher oder später manifest werden und nach einer Antwort verlangen. Auf eine entsprechende Vorinformation sollte bei der Feststellung des Todes nicht verzichtet werden! Dabei sollte auch die psychologische Situation des Verstorbenen miteinbezogen werden. Bei der in gewohnter Weise kritischen Interpretation aller Umstände und der morphologischen Befunde (allenfalls unter Einbezug von toxikologischen Untersuchungen) wird auch der Pathologe und der Rechtsmediziner mitunter das Vorliegen eines psychogenen Todes akzeptieren müssen, auch wenn wir diese Diagnose morphologisch nicht beweisen können.

Ausser diesem Buch, das den „Psychogenen Tod" in umfassender Weise behandelt, liegen mir zur Publikation in einem australischen Lehrbuch der Rechtsmedizin und einem weiteren Buch des Springer-Verlages über die morphologischen Befunde nach dem Einsatz des sog. Herzlasers zwei Kapitel meines früheren Mitarbeiters in Münsterlingen Dr. med. W. SCHWEITZER (jetzt am Institut für Rechtsmedizin der Universität Bern tätig) vor (Schweitzer und Cordner 1999, Schweitzer et al. 1999). Im Kapitel „Cardiovascular Pathology and Sudden Death" werden ganz am Anfang ebenfalls die Chaos-Theorie sowie extrakardiale psychologische Faktoren und die nicht so selten besondere Situation bei psychiatrischen Krankheiten erwähnt. Dazu gibt es natürlich bereits von früher her Literatur. Es sei das 20 Jahre alte Buch des amerikanischen Internisten M.H. WENDKOS: „Sudden death and psychiatric illness" erwähnt, das dieses Thema in extenso behandelt (Wendkos 1979). Es folgen dann aber die für den Morphologen im Vordergrund stehenden Befunde mit der Diagnose einer Kardiomyopathie, einer Myocarditis oder der häufigen koronaren Herzkrankheit, alles Befunde die klinisch stumm bleiben und dann plötzlich zum Tode führen können. Es bestehen dabei keine Zweifel, dass die morphologischen Möglichkeiten vor allem der Herzuntersuchung mit der Histopathologie noch verbessert werden können. Wir haben das in Münsterlingen ab 1993 dank der Zusammenarbeit mit dem damals neu eröffneten Herzzentrum Bodensee (HZB) in Kreuzlingen/TG erlebt. Anhand der für uns neuen Beobachtungen an Operationspräparaten vor allem von erkrankten Herzklappen aber auch von Autopsien schwer herzkranker Patienten (nicht so selten in Verbindung mit anderen schweren Leiden) haben wir bis anhin ausschliesslich autoptisch erhobene Befunde in Bezug auf ihre Bedeutung als Todesursache etwas revidieren müssen. Unsere Erfahrungen mit der eingehenden histopathologischen Untersuchung des Herzmuskels bei verstorbenen und ebenso auch später operierten Patienten nach Einsatz des sog. Herzlasers haben wir in verschiedenen Publikationen in Fachzeitschriften mitgeteilt. Dabei sind auch dreidimensionale Rekonstruktionen der Befunde an den Laserkanälen im Herzmuskel in Zusammenarbeit mit Geographen und EDV-Spezialisten zum Einsatz gekommen. Wenn wir uns derart von beiden Seiten her anstrengen und dabei die psychologischen Überlegungen *und* die morphologischen Befunde in unsere Schlussfolgerungen miteinbeziehen, werden wir unsere Aussagen über die Todesursache verbessern können. Aus diesem Grund bin ich Dr. Gary Bruno Schmid dankbar für dieses Buch, das ich zur unvoreingenommenen Lektüre allen Interessierten empfehlen kann.

Der psychogene Tod ist auch in unserer modernen Welt eine Tatsache, wobei gerade bei ÄrztInnen persönliche Erfahrungen eine wichtige Rolle spielen, um zu dieser Überzeugung zu kommen. Dabei muss man mit dem Autor akzeptieren, dass zwischen Geist und Körper keine eindeutige Grenze gezogen werden kann. Der oder die Auslösemechanismen für den psychogenen Tod sind zeitlos und anthropologisch universell, sie können als archetypisch bezeichnet werden.

Drei Bedingungen spielen für den psychogenen Tod eine wichtige Rolle: die psychogenen Anstösse und der psychogene Verlauf sowie Ausschluss von anderen Todesursachen. Dieser muss auch heute noch mit einer Autopsie erfolgen, die wie das beim SIDS, d. h. beim plötzlichen Tod von Säuglingen und Kleinkindern allgemein akzeptiert ist, keine pathologischen Organbefunde ergibt, die als Todesursache akzeptiert werden können. Mit dieser Möglichkeit muss man in erster Linie bei plötzlichen und unerwarteten Todesfällen rechnen.

Anhand der Evolutionsgeschichte der letzten 10.000 Jahre spielen in der Vorstellungskraft gesunder Personen drei Aspekte eine wichtige Rolle, nämlich beim *Voodoo-Tod* der Einfluss einer mächtigen Person, beim *Tabu-Tod* das Brechen eines unantastbaren Verbotes und beim *Heimweh-Tod* das Vorliegen einer ausweglosen Situation. Diese letztere Situation kann man sich im Zeitalter einer weltweit funktionierenden Kommunikation mit Handy, Fax und e-mail kaum noch vorstellen. Der Heimweh-Tod ist in der Schweizer Geschichte mit der Überlieferung der Erfahrungen von Söldnern und Auswanderern sehr gut dokumentiert. LARREY, der Leibarzt Napoléon I., hat beim sog. Schweizer Heimweh seinerzeit drei Stadien dieser bei Söldnern zum Tode führenden Situation unterschieden. Mit einem Zitat von S. FREUD (1919) darf dies unterstrichen werden: „Aber auf kaum einem anderen Gebiet hat sich unser Denken und Fühlen seit den Urzeiten so wenig verändert, ist das Alte unter dünner Decke so gut erhalten geblieben, wie in unserer Beziehung zum Tode."

Dazu kommt als weiterer Aspekt der „Seelentod" bei psychisch kranken Menschen unter dem früheren Begriff der perniziösen Katatonie. Dieser gibt Anlass zu einem Exkurs über FDILS, d.h. über das Ferndenken in lebenden Systemen aufgrund neuester Erkenntnisse aus der Neuropsychologie und der Quantentheorie der Physik, einem Bereich, mit dem sich der Autor sehr eingehend auseinandergesetzt hat.

Da der Tod als sichere Tatsache für uns alle feststeht, gehen uns das Buch „Tod durch Vorstellungskraft" und die vom Autor Dr. Gary Bruno Schmid gezogenen Schlussfolgerungen alle an. Es verdient eine gute Aufnahme und wird ohne Zweifel zu weitergehenden Diskussionen führen, die lehrreich für alle sind. Beim Buch von Gary Bruno Schmid: „Tod durch Vorstellungskraft" handelt es sich meines Erachtens um die wohl umfassendste und gründlichste Bearbeitung dieses Themas im deutschsprachigen Schrifttum. Es ist das Standardwerk zu diesem Thema.

Prof. Dr. med. Thomas Hardmeier

Inhaltsverzeichnis

Einführung

Der natürliche Tod im hohen Alter ist die letzte Etappe im diesseitigen menschlichen Reifungsprozess. Kein Einfluss auf das Leben ist tiefgreifender als derjenige, der diesen Prozess beschleunigt oder verzögert. Der Mensch hat diese Macht traditionellerweise den Göttern und den Sternen überlassen. Vielleicht lösen auch deswegen die Heiler und die Mörder, die auf eigene Art und Weise über Leben und Tod zu bestimmen scheinen, soviel Ehrfurcht oder Angst in ihren Mitmenschen aus. Nun hoffe ich, mit diesem Buch meine Leser und Leserinnen zu einer ähnlichen Würdigung der eigenen Vorstellungskraft zu motivieren: denn die Macht zu beidem – sich selbst heilen sowie sich selbst töten – liegt offensichtlich auch in uns.

Der psychogene Tod – Tod, ausgelöst durch psychische Beeinflussung (Fremd- oder Autosuggestion) und vollzogen durch die eigene, eingefleischte Vorstellungskraft – ist das dramatischste Beispiel der potentiellen Macht, welche die innere Bilderwelt und die Sprache über das menschliche Leben haben kann: Kein psychologischer Einfluss auf den Körper kann grösser sein als derjenige, der Gevatter Tod heraufbeschwört. Die Anekdoten und Fakten über den psychogenen Tod, die ich in diesem Buch gesammelt und diskutiert, und die Schlüsse, die ich daraus gezogen habe, sind Teile eines Versuchs, den Leser/die Leserin zu den Möglichkeiten der eigenen inneren Kraft hinzuführen, denn: Wenn ein Mensch mit dem geistig-seelischen Potential, das er in sich birgt, sich selbst zu töten vermag, sollte er auch sich selbst heilen können.

Mit diesen Vorbemerkungen möchte ich mich nun mit Ihnen auf eine eigenartige „Reise" durch dieses Buch begeben. In erster Linie wird unser Weg von folgender Frage geleitet:

> „Welchen Einfluss kann die eigene Vorstellungskraft auf den Augenblick des Todes haben?"

Unser objektives Ziel ist es, während dieses Ausfluges nicht nur möglichst viele Fragen aufzuwerfen, sondern ebenso viele Antworten zu finden. Die Wanderung wird uns durch wilde, biblische, zivilisatorische und klinische Landschaften führen. Unterwegs gelangen wir immer wieder an Stolpersteine in Form schwieriger Fragen wie:

> „Wo, wenn überhaupt irgendwo, ist die Grenze zwischen Geist und Körper?"

Zur Orientierung markieren Randsteine mit folgender Feststellung diesen Weg:

> „Es gibt für den Menschen an sich
> - mächtige Personen,
> - unantastbare Verbote gegenüber gewissen Objekten, Orten oder Zeiten,
> - ausweg-, hilf- und hoffnungslose Situationen der emotionellen Isolation und
> - im Körperinnern unbewusste Aktivitäten,
>
> mit denen er sein ureigenes Lebensprinzip in seelischer Hinsicht untrennbar verknüpft. Dies so sehr, dass er schon allein an der Vorstellung sterben kann, wenn er nur eine Überzeugung von der Wirkung einer der obengenannten Bedingungen, die für die Auslöschung oder für den Erhalt seines Lebens hinreichend bzw. notwendig ist, erfüllt bzw. nicht erfüllt hat."

Im letzten Kapitel möchte ich mir eine gewisse „poetische Freiheit" bei der Verfolgung eines weiteren, eher subjektiven Ziels erlauben, um eine Antwort auf diese Frage zu suchen:

> „Wie ist es zur Natur des Menschen gekommen, dass er allein durch seine Vorstellungskraft und unter den obenerwähnten Einflüssen, mit denen er sein ureigenes Lebensprinzip in seelischer Hinsicht untrennbar verknüpft, sterben kann?"

Dies veranlasst einen Exkurs über FDILS, d.h. über das *F*ern*d*enken *i*n *l*ebenden *S*ystemen aufgrund neuester Erkenntnisse aus der Neuropsychologie und der Quantentheorie der Physik. Ich werde zuerst und in Übereinstimmung mit anderen Autoren argumentieren, dass nichtlokale Quanten-Wirkungen innerhalb des Gehirns die sofortige Kommunikation zwischen auseinanderliegenden Nervenzellgruppen koordinieren. Solch unmittelbarer mentaler Einfluss stellt ein zusätzliches Kontrollsystem dar, das parallel zu anatomischen, chemischen und elektrischen Einflüssen innerhalb des Körpers wirksam ist. Diese Kontrolle ist insbesondere für die Geistesgesundheit im Rahmen der kontextbezogenen, organisierten Informationsverarbeitung des Geist-Gehirns wichtig. Darüberhinaus werde ich postulieren, dass nichtlokale Quanten-Wirkungen auch die sofortige, spontane Kommunikation zwischen den Geist-Gehirnen entfernter Individuen koordinieren. Diese Quanten-Nichtlokalität unterliegt der *unwillkürlichen* Antizipation oder Vorhersage von Ereignissen und hätte für die phylogenetische Entwicklung des Menschen weitreichende Konsequenzen, denn: Jede mentale Fähigkeit, welche die Erfolgschancen eines fundamentalen kollektiven Sozialverhaltens wie z.B. Schutz, Sammeln, Jagd, Partner-Suche oder Krieg erhöht, wäre für die Individuen, die im Besitz dieser Fähigkeit sind, im darwinistischen, evolutionären Sinne von Vorteil.

Eine FDILS-Fähigkeit (= Anlage zur unwillkürlichen, nichtlokalen Antizipation) muss also für jedes so veranlagte Individuum mit einem grossen Überlebenswert einher gehen und begünstigt auch die kollektive Kooperation der Gruppe. Im Rahmen des psychogenen Todes verstärkt diese innewohnende und fernwirkende soziale Kooperation die tödliche Wirkung von kollektiven Glaubenssätzen auf das Opfer nach einer Verfluchung oder einem Tabu-Bruch im Sinne einer „fokussierten Bannung“, die das Sich-Aufgeben/Aufgegeben-Sein des verfluchten bzw. sündigen Individuums bis zu einem tödlichen Grad steigert. Auch begünstigt derselbe Gruppenzusammenhalt das Gefühl des Anders- und Alleinseins des Aussenseiters, insbesondere das des im Ausland lebenden, an Heimweh leidenden und sterbenden Menschen. Ich werde sogar die Hypothese aufstellen, dass die Schizophrenie – und der psychogene Tod, der auf perniziöse Formen der Schizophrenie folgen kann – der tragische Preis ist, den einige unglückliche Individuen zahlen müssen, damit alle Mitglieder der Gattung Mensch den Überlebensvorteil einer generellen Fähigkeit für FDILS und der (spontanen) Fernantizipation, die FDILS innewohnt, haben können. Andere FDILS-Phänomene sind nach meiner Auffassung: Fern- und Geistheilung, Divination und Wahrträume, Aussersinnliche Wahrnehmung (ASW), Gedankenlesen, Synchronizitäten, Glück beim Glücksspielen, Antizipation in Jagd und Sport, sowie sensorische Deprivations-, sensorische Überflutungs-, und auch Drogen- und Meditationserlebnisse.

Als Basis für meine Untersuchungen benutze ich vor allem seriöse, nicht spekulative Artikel, die zum grössten Teil in international anerkannten Fachzeitschriften veröffentlicht und schon vor der Publikation von Fachkollegen begutachtet wurden. Mit anderen Worten: Die Ideen der vorliegenden Arbeit sind aus einem streng naturwissenschaftlichen Boden herausgewachsen. Die meisten medizinischen Artikel stellen sogar konkrete Fallbeispiele dar. Gleichzeitig habe ich versucht, dem/der nichtwissenschaftlichen LeserIn einen erleichterten Zugang zum Thema zu verschaffen, indem ich immer wieder auf einen mythopoetischen, also bildhaft-dichterischen Stil zurückgreife. Leider – oder sollte ich besser sagen: erfreulicherweise – ist ein ernsthaftes Problem von vornherein nicht zu vermeiden: Der Gebrauch von Wörtern aus der Metaphysik und Philosophie wie „Körper“, „Leib“, „Materie“, „Psyche“, „Seele“, „Soma“ usw., welche umstrittene Begriffe sind. Für den Zweck der vorliegenden Arbeit möchte ich diese Wörter einfach im Sinne des Alltagsgebrauchs mit Hilfe der üblichen Wörterbuch-Definitionen verstehen.

Zur allgemeinen Einführung unseres eher „düsteren" Themas möchte ich mit einer seit 1500 bekannten und liebevollen Volksweise (Volksweise 1975) als fiktivem Fallbeispiel anfangen:

Es waren zwei Königskinder,
die hatten einander so lieb,
sie konnten zusammen nicht kommen
das Wasser war viel zu tief.

„Ach, Liebster, kannst du nicht schwimmen,
so schwimme doch her zu mir,
drei Kerzen will ich dir anzünden,
und die sollen leuchten dir."

Das hört' eine falsche Nonne,
die tat, als wenn sie schlief,
sie tät' die Kerzen auslöschen,
der Jüngling ertrank so tief.

Ein Fischer wohl fischte lange,
bis er den Toten fand:
„Sieh da, du liebliche Jungfrau,
hast hier deinen Königssohn."

Sie nahm ihn in die Arme
und küßt' ihm den bleichen Mund,
es mußt' ihr das Herze brechen,
sank in den Tod zur Stund'.

Wie könnte ein moderner Fachmann diesen plötzlichen und unerwarteten Todesfall erklären? Ein Versicherungsgutachter würde sich primär auf das offensichtliche Sterben der Königstochter in dieser Erzählung konzentrieren: Unfall unbekannter Ursache. Und wenn viel Geld auf dem Spiel stünde, würde er die Kripo mit einer Untersuchung beauftragen. Eine Polizistin interessierte dann vor allem der mutmassliche Hergang. Sie würde vielleicht auf Mord schliessen, die falsche Nonne verdächtigen und den Arzt um eine Obduktion ersuchen. Der Internist könnte eine dritte Möglichkeit des Exitus letalis der Prinzessin postulieren: plötzliches Herzversagen, während seine Kollegin, die Psychiaterin, möglicherweise einen Suizid der Jungfrau durch Selbstvergiftung in die Diskussion einbrächte.

Trotz dieser Fachleute bleibt eine offene Frage: Wenn kein offensichtliches organisches Korrelat existiert, gibt es vielleicht noch eine andere Erklärung, die jeden Menschen in solch einer Situation ereilen könnte, eine Erklärung, die nicht allein diese Prinzessin betrifft, d.h. eine archetypische Erklärung solcher Todesfälle. Zur Antwort müssten sie sich an den Volkskundler wenden. In der Tat ist den Ethnologen schon seit Jahrzehnten eine Todesursache für ein plötzliches und unerwartetes Ableben bekannt, die Menschen aus allen Kulturen und Epochen betrifft und von der naturwissenschaftlichen Medizin erst in neuester Zeit anerkannt wird: der psychogene Tod.

Fachmann/-frau	*ihm/ihr naheliegende Todesursache*
Versicherungsgutachter	Unfall!
Polizistin	Mord mit Verdacht auf der falschen Nonne!
Internist	akutes Herzversagen!
Psychiaterin	Suizid durch Vergiftung!
Ethnologe	psychogener Tod!

Beim psychogenen Tod hat die Psyche einen direkten, gravierenden Einfluss auf das „unmittelbare“ Objekt: den Körper.

Der Begriff „psychogen“

„Psychogen“ heisst so viel wie „ursprünglich aus der Tätigkeit der Psyche entstanden“. Das Wort ist eine Zusammensetzung aus den Wörtern „Psyche“ und „Genese“, die aus dem Griechischen stammen und „Seele“ bzw. „geboren werden“ meinen. Bildhafter gesprochen dürfte ich sagen: „psychogener Tod“ bedeutet „aus der Seele geborener Tod“. Der Tiefenpsychologe könnte vom Urbild des Todes, also von der „Konstellation des Todesarchetyps“ sprechen, und diese Konstellation findet durch die Vorstellungskraft statt. Lassen Sie mich nun den Begriff „psychogen“ anhand eines aktuellen Beispiels illustrieren. Es handelt sich um eine wahre Geschichte, die mir eine vertrauenswürdige Person 1988 erzählte:

> „VOR EIN PAAR Jahren wurde ich zum Neujahr bei Freunden eingeladen. Der Gastgeber war seit langem für seine kulinarische Kunst bekannt. Alle waren auf ein überraschendes Abendessen gespannt. Der Braten war ein grosser Erfolg. Die genaue Herkunft dieser ‚Spezialität des Hauses‘ sollte aber ein Geheimnis bleiben. Einige Monate später traf ich mich erneut mit dem damaligen Gastgeber und einem jüngeren Kollegen – ein starker und gesunder Mann – der damals auch beim Fest war. Dieser erzählte von seiner Begeisterung über den Neujahrsbraten und bestand im Laufe des Abends hartnäckig darauf, dass der Koch doch endlich sein Rezept preisgeben solle. Nach langem Hin und Her konnte der Koch endlich dazu gebracht werden, den Schleier seines Geheimnisses zu lüften: Katzenbraten! Als der junge Mann dies hörte, wurde er so sehr von Entsetzen gepackt, dass er am ganzen Leibe zu zittern begann. Innerhalb weniger Minuten mußte er sich übergeben.“ (Siehe auch Weiner 1989)

Diese Geschichte mag uns an den Ausdruck erinnern: „Der Schreck ist mir in die Glieder gefahren.“ Diesem Beispiel sehr ähnlich ist das folgende:

„IN ARIZONA HABE er eine boshafte Frau gekannt, die ihren Gästen köstliche Sandwiches aus einem unbekannten Fleisch zu essen gab, welches etwa wie Huhn oder wie Thunfisch schmeckte. Wenn die Gäste alles gegessen hatten, erklärte sie jeweils, es sei Klapperschlangenfleisch gewesen. Sofort fühlten sich die Gäste schrecklich übel und begannen, heftig zu erbrechen." (Bericht nach Kluckhohn 1949, S. 19, und zitiert in Ellenberger 1952, S. 343)

Ein weiteres Beispiel, das den Sinn des Begriffs „psychogen" darstellt:

EIN KLEINKIND WACHT mitten in der Nacht mit einem Wadenkrampf auf und weint. Die Mutter legt ihre Hand auf das zitternde Bein und spürt, „wie ein kalter Strom den Schmerz meines Kindes in meine Hand, durch meinen Arm und meinen Körper hindurch bis hinunter in meine eigenen Waden führt. Gleichzeitig hörte das Kind auf zu weinen: Der Krampf und seine Schmerzen waren verschwunden." (Marion Schmid-Wagner, 1988, persönliche Mitteilung)

Weniger tröstlich kann ich auch die Erfahrung einer Frau erzählen,

„DIE ZUSCHAUEN MUSSTE, als ihr Sohn bei einem Unfall drei Finger verlor; sie war davon so sehr überwältigt, dass sie ihm keine Hilfe leisten konnte. Ein Chirurg, der rechtzeitig an den Unfallort gekommen war, wandte sich an die stöhnende Mutter, die über Schmerzen in ihrer Hand klagte. Eine Untersuchung zeigte, daß die drei entsprechenden Finger ihrer eigenen Hand, die bisher normal waren, jetzt geschwollen und entzündet waren. Nach vierundzwanzig Stunden wurde Eiter abgeführt und die Wunde heilte schliesslich."[1] (Yawger 1936, S. 877, Fall von CARTER, eine Autorität im Gebiet der Hysterie)

In der Tat können – wie Experimente in Hypnose schon gezeigt haben – solche „symbolische Stimuli" (Engel 1976, S. 428) oder unbewusste Fantasien pathophysiologische Reaktionsmuster bzw. Konversionsreaktionen hervorrufen, bei denen z.B. schon der Gedanke an das Essen von einem bestimmten Etwas das Erbrechen auslöst oder das bildhafte Voraussehen einer gewissen Verletzung eine Entzündung und lokale Gewebsschädigung begünstigt bzw. hervorbringt. Analog dazu sind Lern- oder Konditionierungsvorgänge, durch die sich ein Mensch theoretisch oder durch Exposition Wissen aneignet und dann ein spezifisches Verhalten bei ihm ausgelöst wird bzw. er es erwirbt, z.B. dass nach der Einnahme eines bestimmten Nahrungsmittels ein Brechreiz entsteht.

Schliesslich kennen wir alle mehrere typische „psychogene" Phänomene, die in der Medizin wohlbekannt sind: Plazeboeffekt; unbewusster, somatischer Widerstand gegen ein Medikament, der sich als ein Nicht-Ansprechen auf ein Medikament äussert (engl.: „nonresponse"); Unfruchtbarkeit; hysterische Paralyse oder Blindheit; Regulation gewisser körperlicher Funktionen, z.B. Hautwiderstand, Atemfrequenz, Herzfrequenz usw. im Zusammenhang mit biologischen Rückkopplungsmethoden (engl.: „biofeedback") oder Meditationstechniken; Rückbildung von Warzen unter Hypnosetherapie, Besprechen von Warzen usw. (cf. z.B. Schaefer 1956, Weiner 1989).

Der Begriff „psychogener Tod"

Den Begriff „psychogener Tod" möchte ich Ihnen näher bringen, indem ich die moderne Geschichte am Anfang des vorigen Abschnitts mit dem folgenden Bericht aus dem afrikanischen Congo des Jahres 1682 vergleiche:

> „EIN JUNGER AFRIKANER fand während seiner Reise Unterkunft bei einem Bekannten eines anderen Stammes. Dieser Freund hatte zum Frühstück ein wildes Huhn vorbereitet; ein Essen, das allen Jugendlichen des Stammes des jungen Afrikaners strengstens verboten war. Der Junge wollte wissen, ob dieses Huhn solch ein für ihn verbotenes sei. Als der Gastgeber dies verneinte, aß der junge Mann tüchtig davon und setzte seinen Weg fort. Einige Jahre später begegneten sich die zwei Männer nochmals. Der ältere Freund fragte den nun nicht mehr Jugendlichen, ob er mit ihm ein wildes Huhn essen wolle. Der Jüngere antwortete, daß ein Zauberer ihm inzwischen strengstens verboten habe, wildes Huhn auch im erwachsenen Alter zu essen. Darauf fing der Gastgeber an zu lachen und fragte seinen Besucher, warum er wildes Huhn jetzt ablehne, wo er doch ein genau solches schon vor Jahren bei ihm am Tisch verzehrt habe. Sowie der Mann dies hörte, wurde er so sehr von Angst gepackt, daß er sofort am ganzen Leibe zu zittern anfing. In weniger als 24 Stunden war er tot."[2] (Bericht nach Merolla, erwähnt in Pinkerton [Pinkerton 1814, S. 237 ff] und zitiert in Cannon 1957, S. 182)

Diese Geschichte schildert in aller Deutlichkeit, was ich unter dem Phänomen des psychogenen Todes verstehe und wie mächtig unsere Vorstellungskraft sein kann.

Beim psychogenen Tod rede ich vom Sterben allein aus seelischer Ursache: Ein Sterben, das psychologisch, stark affektgeladen und ohne relevante physische Einwirkung von innen (Krankheit, Nahrungsentzug, Dehydratation, tödliche Störungen des Autoimmunsystems, genetisch bedingte Lebensdauer usw.) oder von aussen (Verletzung, Gift etc. einschliesslich Tod durch die eigene, psychisch gesteuerte Hand, d.h. Selbstmord) ausgelöst wird und bis zum Exitus letalis verläuft.

Ein psychogener Todesfall muss nicht unbedingt ohne irgendeinen pathologisch-anatomischen Befund einhergehen. Die eventuelle Negativität eines Obduktionsbefundes darf nicht verabsolutiert werden und deutet nur auf die methodische Insuffizienz der jeweiligen Untersuchungstechnik. Mit Horst KÄCHELE meine auch ich, dass „eine Kohärenz naturwissenschaftlichen Geschehens angenommen werden muß, die auch ohne genaue Kenntnis der auslösenden Momente das Postulat einer durchgehenden Kausalität im biologischen Bereich berechtigt erscheinen läßt" (Kächele 1970, S. 217). Und trotzdem werden wir auch mit dieser eher schlichten Haltung gegenüber dem psychogen ausgelösten, körperlichen Todesprozess genug Wunderbares über den jeweiligen psychischen, stark gefühlsbeladenen Auslösemechanismus zu bestaunen bekommen.

Neben dem expliziten Begriff „psychogener Tod" findet man in der medizinischen Literatur eine Menge anderer Formulierungen, die offensichtlich dieselbe Intention zum Inhalt haben. So gibt es Ausdrücke wie z.B. „Thanatomania" (Roth, 1897); „Obi-" bzw. „Obeah-Tod", „Hoodoo-Tod" oder „Tod durch Emotionen" (Yawger 1936); „Tod durch emotionalen Schock" (Martin 1929, Dimsdale 1977); „Tapu-", „Taboo-" bzw. „Tabu-Tod", „Vodun-", „Voudou-" bzw. „Voodoo-Tod" oder „Tod durch Suggestion" (Cannon 1942, Ellenberger 1952, Barber 1961); „Tod durch psychischen Schock" (Stürup 1942); „psychischer Tod" (Menninger 1948, Walters 1944); „psychisch bedingter Tod" (Jores und Droste 1956, Jores 1959, Jores und Puchta 1959); „Vagus-Tod" (Bilz 1966) und neuerdings „Sudden Unexpected Death Syndrome" mit der Kürzel „SUDS" (zu Deutsch: „Aussergewöhnlicher Todesfall" mit der Kürzel „AG") (Hmong 1988, Luizet 1989, Goldberger und Rigney 1990).

Zur Klärung meiner Haltung schliesse ich mich dem Ergebnis eines Studiums der einschlägigen Literatur von KÄCHELE an, dass die *bewusste* Angst vor dem Tode – „der gesamte Komplex der Todesfurcht und Todesangst" – für den Eintritt des Todes selbst keine auslösende Bedeutung hat (Kächele 1970, S. 107–108). Das gleiche möchte ich auch vom *bewussten* Todeswunsch behaupten. Mit anderen Worten sind es, meiner Meinung nach, eher die *unbewussten* Faktoren, die massgebend zum psychogenen Tod führen, und viel weniger die bewussten.

Psychogener Tod nur bei sogenannten „primitiven" Menschen?

Empirische Berichte über den psychogenen Tod sind unserer westlichen Kultur schon seit Jahrhunderten bekannt. Sie sind von zuverlässigen Beobachtern überliefert worden, die persönlich mit Stämmen auf verschiedenen Erdteilen zusammengelebt hatten (Afrika, Alaska, Australien, Borneo, Haiti, Melanasien, Neuguinea, Neuseeland, Nigeria, Nordamerika, Sandwich Inseln, Südafrika, Südamerika, Westindien u.a. [cf. Frazer 1928, Ellenberger 1973]). Eine der frühesten Reportagen stammt z.B. von Soares DE SOUZA, der 1587 vom psychogenen Tod in Südamerika bei den Tupinambâs Indianern im Rahmen von ritualisierten psychogenen Hinrichtungen durch den Medizinmann berichtet hat (Soares de Souza 1897, S. 292–293). Schon Walter B. CANNON hat erkannt, dass so viele Augenzeugenberichte von seriösen Ärzten, Anthropologen, Forschungsreisenden, Priestern usw. nicht einfach ignoriert werden dürfen und exogene Todesursachen wie z.B. Vergiftungen in den meisten Fällen mit grosser Wahrscheinlichkeit ausgeschlossen werden können (Cannon 1942, insb. S. 183–184). Und doch glauben eigentlich die wenigsten Mediziner an den Tod durch psychische Ursache, und die Ärzte, die trotzdem daran glauben, sind in der Regel auch diejenigen, die solch einen Tod aus nächster Nähe selbst erlebt haben. Selbstverständlich glauben aber fast alle Schriftsteller, wie auch jeder Dichter dies tut, an den psychogenen Tod.

Beim Mediziner erwecken diese Beispiele allenfalls den Eindruck, dass der psychogene Tod, falls es ihn denn wirklich geben sollte, höchstens bei sogenannten „Primitiv"- oder „Natur"-Völkern vorkommt. So haben jedenfalls Feldforscher am Anfang ihrer Untersuchungen psychogener Todesfälle in den vorangegangenen Jahrhunderten bis zum Beginn dieses Jahrhunderts gedacht (Stumpfe 1973, insbesondere Kapitel I, Abschnitt 9): Der psychogene Tod sei auf die schwache Konstitution und neurotische Tendenz des primitiven Geistes beschränkt, auf sein Unwissen und seinen Aberglauben. Man findet z.B. folgende Beschreibung des psychogenen Todes bei primitiven Inselbewohnern aus dem ersten Viertel des neunzehnten Jahrhunderts:

> „Angst wird wachgerufen; sein Geist wird mit Todesbildern überflutet; er kann nicht schlafen; seine Stimmung trübt sich; sein Appetit schwindet dahin; und die Wirkungen seiner Fantasieängste werden zur realen Ursache des Bösen, das er befürchtet. Wie er seine Gesundheit und Stärke von diesen naturhaften und von ihm weiterhin nicht wahrnehmbaren Ursachen beeinträchtigt erlebt, betrachtet er sein Schicksal als besiegelt; er lehnt jegliches Nahrungsangebot als unnötig und nutzlos ab; er härmt und grämt sich und stirbt unter den Einflüssen seiner eigenen Ignoranz und Aberglauben."[3] (Stewart, 1828, S. 265)

Seit das Thema von einem breiteren Spektrum von Ethnologen, Medizinern und Psychologen aufgenommen wurde, ist dieses Vorurteil langsam verschwunden. Mit Beginn des zwanzigsten Jahrhunderts ist der psychogene Tod zum Studienobjekt der westlichen Wissenschaft geworden. In der Tat gibt es viele Vorfälle des psychogenen Todes, die unserer modernen Gesellschaft nicht fremd sind:

„... Vorhanden sind viele Beispiele vom plötzlichen Tod aus Angst, beim Anblick von Blut, Spritzen, oder dem plötzlichen Eintauchen ins Wasser. Während des Krieges wurde eine beträchtliche Anzahl unerklärter Todesfälle bei Soldaten unserer (d. h. hier der amerikanischen, A. d. V.) Armee berichtet. Diese Männer sind trotz offensichtlicher Gesundheit gestorben. Die Obduktion ergab keine pathologischen Organbefunde."[4] (Moritz und Zamchek 1946, S. 459)

„Auch von Interesse ist hier nach Dr. R. S. Fisher, Pathologe der Stadt Baltimore, dass eine Anzahl Individuen jedes Jahr nach der Einnahme kleiner, definitiv nichtletaler Dosen von Gift, oder nach kleinen, nichtletalen Selbstverletzungen stirbt; sie sterben anscheinend in Folge ihrer Überzeugung, dass sie sterben müssen."[5] (Richter 1957, S. 198)

Der bekannte amerikanische Physiologe Walter B. CANNON untersuchte Berichte über Voodoo-Todesfälle und schloss aus eigenen Experimenten mit Katzen, dass auch ein Mensch durch Emotionen der Wut und Angst sterben kann, falls sein autonomes Nervensystem in einem Zustand hoher Erregung gehalten wird und ihm zur selben Zeit keine Möglichkeiten gegeben werden, die Spannung durch wirksame Handlungen zu reduzieren (Cannon 1942).

Eine Art Tabu-Tod – siehe unten – kann auch als unmittelbare psychische Reaktion auf den Biss einer harmlosen Schlange eintreten:

„In diesem Zusammenhang darf die Wichtigkeit, ob der Biss von einer harmlosen oder einer giftigen Schlange ist, nicht überschätzt werden, weil es wohl bekannt ist, dass viele Menschen nach einem harmlosen oder nichttödlichen Schlangenbiss aus lauter Angst gestorben sind."[6] (Buddle, zitiert nach Yawger 1936, S. 877)

Eine ähnliche, tödliche Angst haben viele moderne Menschen vor einem chirurgischen Engriff. Es gibt sogar Fälle, in denen Patienten im guten körperlichen Zustand schon vor Verabreichung der Anästhesie am Operationstisch sterben (Yawger 1936, S. 875). Auch CANNON kennt solche „banalen" psychogenen Todesfälle bzw. „psychischen Selbstmorde" (Hüssy 1945, S. 253):

„Dass die Haltung des Patienten wesentlich für den positiven Verlauf einer Operation sei, ist die feste Überzeugung des bekannten amerikanischen Chirurgen Dr. J. M. T. Finney, der für viele Jahren den Lehrstuhl für Chirurgie an der medizinischen Fakultät der Johns Hopkins Universität innehatte. Auf der Basis ernsthafter Erfahrungen hat er öffentlich bekannt gegeben (Finney 1934, S. 746; A. d. V.), dass er ohne Ausnahme jeden Patienten und jede Patientin zu einer grösseren Operation abgelehnt hat, der bzw. die Angst vor dem Eingriff geäussert hatte. Irgendein anderer Chirurg sollte das Risiko übernehmen!"[7] (Cannon 1957, S. 189)

Mit anderen Worten:

„... es ist jetzt anerkannt, dass unter gewissen Umständen eine starke Emotion genauso unmittelbar wie ein Messer ein physisches Trauma (Verletzung) bewirken kann."[8] (Yawger 1936, S. 878, Zitat nach Emerson)

Auch durch die Einweihungsriten westlicher Geheimgesellschaften kommt es manchmal, wenn auch selten, während der Ausführung eines sonst harmlosen Schocks zu Todesfällen:

„EIN EISENGIESSER UND der Präsident einer lokalen Chauffeur-Gewerkschaft waren dabei, in den Orden des Elchs eingeweiht zu werden. Nachdem ihre Augen verbunden und ihre Brust entblösst waren, hat man ihnen todernst gesagt, dass sie gebrandmarkt werden sollen. Ein Metallwappen mit einem angebrachten Metalldraht wurde auf die Brust der zwei Einzuweihenden aufgesetzt. Alsbald sie den traditionellen, harmlosen Elektroschock bekommen hatten, kollabierten beide aus Angst; und der Vereinsarzt konnte sie nicht wiederbeleben."[9] (Yawger 1936, S. 876)

Früher galt der Priester am Krankenbett als der „Todesengel", und man versuchte die Letzte Ölung möglichst spät spenden zu lassen. Die priesterliche Durchführung dieses „letztes Sakraments" konnte an sich tödlich sein, wie das folgende Beispiel zeigt:

„ICH ERINNERE MICH an einen Fall vor vielen Jahren, den eines jungen Mannes, der für die Boxmeisterschaft trainiert hatte. Als Mann war er ein ausserordentliches Prachtexemplar und es fehlte ihm nicht an Mut. Zwei Tage vor seinem erwarteten Boxkampf zeigte er kleine Lungenblutungen, und da es in seiner Familie schon Fälle von Tuberkulose gegeben hatte, verlangte er einen Arzt. Dieser Arzt war ich.

Bei der Auskultation war im Brustbereich ein Geräusch auszumachen, aber mehr war nicht zu hören. Ich befahl ihm im Bett zu bleiben und sich zu schonen. Als ich das Haus verliess, erzählte mir seine Mutter, dass der Gemeindepfarrer unterwegs war, und da der junge Mann seit einiger Zeit seinen Kirchenpflichten nicht mehr nachgegangen war, wäre es besser, wenn der Priester ihn sehen würde. Aus Furcht, dass der Patient beim Auftritt des Priesters oder bei seinem Versuch, irgendeine religiöse Handlung auszuüben, Angst bekommen könnte, warnte ich die Mutter davor. Trotzdem ist der Priester zu ihrem Sohn gekommen und hat – nach meiner Meinung schlecht beraten – das Sakrament der letzten Ölung ausgeübt. Dies geschah um 15.00 Uhr. Der junge Mann war furchtbar erregt, und um 18.00 Uhr war er tot. Ich weiss nicht, wie die Todesursache lautet. (Die Diagnose könnte meines Erachtens Lungenembolie sein – siehe Schnegg 1996; A. v. Th. H.) ... Ich habe immer gedacht, dass die Angst des jungen Mannes zu sterben mit dem Besuch des Priesters verstärkt worden ist."[10] (Yawger 1936, S. 879, Kommentar von Dr. J. W. McConnel)

(Neuerdings hat das Katholische Konzil hier eine Reform eingeleitet, die noch im Gang ist: „Krankensalbung" wird das Sakrament genannt, das für die Kranken und nicht erst für die Sterbenden bestimmt ist.)

Diese und zahlreiche ähnliche Beobachtungen zeigen, dass der Eintritt eines „psychogenen Todes" nicht auf wenige besonders abergläubische Mitglieder eines primitiven Volkes beschränkt ist (siehe z.B. Kächele 1970, insbesonders Teil I, Abschnitt 5 „Tod an Neurose", S. 120–121, und Abschnitt 4d „Anorexia nervosa", S. 119–120). Hierzu eine Warnung, die um die Jahrhundertwende (1906) vom Ethnologen A. G. LEONARD an den allzu naiven modernen Menschen gerichtet wurde; psychogene Todesphänomene seien nicht einfach auf eine unbewusste, abergläubische und tödliche Sturheit des sogenannten primitiven Menschen zu reduzieren:

> „Neunhundertneunundneunzig Europäer aus tausend würden dies spezielle Merkmal (psychogener Tod bei den Naturvölkern, A. d. V.) als Folge des reinen Trotzes oder des blossen Aberglaubens betrachten; aber der Europäer, wie immer, wenn es um den Naturmenschen geht, macht einen Fehler. Was dem künstlichen Geist des Europäers als reiner Eigensinn – das Resultat blosser stupider Ignoranz – erscheint, folgt nicht aus irgendeiner besonderen, festgefahrenen Meinung oder unbeweglichen Überzeugung, sondern aus einer (jedem Menschen zugänglichen, A.d.V.) unbewussten Haltung, welche sich selbst in fantastischen Eindrücken immerwährend erzeugt und wiedererzeugt, und die, obwohl sie subjektiv ist, dem Geist des Naturmenschen eine objektive Wirklichkeit überträgt."[11] (Leonard 1906, S. 256)

Fazit: Der psychogene Tod ist ein wahrhaftes, wenn auch sehr seltenes Phänomen, das wohl auch Bürger eines Industrielandes des einundzwanzigsten Jahrhunderts treffen kann (Berg 1992). Ich werde auf die Idee „einer unbewussten Haltung, welche sich selbst in fantastischen Eindrücken immerwährend erzeugt und wieder erzeugt" weiter unten zurückkommen, wo ich die „erwartungsvolle Aufmerksamkeit" im Zusammenhang mit dem Tabu-Tod diskutiere.

Entgegen aller Beweise seiner Existenz bleibt der psychogene Tod bis heute ein Stiefkind wissenschaftlicher Untersuchung. Vielleicht liegt es daran, dass das Phänomen eine zu grosse Herausforderung darstellt, die Grenzen unserer wissenschaftlichen Bemühungen um das Lebendige auf die Mysterien des Todes auszudehnen. In den Worten von B. J. F. LAUBSCHER, einem Psychiater, der in den Fünfzigerjahren in Südafrika gearbeitet hat:

> „Anbetracht dieser Erklärung lehnen wir uns selbstzufrieden in den Armlehnen der wissenschaftlichen Erkenntniswelt zurück. Der Eingeborene stirbt am Glauben, ein Glaube, der ihm eine spirituelle Wirklichkeit ist. Deckt unsere Erklärung diese Realität ab oder beschreibt sie bloss ein paar der Elemente oder konstituierenden Teile der spirituellen Perzeption? Sind nicht der psychologische Zustand dieses Eingeborenen sowie viele psychische Phänomene, die ausserhalb der anerkannten und begrenzten Kategorien der Wissenschaft liegen, für uns eine Herausforderung, die Grenzen unserer

wissenschaftlichen Bereiche zu erweitern und in das Studium des Lebendigen auch die Mysterien des Todes einzuschliessen?"[12] (Laubscher 1951, S. 105)

Als Antwort auf diese Frage haben Gelehrte wie C. G. JUNG (26. 7. 1875 – 6. 6. 1961) (cf. Jacobi 1945) und Jean GEBSER (20. 8. 1905 – 14. 5. 1973) (cf. Gebser 1986a, 1986b, 1986c) die Wichtigkeit betont, dass der Mensch das ganze Spektrum seines Bewusstseins in Anspruch nimmt, vor allem ohne die mythischen, magischen und mystischen Bewusstseinszustände zu vernachlässigen (cf. Dittrich 1985). Insbesondere erinnert die Idee von einer Vorstellung, „welche sich selbst in fantastischen Eindrücken immerwährend erzeugt und wieder erzeugt" – siehe das Zitat von LEONARD oben –, an die Idee von fortdauernder imaginativer Schöpfung in der Lehre des Sûfî-Liebesmystikers IBN 'ARABI (1165–1240) (Corbin 1981) und an die mythopoetische Bildersprache des Tibetanischen Totenbuches, die besagt: Die Vision und Auflösung von Bildern im Zustand nach dem Tod ist eine Vorbedingung für die Befreiung des Bewusstseins (Lauf 1985). Ich werde auf diese und ähnliche Ideen in den folgenden Kapiteln zurückkommen, wenn ich das bewusste psychogene Sterben und noch später gewisse metaphysische Überlegungen diskutiere. Auf jeden Fall möchte ich schon hier die Wichtigkeit der im Unbewussten verankerten reflexiven Vorstellungskraft für das Einsetzen des psychogenen Todes betonen.

Inzwischen hat der aufgeklärte Westen die Mysterien sowie die Grausamkeiten des Todes während zwei Weltkriegen und zahlreichen anderen Schlachten erlebt, in denen das Phänomen des psychogenen Todes von Medizinern in Gefängnissen und Konzentrationslagern rund um die Welt häufig sehr genau beobachtet und niedergeschrieben wurde.

„Aus allen extremen Kriegs- und Verfolgungsereignissen unseres Jahrhunderts wird der psychogene Tod als letzte Alternative im ohnmächtigen Widerstand gegen übermächtigen Terror berichtet. Aus russischer Kriegsgefangenschaft deutscher und japanischer Soldaten und aus koreanischer Kriegsgefangenschaft amerikanischer Soldaten wird übereinstimmend berichtet, daß viele dieser Männer trotz ausreichendem körperlichen Zustand nach einem Zusammenbruch des Lebenswillens in wenigen Tagen unrettbar starben (Paul 1955, Kraemer 1956, Strassman et al. 1956, von Baeyer et al. 1964)" (Strian 1983, S. 324).

Eines der kürzesten und einfachsten Atteste zu diesem Phänomen bei Kriegsgefangenen im Westen ist Folgendes:

„ALL ZU OFT verlor der Gefangene sogar seinen Willen zu leben. Er würde in eine Ecke kriechen, jegliches Nahrungsangebot ablehnen und – ohne irgendeine Krankheit zu haben – einfach sterben."[13] (Mayer 1956)

Hierzu eine treffende Erklärung von S. FREUD (6.5.1856–23.9. 1939):

> „… Denselben Schluß muß das Ich aber auch ziehen, wenn es sich in einer übergroßen realen Gefahr befindet, die es aus eigenen Kräften nicht glaubt überwinden zu können. Es sieht sich von allen schützenden Mächten verlassen und läßt sich sterben." (Freud 1967a, S. 288)

Ich werde auf diese Idee vom „Verlust des Lebenswillens" (oder „Verlust des Willens nicht zu Sterben") in einem späteren Kapitel zurückkommen.

Der psychogene Tod ist auch nichts Unbekanntes im Alltagsleben. Wer hat nicht schon eine Geschichte von der alten Frau oder vom alten Mann in der Nachbarschaft gehört, die bzw. der kurz nach dem Tod ihres/seiner Ehegatte/in plötzlich und unerwartet aus scheinbar voller Gesundheit gestorben ist, ohne dass irgendeine zwingende Todesursache vorhanden war? Es ist, als wenn zu Lebzeiten der psychogen-gestorbene Mensch seine eigene „Lebenskraft" so fest mit seiner, in seiner und durch seine Lebensgefährtin erlebt hatte, dass letztere diese Lebenskraft sozusagen mit ins Grab mitgenommen und die Zurückgebliebenen ohne Lebensprinzip zurückgelassen hatte (siehe unten). Dem Zurückgebliebenen blieb keine Wahl: Er musste sterben! Und häufig spielen auch die Erwartungen und Suggestionen des unmittelbar beteiligten Sozialkreises eine entscheidende Rolle, die nicht zu unterschätzen ist.

Hierzu ein beeindruckendes Zitat aus Heinrich Wilhelm von KLEISTS (18.10.1777–21.11.1811, Tod durch Selbstmord) Tragödie *Penthesilea* (1808), nämlich die letzten Worte der Amazonen-Königin, Penthesilea, die um ihren ermordeten Liebhaber, Achilles, trauert:

> *„Denn jetzt steig' ich in meinen Busen nieder,*
> *Gleich einem Schacht, und grabe, kalt wie Erz,*
> *Mir ein vernichtendes Gefühl hervor.*
> *Dies Erz, dies läutr' ich in der Glut des Jammers*
> *Hart mir zu Stahl; tränk' es mit Gift sodann,*
> *Heißätzendem, der Reue, durch und durch;*
> *Trag' es der Hoffnung ew'gem Amboß zu*
> *Und schärf' und spitz' es mir zu einem Dolch;*
> *Und diesem Dolch jetzt reich' ich meine Brust:*
> *So! So! So! So! Und wieder! – Nun ist's gut."*
> *(Sie fällt und stirbt.)*

Die Geliebte muss nicht unbedingt physisch sterben, damit ihr Geliebter psychogen stirbt und sie endgültig verliert. Auch der vorgestellte Verlust durch Untreue – ob von der Geliebten oder vom

Geliebten selbst – kann beim Geliebten einen psychogenen Tod auslösen. In der Saga des Staufenbergers Peter SIMRINGER aus dem 14. Jahrhundert, findet er den Tod im Augenblick, als er seiner geheimnisvollen Herrin untreu wird. Es ist, als wenn er dadurch seiner eigenen Seele untreu wurde und somit sie – und dementsprechend auch sein Leben – verlieren musste.

Im volkskundlichen Aberglauben enden die Funktionen des Toten nicht mit dem physischen Tod: Der Glaube an die Einwirkung des Verstorbenen auf die Lebenden, vor allem dass er seine Angehörigen, also seinen engeren Familienkreis oder seine Gemeinschaft/Siedlung nach sich ziehen kann, wird mit der Vorstellung des Nachzehrers erklärt: Die soeben Gestorbene wurde vom toten Geliebten, dem Nachzehrer, mit ins Grab hineingerissen (Bächtold-Stäubli und Hoffmann-Krayer 1987, Bd. 6, S. 812–823). Unverhältnismässig heftiges und langes Nachtrauern kann – so der Aberglaube – den Nachzehrer heraufbeschwören. Der Leichenschmaus sei ein Ritual, das den Trauernden hilft, den Verstorbenen los zu lassen. So wird das Verhungern nach dem Tode eines geliebten Angehörigen nicht als Suizid bezeichnet, sondern man versteht, dass der Tote die Seele dieses Menschen hinter sich her gezerrt habe (Pfeiffer 1967, S. 132). Sogar die Bibel warnt vor dem Unheil eines ausgedehnten Kummers um den Verstorbenen (Sir. 38, 15–23). In der Tat verbirgt sich hinter einer unverhältnismässig grossen Sorge für den Toten häufig eine Angst vor dem Toten bzw. vor seiner Rückkehr in die Welt der Lebenden.

Der Ethnologe spricht hier von „Participation mystique", die Psychologin von „Übertragungen", „Projektionen" oder „projektiver Identifizierung": Projiziert eine Person ihr Lebensinteresse ausschliesslich auf den Partner, so bringt diese Person die Gefühle, die sie dem Leben an sich entgegen gebracht hat, jetzt ausschliesslich dem Partner entgegen; stirbt der Partner, wird zugleich das eigene Lebensinteresse mit ihm begraben. Die Beziehung zwischen der äusseren Identität (Persona) und dem inneren Seelenleben (Anima) geht verloren. Der Betroffene erfährt einen Seelenverlust und stirbt. Hierzu ein Zitat von C. G. JUNG:

> „Es ist das Natürliche und Gegebene, dass die unbewussten Inhalte projiziert sind. Das schafft beim relativ primitiven Menschen jene charakteristische Bezogenheit aufs Objekt, die LÉVY-BRUHL treffend als „mystische Identität" oder „mystische Partizipation" bezeichnet hat. So ist jeder normale und nicht über ein gewisses Mass hinaus besonnene Mensch unserer Zeit durch ein ganzes System unbewusster Projektionen an die Umgebung gebunden. Der Zwangscharakter dieser Beziehungen (eben das „Magische" oder „Mystisch-Zwingende") ist ihm ganz unbewusst, „solange alles wohlsteht" …

> Solange also das Lebensinteresse, die Libido, diese Projektionen als angenehme und nützliche Brücken zur Welt gebrauchen kann, solange bilden die Projektionen auch eine positive Erleichterung des Lebens." (Jung 1982, „Allgemeine Gesichtspunkte zur Psychologie des Traumes", Par. 507)

und an einer anderen Stelle schreibt JUNG:

> „... Dementsprechend müsste der Tod des Objektes sonderbare psychologische Wirkungen auslösen ..." (Jung 1982, „Allgemeine Gesichtspunkte zur Psychologie des Traumes", Par. 522)

In der Tat kann die Häufigkeit von Morbidität und Mortalität unter Zurückgebliebenen bis zu 10 mal grösser sein (Rees und Lutkins 1967) als dies nach der Zufallswahrscheinlichkeit zu erwarten wäre (Engel 1961, Schoenberg 1984, S. 394). Die Trauernden reagieren auf den erlebten Verlust mit Schuld und Depression und sind schlimmstenfalls kaum fähig, den Verlust und die ihn begleitenden Gefühle zu integrieren und anzunehmen (Schoenberg 1977). Z.B. hat eine Studie bei Witwern, die älter als 54 Jahre waren, gezeigt, dass in den ersten sechs Monaten nach dem Tod der Ehefrau die Mortalität 40% höher war als bei der Normalbevölkerung (desselben Alters) und dass 75% dieser Witwer an einer Herzkrankheit, d.h. am „gebrochenen Herzen" verstorben sind (Parkes et al. 1969).

George FRAZER (1854–1941) belegt und diskutiert in seinem Meisterwerk *Der Goldene Zweig: Das Geheimnis von Glauben und Sitten der Völker* (Frazer 1928) zahlreiche Beispiele von Naturvölkern, bei denen die ganze Sippe ihr Lebensprinzip in den Häuptling, Medizinmann oder Priester hineinprojiziert und folglich der festen Überzeugung ist, dass ihre Felder und Tiere gedeihen oder verderben werden, dass die Fruchtbarkeit der Frauen und der Jagd-/Kriegserfolg der Männer steigt oder sinkt, je nachdem ob dieser gesund oder krank bleibt. Es ist, als wenn die Sozialgruppe sich als Ausdehnung seines leibhaftigen Körpers erlebt und mit der Schwächung des Häuptlings etc. eine Art kollektiven Seelenverlust erleidet. So passiert es bei vielen Naturvölkern, dass der Häuptling, Medizinmann oder Priester schon beim ersten ernsthaften Zeichen einer alters- oder krankheitsbedingten Schwäche rituell umgebracht und durch einen vitaleren, meist jüngeren Nachfolger ersetzt wird.

Eine ähnliche Haltung haben die Europäer ihren Königen und Königinnen gegenüber gehabt, und noch heute sieht man in den zivilisierten Industrieländern ein eindeutiges, ausgesprochenes Bemühen, jedes Zeichen von Schwäche oder Krankheit bei einem Staatspräsidenten und sogar auch bei einem Film- oder Popidol zu bagatellisieren und zu verbergen. Diese Tendenz, die eigene Lebendigkeit, Stärke und Schönheit, Fähigkeiten und Popularität, in eine andere einem selbst bedeutsame Person zu projizieren und dort „in Vertretung" zu erleben, ist allgemein menschlich. Darauf baut heute eine immer grösser werdende Unterhaltungsindustrie mit ihren vitalisierten Film- und Popstars auf.

Aus demselben Grund ist es so schwer, den plötzlichen und unerwarteten Tod eines geliebten jungen Menschen, eines Idols oder einer Heldin zu akzeptieren: Unsere erwartungsvolle Aufmerksamkeit auf sein Leben übt eine Wucht auf unsere Vorstellung aus wie ein kolossaler, rollender Stein. Dass z.B. eine überall auf der Welt geliebte, hübsche und junge Prinzessin plötzlich und unerwartet bei einem Autounfall stirbt, ist für uns genauso unvorstellbar wie die unglaubliche Vorstellung, dass ein riesiger, schnell rollender Stein, der schlagartig, ohne sein Tempo allmählich zu verlangsamen, zum Vollstop kommt. Solch ein Geschehen kann praktisch jeden Mensch berühren, wenn nicht gar durcheinander bringen und überrollen.

Wie ist es nun, wenn ein Mensch, in den wir und unsere Sippe eine nahezu göttliche Macht projiziert haben, einem von uns den Tod wünscht? Diese Vorstellung kann den Betroffenen umbringen: Eine besonders makabre Form des psychogenen Todes, die man auch als Voodoo-Tod bezeichnet. Ich werde auf dieses Thema zu Beginn des nächsten Kapitels zurückkommen.

Zum Abschluss dieses Abschnitts möchte ich nochmals unterstreichen, dass eine kritische wissenschaftliche Auseinandersetzung mit dem Phänomen des psychogenen Todes eindeutig beweist: Der psychogene Tod ist eine alte Tatsache, die auch der modernen Welt nicht vorenthalten wird.

Umfang psychogener Todesphänomene

Beim psychogenen Tod begegnen wir einer Nahtstelle zwischen seelischem und somatischem Geschehen. Das Problem des psychogenen Todes ist Objekt einer interdisziplinären Forschung, welche u.a. Bereiche der Anthropologie, Ethnologie, Medizin, Philosophie, Physik, Psychologie, Soziologie und Theologie miteinbezieht. In dieser Arbeit habe ich vor allem die ältere medizinische Literatur als Quelle benutzt, um die wissenschaftlichen Ursprünge des Phänomens und seiner Erklärung aufzudecken. Und weil dieses Thema ein archetypisches, d.h. zeitlos und transkulturell ist, habe ich mich in dieser Arbeit vor jedem Zwang zum „Aktualismus" gehütet: Es geht hier weniger um den gegenwärtigen medizinischen Forschungsstand sondern vielmehr um die geschichtliche Tradition dieses medizinischen Gegenstands. Insgesamt stellt die aus dieser Sicht entstandene Arbeit eher einen Beitrag zu einer kulturellen, medizinischen und psychologischen Anthropologie dar.

In diesem Buch werden psychogene Todesphänomene berücksichtigt, deren unterschiedliche Aspekte in der jeweiligen Fachliteratur genauer ausgeführt werden. Unter anderen sind die folgenden Phänomene leicht in der empirischen Literatur zu finden:

- „klassischer" psychogener Tod: Tod kraft glaubensstarker, gefühlsbetonter Vorstellungen
  - Voodoo-Tod, Trauer-Tod (gebrochenes Herz), Mortbeten, Tabu-Tod, Heimweh-Tod, Tod durch Ekstase, Gelächter, Hoffnungslosigkeit, Magie, Suggestion u.a.m.
- Angst-, Grauen-, Schock- oder Stress bedingter Tod:
  - Tod nach einem harmlosen Schlangenbiss oder chirurgischen Eingriff, usw.
  - Tod durch Überarbeiten, „Karoshi" (Japan)
- Psychogenes Mortalitätssyndrom in Kriegsgefangenschaft und Konzentrationslagerhaft:
  - Sich-Aufgeben/Aufgegeben-sein-Komplex
  - Verlust des Willens, weiter zu leben / Verlust des Willens, nicht zu sterben
- Vorahnung des eigenen Todes:
  - Hilgards Klassische Jahrestagreaktion
  - Todesvorzeichen, -vorgeschichten u.Ä.
- Persönlichkeitsbedingter Tod
  - persönlichkeitsbedingtes Todesrisiko im Fall ernsthafter Erkrankung
- Neurosenbedingter Tod
  - neurosenbedingtes Todesrisiko
- Psychosenbedingter Tod
  - psychosenbedingtes Todesrisiko
  - perniziöse Katatonie
  - Malignes Neuroleptisches Syndrom (MNS)
- SUDS (= *S*udden *U*nexpected *D*eath *S*yndrome) / SIDS (= *S*udden *I*nfant *D*eath *S*yndrome)

Die Liste lässt sich leicht verlängern.

Psychisch bedingte Auslösung des Todes bei organischen Grundkrankheiten, wie z.B. bei Herz- und Kreislauferkrankungen, bei Diabetes mellitus, bei Asthma, bei Anorexia nervosa etc. werden hier nicht als solche getrennt betrachtet, sondern von Fall zu Fall der einen oder der anderen Kategorie – siehe unten – zugeordnet (siehe z.B. Kächele 1970, S. 112–120).

Die obigen Bereiche sind zum Teil willkürlich und nicht streng voneinander zu trennen, weder vom logischen noch phänomenologischen Gesichtspunkt her, und sie greifen ineinander über. ELLEN-

BERGER unternahm eine *ethnologisch-geographische Unterteilung* verschiedener klinischer Bilder des psychogenen Todesphänomens unter dem Bild eines peripheren Kreislaufkollapses und unterscheidet eine afrikanisch-australisch-melanesische und eine polynesische Form (Ellenberger 1952). Beim ersteren tritt der Tod bald nach einer gewaltigen Angstentwicklung ein (häufig nach Überschreiten eines Tabus), begleitet von starken vegetativen Symptomen (vgl. Mauss 1926): „... indem man auf das Zwerchfell hinwies, das geschüttelt wurde, als ob ein Tierchen darunter zappelte" (Ellenberger 1952, S. 333). Die zweite Form wird durch ein stilles Sterben charakterisiert (häufig bei Bewusstwerden schwerster Schuldgefühle nach Beschämung oder Blamage), das an die deutsche Metapher vom „Auslöschen des Lebenslichtes" erinnert (vgl. Goldie 1904, Schmidt und Schmidt 1964): „Der arme Kerl rollt sich in seine Strohmatte, verweigert etwas zu essen und stirbt bald" (Ellenberger 1952, S. 336).

Es gibt auch andere Ansätze zur Klassifikation. Die *paläopsychologische Einteilung* basiert auf einer Deutung des psychogenen Todes als anthropologisches Endstadium einer Situation der Ausweg-, Hilf- und Hoffnungslosigkeit (Bilz 1966): Verschiedene Konstellationen der Ausweg-, Hilf- und Hoffnungslosigkeit definieren entsprechende Formen des psychogenen Todes. Die *pathophysiologische Aufteilung* ordnet nach verschiedenen, als physiologisch postulierten Todesmechanismen, u.a. der sympathicoadrenale Tod, d.h. eine adrenerge Notreaktion des vegetativen Systems (Cannon 1942); der parasympathische Tod oder Tod durch Resignation (Richter 1957); und der angstbedingte Vagus-Tod, d.h. eine überschiessende Gegenregulation verbunden mit einem vom Sympathicus bestimmten hyperergischen Aufwand motorischer Art (Bilz 1966). Wegen der Vielfalt an gleichwertigen Klassifizierungsangeboten aus der Fachliteratur habe ich für die Gliederung dieses Buches eine eigene, nachvollziehbare Klassifikation der obenerwähnten und anderen verwandten psychogenen Todesphänomenen aufgestellt, die für den interessierten Laien leichter verständlich sein soll.

Insofern als jede Art von psychogenem Tod eine Tragödie darstellt, habe ich mich für die Unterteilung sämtlicher psychogener Todesfälle an eine Theorie der Dramaturgie angelehnt, welche für die Schöpfung, Entwicklung und Analyse in Film und Fernsehen sehr erfolgreich ist (Phillips und Huntley 1996). Die Präsentation der Argumente in diesem Buch basiert mehr oder weniger auf der Logik dieser Strukturierung, d.h. auf einer *dramaturgischen Unterteilung* verschiedener Bilder des psychogenen Todesphänomens, wie sie zu Beginn des nächsten Kapitels dargelegt wird.

Eng verwandt mit unserem Thema, dem psychogenen Tod, sind gewisse andere psychogen ausgelöste somatische Störungen wie z.B.

- immunologische Schwächen, die Infektionskrankheiten stark verkomplizieren können;
- autoimmunologische Krisen bei der Muskelkrankheit, Myasthenia gravis, die zu lebensbedrohlichen paralytischen Episoden führen können;
- epileptische Anfälle in den Reflexepilepsien, welche ein sehr interessantes psychogenes Phänomen darstellen. Gemeint sind epileptische Anfälle, bei deren Auslösung einem besonderen Reiz (z.B. Musik, pulsierendes Licht usw.) eine entscheidende Rolle zukommt. Was unser Thema betrifft, kann schon allein die Unterhaltung über, das Denken an oder das Träumen von einem derartigen Reiz einen epileptischen Anfall auslösen. Hier liegt wie beim psychogenen Tod offensichtlich ein kausaler Zusammenhang zwischen Reiz und Anfall vor, auch wenn – wie schon gesagt – dieser Reiz nur abstrakt in der Vorstellung im Rahmen eines aussergewöhnlichen Bewusstseinszustandes und nicht konkret durch die Sinne erlebt wird.

Um den Umfang dieser Arbeit einzugrenzen, werden diese und ähnliche psychosomatische Effekte nicht näher behandelt.

Selbstverständlich könnte ich unser Thema auch im Zusammenhang mit Phänomenen der psychogenen Heilung ansehen. Denn: Braucht der psychogene Tod nicht einfach einen „Vorzeichenwechsel", um das Potenzial derselben Vorstellungskraft, die den Tod bedingen kann, für die eigene Heilung zu demonstrieren? Doch dies würde den Rahmen der vorliegenden Arbeit sprengen und muss bis auf eine kurze Diskussion im Ausblick unterlassen werden.

Zum Abschluss dieser Einführung möchte ich betonen, dass die Tatsache des psychogenen Todes ein Attest für die Macht der Vorstellungskraft, der Persönlichkeit, der Suggestion etc. ist, und zugleich den potentiellen Wirkungseffekt belegt, der auf positive, kontrollierte und heilende Art und Weise in der Hypno- und Psychotherapie angewendet werden kann.

Phänomene des psychogenen Todes

„Und willt, Herr Oluf, nicht tanzen mit mir,
Soll Seuch und Krankheit folgen dir.“
Sie tät einen Schlag ihm auf sein Herz,
Noch nimmer fühlt' er solchen Schmerz.

Herr Oluf widersteht dem Tanzangebot des Erlkönigs Tochter, da sein Hochzeitstag bevorsteht, und muss seine Verweigerung in Johann Gottfried HERDERS (25. 8. 1744 – 18. 12. 1803) „Erlkönigs Tochter" teuer bezahlen. Als die Braut am anderen Morgen kommt, „da lag Herr Oluf und er war tot".

Das Motiv der zauberischen Verführung durch Fantasiebilder ist ein altes Gebilde der Literatur. Auch in Johann Wolfgang von GOETHES (28. 8. 1749 – 22. 3. 1832) späterem „Erlkönig" erleidet ein Knabe den Tod aus Angst vor der Berührung durch den Erlkönig trotz des verzweifelten Versuchs des Vaters, in dessen Armen er liegt, die wachsenden Angstbilder seines Sohnes mit tröstenden Worten zu entzaubern. Und wer kennt nicht die Ballade von Gustav SCHWAB (19. 6. 1792 – 4. 11. 1850) „Der Reiter und der Bodensee", der tot von seinem Pferde fällt, als ihm mitgeteilt wird, welcher Gefahr er gerade entrann?

„... Der Fremde schaudert, er atmet schwer:
‚Dort hinten die Ebne, die ritt ich her!‘
Da recket die Magd die Arm in die Höh:
‚Herr Gott! so rittest du über den See!‘
...
Da seufzt er, da sinkt er vom Ross herab,
Da ward ihm am Ufer ein trocken Grab.“

Solch eine paradoxe Reaktion ist auch in der (wohl erfundenen) Geschichte vom Metzgerlehrling enthalten, der aus Versehen im leeren Tiefkühlraum eingeschlossen wurde und dort die ganze Nacht hindurch verbringen musste: Ohne dass er es wissen konnte, versagte die Kühlung kurz nach seinem Missgeschick, sodass sich die Raumtemperatur bis zum Morgen langsam normalisierte. Aber als der Meister am nächsten Morgen die Tür aufmachte, lag sein Lehrling tot da. Der Leser kennt wahrscheinlich noch andere, ähnliche Schauergeschichten. In der Tat gibt es viele Sprichwörter und Redensarten, welche die erbarmungslose Heimsuchung des Menschen durch starke innere Bilder und die damit assoziierten Gefühlsbewegungen bezeugen (siehe z.B. Borchardt 1895).

Es gibt eine unübersehbare Vielfalt an Todesvorstellungen, wie sie in den verschiedensten künstlerischen Medien, Religionen und Philosophien aller Zeiten und Völker dargestellt werden und in verschiedenen Entwicklungsaltern, historischen Epochen und Kulturen zu finden sind. Zum Beispiel in seinem Gedicht „Der Geisterbesuch auf dem Feldberg" gibt Johann Peter HEBBEL (10. 5. 1760 –22. 9. 1826) dem Tod eine eigene neue Gestalt, geschaffen aus dem Sensenmann und dem Todesengel. Es gibt aber keine Hinweise darauf, dass eine spezielle Art der Todesvorstellung oder der evtl. damit verbundenen Todesfurcht und Todesangst für den Zusammenhang zwischen psychischem Ereignis und dem Eintritt des Todes relevant ist. Der Auslösemechanismus des psychogenen Todes scheint allgemeiner zu sein: zeitlos und anthropologisch universell, d.h. archetypisch.

Das Feuer des Todes, von einer glühenden Imagination angezündet, bricht im Geist in Flammen aus und springt über die vermeintliche Grenze, welche die Psyche vom Soma trennt, um das Holz des physischen Leibes zu Kohle zu verbrennen. Man kann auch hier von der „Wirksamkeit symbolischer Stimulation physiologischer Prozesse" reden (Kächele 1970, S. 124, Fussnote 10), die zwangsläufig zum Tode führen, oder kürzer gesagt, vom „psychogenen Tod". In den folgenden Abschnitten möchte ich den Tod kraft glaubensstarker, gefühlsbetonter Vorstellungen wie z.B. im Zusammenhang mit Voodoo-Praktiken, Verzauberung, Verfluchung, Trauer (gebrochenem Herz), Totbeten, Tabu-Verletzungen, Suggestion, schwarzer Magie, Hoffnungslosigkeit, Heimweh, Gelächter, usw. diskutieren.

Der im vorigen Kapitel eingeführte Begriff „psychogener Tod" ist nicht neu in der medizinischen Literatur. Eine differenzierte und ausführliche Analyse des Begriffs liegt z.B. bei KÄCHELE schon seit 1970 vor (Kächele 1970). Eine ausgezeichnete Übersicht des psychogenen Todes bei den Naturvölkern, in Kriegsgefangenschaft und Konzentrationslagerhaft wurde 1973 von Klaus-Dietrich STUMPFE geschrieben (Stumpfe 1973). Ein Überblick über die Fachliteratur zeigt, dass beide Studien bis zum heutigen Tag nicht überholt sind.

Im Lichte der vorhandenen Literatur kann es nicht die Absicht der vorliegenden Arbeit sein, einen noch anspruchsvolleren Beitrag zum Thema „psychogener Tod" zu leisten, um die Realität des psychisch ausgelösten Todes ein weiteres Mal wissenschaftlich zu bestätigen. Mir geht es vor allem um eine übergreifende, intensive Auseinandersetzung mit diesem Thema aus verschiedenen Perspektiven, um die Kraft der eigenen Vorstellung einer breiteren, wissenschaftlichen Leserschaft sowie einem interessierten Laienpublikum zu belegen.

In diesem Kapitel möchte ich das menschliche Drama des psychogenen Todes anhand vier verschiedener Handlungsarten betrachten:

- psychogener Tod durch den suggestiven Eingriff einer allmächtigen Drittperson,
  z.B. durch den ausdrücklichen Wunsch eines bösen Zauberers;
- psychogener Tod durch den Bruch eines unantastbaren, verinnerlichten Verbotes,
  z.B. durch das Begehen einer Todsünde;
- psychogener Tod durch die Hoffnungslosigkeit einer ausweg- und hilflosen Situation der emotionellen Isolation,
  z.B. durch die Gefangenschaft im Konzentrationslager;
- psychogener Tod durch die Wirkung einer im Körperinnern unbewussten Aktivität,
  z.B. durch eine zum Tod verlaufende Geisteskrankheit.

Um diese Dramen besser zu verstehen, ist es hilfreich, etwas über die Dramaturgie des Lebens zu sagen: Die Geschichte des Menschen besteht aus einer nicht überblickbaren Zahl von Geschichten, die das Leben jedes einzelnen Individuums umfasst. Das objektive Ziel dieser universellen Geschichte, das jeden Menschen etwas angeht, ist der Fortbestand der Menschheit. Ein *Protagonist* – für einen Wissenschaftler die Evolution, für einen Priester sein Gott – treibt die Geschichte in Richtung dieses Ziels voran. Ein *Antagonist* – Tod oder Teufel – versucht ihn zu stoppen. Gleichzeitig erlebt jeder Mensch diese Geschichte aus einem persönlichen Blickwinkel und ist und bleibt die *Hauptfigur (engl.: „Main Character")* in dieser seiner/ihrer Geschichte. In diesem Sinne lebt er auch in einer subjektiven Geschichte, in der er individuell möglichst lange und gemütlich überleben und sich fortpflanzen möchte. Dabei werden seine Motivationen und Handlungen immer wieder in Frage gestellt: „Soll ich wie zuvor weiter machen oder meine Wege ändern?" Die Hauptbezugsperson, die ihm Widerstand leistet und zwingt, beständig zu bleiben oder sich doch zu ändern, ist sein *Widersacher / Gegenspieler (engl.: „Obstacle Character")*. Mit diesen Ideen gerüstet, habe ich die Form dieser Arbeit gestaltet.

In den obenerwähnten Dramen ist der zum psychogenen Tod Geweihte immer die *Hauptfigur,* durch deren Augen wir die Tragödie hautnah erleben. Seine subjektive Geschichte beschränkt sich für den Zweck dieses Buches immer auf einen kurzen Fallbericht, den ich aus der wissenschaftlichen Literatur zitiere und der jeweils optisch mit einem grauen vertikalen Balken und den ersten drei Worten in Grossbuchstaben hervorgehoben wird:

„A B C ... usw."

Der *Protagonist* im Drama des psychogenen Todes ist dasjenige tödliche Agens,

(1) das den suggestiven Eingriff in die *Psychologie* des Betroffenen vornimmt, z.B. ein Voodoo-Zauberer,
(2) das den Betroffenen mit dem Bruch seiner nach wie vor unantastbaren *Haltung* konfrontiert, z.B. die moralischen Verteidiger des innewohnenden Tabus einer Todsünde,
(3) das die Hoffnungslosigkeit in der ausweg- und hilflosen *Situation* des Betroffenen sichtbar konstelliert, z.B. der Brief an einen vom Heimweh geplagten Kriegsgefangenen, dass seine Frau ihn verlässt, bzw.
(4) das die physiologischen *Prozesse* im Körperinnern des Betroffenen aktiviert, z.B. die neuropsychologische Störung einer tödlichen Katatonie.

In welcher Beziehung jede einzelne Klasse zur Menschheitsgeschichte steht, wie sie im Lauf der sogenannten objektiven Geschichte, die das Überleben der Spezies Mensch anstrebt, entstanden ist, versuche ich im Unterkapitel „Darwinistische Perspektive" (S. 192) des Kapitel „Naturphilosophische Überlegungen" zu erklären.

Der *Antagonist*, der die Absicht des Protagonisten verhindern und den individuell Betroffenen am Leben halten will, ist eine rettende Instanz, welche den Bann des psychogenen Sterbeprozesses zu bändigen versucht. (Allerdings vertritt der Antagonist bezogen auf die Menschheitsgeschichte den Tod.) Sie kann

(1) einen vitalen und noch stärkeren suggestiven Eingriff in die Psychologie des Betroffenen bewirken, z.B. ein noch mächtigerer und heilbringender Medizinmann im Fall einer Verwünschung,
(2) eine überzeugende Sühne dem einer fixen Idee verfallenen Betroffenen anbieten, z.B. ein Beichtvater im Fall einer Todsünde,
(3) einen hoffnungsvollen Ausweg oder eine Hilfe dem in einer tödlichen Situation gefangenen Betroffenen aufzeigen, z.B. ein kundiger und mutiger Mitgefangener, der einen Fluchtplan aufstellt,
(4) eine Behandlung des von einer tödlichen Geisteskrankheit befallenen Patienten durchsetzen, z.B. ein Psychiater, der eine Elektroschockbehandlung für eine perniziöse Katatonie verordnet, die bis heute einzige einigermassen gesicherte Kur dieser sonst nach einem gewissen Verlaufsstadium zum Tode führenden Krankheit.

Jeder wie oben beschrieben gekennzeichnete Fallbericht bildet die Grundlage für eine persönliche Geschichte. Dazu müsste man noch die Perspektive des *Widersachers* heranziehen, der während der „subjektiven Geschichte", also während des psychogenen Sterbens, die Natur bzw. Haltung des Betroffenen zu ändern versucht und auf diese Weise die Entwicklung des Dramas auf der subjektiven Ebene vorantreibt. Solch eine Figur ist z.B. die Geliebte, eine Tochter, die Mutter oder irgendeine andere Hauptbezugsperson aus dem sozialen

Umfeld des Betroffenen und taucht hin und wieder in den Fallberichten auf. Da die vorliegende Arbeit jedoch ein Sachbuch und kein Roman ist, lasse ich diese Perspektive in meinen Ausführungen ausseracht. (Mit der Vernachlässigung dieses dramaturgisch äusserst wichtigen Charakters entfällt die Handlung der subjektiven Geschichte, die auf die Beziehung und auf den leidenschaftlichen Konflikt zwischen dem Betroffenen und seinem Widersacher innerhalb der objektiven Geschichte fokussiert und welche im Grunde „Fleisch und Blut" eines jeden Romans ausmacht. Dennoch hoffe ich, dass sich meine LeserInnen an der dargebotenen dramaturgischen Strukturierung dieser Arbeit gut orientieren können.)

Die ersten drei Klassen des psychogenen Todes enthalten die eher „klassischen" Handlungsarten, die vierte die eher „klinische" Handlungsart des psychogenen Todes.

Voodoo-Tod: Das Drama des psychogenen Todes durch den suggestiven Eingriff einer allmächtigen Drittperson

> „ES WURDE VON Autoritäten berichtet, dass auf einer Südseeinsel, wo Voodoo praktiziert wird, starke, gesunde, junge Eingeborene innerhalb weniger Wochen starben, nachdem ihnen gesagt wurde, dass von einem Voodoo-Priester ein Bildnis von ihnen aus dem Harz des Gummibaums geformt, mit einem gespitzten Zweig durchbohrt, und in einer Flamme geschmolzen wurde."[14] (Yawger 1936, S. 876, Zitat nach Strecker und Appel)

In diesem Abschnitt möchte ich Voodoo-Phänomene wie z.B. den Tod durch Verzauberung, Verfluchung, Suggestion, Schwarze Magie, Prophezeihung, Beten usw. behandeln. Bei Mitgliedern von stark normativ orientierten Gesellschaften findet man den Voodoo-Tod in seiner klassischen, von Magie-Praktiken geprägten Form (Enke et al. 1974, S. 306).

Der Betroffene stirbt bald und ohne erkennbare organische Ursache, nachdem ihm bewusst wird, von einer mächtigen Person zu Tode verwünscht zu sein, z.B. durch die magischen Handlungen eines Medizinmannes oder Zauberers, auch „Bokor" oder „Houngan" genannt. Bei Sektionen lassen sich in der Regel keine organischen Ursachen feststellen. Hier trifft man auf eines der akutesten psychogenen Todesphänomene, bei welchem der Tod innerhalb einiger Stunden, längstens im Verlauf von ein bis ca. vier Tagen eintreten kann. Der Voodoo-Tod betrifft vor allem Einzelpersonen und pflegt mit dem Bild eines peripheren Kreislaufkollapses, psychobiologisch gesehen als „shocking emotional stress" (Cannon 1957) einzutreten (siehe auch z.B. Funkenstein 1955). Im nächsten Kapitel werde ich denselben tödlich verlaufenden physiologischen Prozess auch kollektiv in Form des Tabu-Todes beschreiben.

Zur Illustrierung zitiere ich H. ELLENBERGERS Zusammenfassung einer Schilderung von H. BASEDOW über die australischen Ureinwohner (Basedow 1925).

> „Der Tod wird hier durch magische Handlungen herbeigeführt, die von einem Stamm zum andern etwas verschieden sind; es ist dies eine geheime Wissenschaft, die nur einigen wenigen Männern bekannt ist. Grundsätzlich unterscheidet man zwei Gruppen von Methoden: Manchmal sind es Handlungen, die man mit Hilfe von etwas, das vom Opfer kommt, ausübt, wie zum Beispiel mit den Exkrementen oder mit einem Fußabdruck, oder sogar wie bei den Arunndta, mit dem ‚Ausschneiden' des Schattens des Menschen. Im zweiten Fall, der eigentlich häufiger ist, wird der Tod mit einem Instrument herbeigeführt, das oft aus einem Menschenknochen gemacht ist. Daher der englische Ausdruck ‚pointing the bone' oder ‚Boning'. Es werden auf diese Weise sogar Menschen, die zum Tode verurteilt wurden, hingerichtet. Das Instrument wird auf den Verurteilten gerichtet, – es ist mit einem Haar an Arm oder Schulter des Rächers angebunden –, und dann wird eine magische Formel in der Richtung des Opfers ausgesprochen, wie zum Beispiel ‚Möge dein Skelett übersättigt werden mit der Fäulnis und dem Verderben meines Stöckchens! So, daß dein Fleisch verfault und sein Gestank, die Würmer, die im Boden leben, anzieht, damit sie kommen und es fressen. Möge der Wind deine Haut schrumpfen lassen wie ein Blatt vor dem Feuer und dein Blut trocknen wie Schlamm in einem Tongeschirr.'
>
> Die Wirkung soll unmittelbar und unfehlbar sein: ‚Ein Mensch, der entdeckt, daß er von seinem Feinde ‚boned' wurde, bietet einen bedauernswerten Anblick. Er steht entgeistert da, mit den Augen auf den verderblichen ‚Schützen' starrend, mit erhobenen Händen, wie wenn er das todbringende Fluidium, von welchem er glaubt, es werde in seinen Körper eindringen, von sich abwenden wollte. Die Wangen werden totenbleich, die Augen werden glasig, und der Ausdruck seines Gesichtes wird schrecklich verzerrt, wie dasjenige eines Menschen, der von einer Lähmung befallen wird. Er versucht zu schreien, aber gewöhnlich erstickt der Ton in seiner Kehle, und alles, was man sehen kann, ist Schaum vor seinem Munde. Der Körper beginnt zu zittern und seine Muskeln ziehen sich unwillkürlich zusammen. Er schwankt rückwärts und fällt auf den Boden. Für kurze Zeit scheint er bewußtlos zu sein, aber bald darauf fängt er an, sich wie im Todeskampf zu winden, zu stöhnen, indem er sein Gesicht mit den Händen bedeckt. Nach einer Weile gewinnt er wieder ein wenig die Fassung, und er kriecht zu seinem ‚Wurley'. Von dieser Zeit an wird er kränker und quält sich, verweigert etwas zu sich zu nehmen und zieht sich von den täglichen Angelegenheiten zurück. Wenn nicht rechtzeitig Hilfe durch einen Gegenzauber eintrifft, von einem *Nangarri,* das heißt von einem Medizinmann ausgeführt, wird der Tod in kurzer Zeit eintreten.'" (Ellenberger 1952, S. 338–339)

Hier sieht man den wichtigsten Faktor für die Auslösung jedes psychogenen Todes, egal welcher Handlungsart; es handelt sich um die Tatsache, dass in allen zuverlässigen Augenzeugenberichten von Voodoo-Praktiken, *das Opfer bewusst Bescheid weiss, dass es vom Zauberer zum Tode verdammt ist.* Trotz des Volksglaubens, dass ein Zauberer seine Kunst aus der Ferne ohne Kenntnis des Opfers ausüben kann, alleine und ohne Unterstützung der Sozialgruppe, habe ich dafür kein einziges Beispiel in der wissenschaftlich referierten Literatur finden können.

Vier Dinge sind immer gleich beim Voodoo-Tod:

- Das Opfer glaubt absolut an die Macht des Zauberers oder des Zaubermittels und begleitet diesen Glauben mit einer erwartungsvollen Aufmerksamkeit auf den eigenen Tod;
- es weiss, wann es vom Zauberer zum Tode verwünscht wurde;
- es weiss, wie der Zauberer seine schwarze Kunst ausübt bzw. wie das Zaubermittel wirkt;
- seine Sippe teilt mit dem Opfer ohne Zweifel die gerade erwähnten drei Punkte und agiert aktiv und explizit mit, bzw. nimmt rituell von ihm Abschied.

In vereinzelten Fällen kann die vierte Bedingung wegfallen. Eine Unterteilung der Zauberpraktiken in zwei Klassen – das Gesetz der Ähnlichkeit und das Gesetz der Berührung – findet man in der umfassenden Arbeit von FRAZER (Frazer 1928, III. Kapitel „Sympathetische Magie").

Im Falle einer Verzauberung (Besessensein von einem Bösen Geist, einem bösen Befehl u.Ä. – siehe unten) behandelt die Sippe das Mitglied bereits vor seinem organischen Tode so, als wenn das verpönte Individuum schon tot wäre; es wird sofort ausgeschlossen und gemieden, um die Gefahr von der Gruppe selbst abzuwenden, d.h. es wird sogar selbst als Agens des Todes, selbst als Tabu – siehe unten – betrachtet.

> „Ein Individuum, das sich bewußt wird, Objekt einer Verhexung zu sein, ist aufgrund der feierlichsten Traditionen seiner Gruppe zutiefst überzeugt, daß es verdammt ist; Verwandte und Freunde teilen diese Gewißheit: man bleibt dem Verdammten fern, man verhält sich ihm gegenüber, als sei er nicht nur bereits tot, sondern ein Gefahrenherd für die Umgebung. Bei jeder Gelegenheit und durch alle Verhaltensweisen legt die Gesellschaft dem unglücklichen Opfer den Tod nahe, das dem, was es für sein unvermeidliches Los hält, gar nicht mehr entgehen möchte. Bald übrigens zelebriert man für es die heiligen Riten, die es ins Schattenreich befördern sollen. Der Verzauberte, zunächst brutal von allen familiären Bindungen abgeschnitten, ausgeschlossen von allen Funktionen und Betätigungen, durch die das Individuum sich seiner selbst bewusst wird, dann diese aufs neue beschworenen, so übermächtigen Kräfte wiederfindend, aber nur, damit sie ihn aus der Welt der

Lebenden verbannen, kapituliert nun vor dem vereinten Wirken des intensiven Terrors des plötzlichen und totalen Rückzugs der vielfältigen Bezugssysteme, die mit Einverständnis der Gruppe geliefert werden, und schließlich vor ihrer entschiedenen Abkehr, die ihn schon zu Lebzeiten als Subjekt mit Rechten und Pflichten für tot erklärt, für ein Objekt der Ängste, Riten und Verbote. Die physische Existenz setzt der Auflösung der sozialen Persönlichkeit keinen Widerstand mehr entgegen." (Lévi-Strauss 1967, S. 183)

Ein wesentlicher Charakter der Verwünschung und „soziale Todeserklärung" (Fuchs 1969) besteht meines Erachtens darin, Gehorsamkeit vom Individuum gegenüber den gesellschaftlichen, tradierten Führungspersonen, die das „Gruppen-Über-Ich" verkörpern (cf. Kächele 1970, S. 127), zu verlangen und zu etablieren (siehe Kapitel „Darwinistische Perspektive" auf S. 192).

> „DER MEDIZINMANN IST der Schiedsrichter über Leben und Tod. Es ist nicht nur so, dass das Opfer, das er ausgewählt hat, weggeführt wird, um den Zaubertrank einzunehmen, sondern die Sippe glaubt so stark an ihn, dass, wenn der Medizinmann sagt, dass sein Patient sterben wird, geschieht es ausnahmslos, da die Freunde des Opfers sofort seine Bestattung vorbereiten und, statt ihren Kollegen zu ernähren, schaufeln sie sein Grab aus und schicken Boten aus, um die Verwandten des Betroffenen zur Beerdigung zu rufen. Der Medizinmann hat gesagt, dass sein Patient sterben wird, also welchen Sinn hat es noch, Zeit und Essen an ihn zu verschwenden."[15] (Yawger 1936, S. 876, Zitat nach Weeks)

Verzauberung, Verfluchung, Schwarze Magie usw.

> „WORAUF DER ZAUBERER kühn den Mann ansah, erklärte er die unwidersprechliche Tatsache und sprach sein Todesurteil, indem er im Weggehen sagte: ‚Ich befehle dir zu sterben!' Moneapik war ein starker, gesunder Mann in der Blüte seines Lebens und auf dem Gipfel seiner Kraft. Normalerweise hätte er ein reifes Alter erreicht. Aber der Glaube an den Zauberer und an dessen Kraft, mit der Geisterwelt in Verbindung zu treten, war so eingefleischt, dass dessen Befehl so gut wie tödlich war. Er sagte: ‚Mir ist befohlen worden zu sterben.' Er gab seine aktiven Beschäftigungen auf, zog sich in sein Zelt zurück, ass und trank sehr wenig und war in vier Tagen tot." (Bilby 1923, S. 229).

Naturvölker verstehen solch eine Verzauberung als die von übernatürlichen Kräften verursachte Konsequenz eines Zaubers: Das Opfer identifiziert sich im Sinne einer „Participation mystique" mit des Zauberers Allmachtvorstellungen, die als „tödliche Energie" auf es zurückfliessen können.

Der psychogene Tod erfordert eine absolute Überzeugung (= unbewusste Einstellung) vom unausweichlichen und tödlichen Resultat solcher Kräfte (= Ausweg- und Hilflosigkeit) und setzt voraus, dass das Opfer vom magischen Tun und seiner Wirkungsweise bewusst Bescheid weiss und dass die zehrende Vorstellung (= Entmutigung) seiner hoffnungslosen Situation und sozialen Ausgeschiedenheit (= Hoffnungslosigkeit) von einer erwartungsvollen Aufmerksamkeit auf den eigenen Tod (= persistierende tödliche Vorstellung) begleitet wird (siehe auch Kapitel „Definition des psychogenen Mortalitätssyndroms" auf S. 135).

Hierzu ein eindrückliches Beispiel von den Papuas in Neu-Guinea:

> „ES WAR EIN ‚Mordfall' gemeldet worden. Zwei Männer, A und B, aus benachbarten Kampongs hatten Streit um eine Frau. B glaubte, A habe seine Frau verführt. Darauf faßte B den Entschluß, A zu töten und zwar durch den Giftzauber ‚bofiet'. Zu diesem Zwecke legte er an einen Weg, den A passieren mußte, das Gift nieder. Es handelt sich dabei um ‚besprochene', d.h. bezauberte Pflanzenteile, die in ein Blatt eingewickelt waren. – A ging den Weg entlang, bemerkte das Gift zwar nicht, hörte aber zu Hause, daß B den Zauber ‚bofiet' am Wege ausgelegt habe. Daraufhin schon fühlte er sich sofort schwach, saß herum und schlief am folgenden Abend ein, ohne wieder aufzuwachen. Er wurde am nächsten Morgen tot aufgefunden." (van der Hoeven 1956, S. 422)

Andere glaubwürdige Beispiele von Augenzeugen sind im Rahmen von ethnologischen Feldbeobachtungen leicht zu finden (z.B. Wright 1958, S. 94–95, 100–105). Es gibt auch „genügend Berichte, in denen verzauberte Personen in Krankenhäusern trotz aller ärztlichen Bemühungen ad exitum kamen" (Kächele 1970, S. 127; siehe auch Cappannari et al. 1975). Sogar der moderne, aufgeklärte Mensch mag mit der Ausbildung einer todbringenden psychosomatischen Krankheit auf eine Verfluchung reagieren, wie dies im folgenden Beispiel deutlich zu erkennen ist.

> „EIN 53JÄHRIGER PATIENT, bis zu Beginn des Beschwerdebildes gesund, entwickelte im Verlauf eines halben Jahres ein schweres Asthma, das mehrmalige Hospitalisierung notwendig machte. Der Hintergrund des dramatischen Krankheitsgeschehens wurde durch eine starke infantile Abhängigkeit von der Mutter gebildet, die sich erstmals deutlich pathogen bemerkbar machte, als der Patient im Alter von 53 (!) zum erstenmal versuchte, eine geschäftliche Transaktion gegen die Vorstellungen der Mutter zu realisieren. Die Reaktion der Mutter darauf war: ‚Tu's und es wird dir etwas Furchtbares zustoßen.' Zwei Tage später erfolgte der erste leichte Anfall des nun beginnenden Asthmas. Nachdem der Patient das Geschäft doch abgewickelt hatte, wurde er zum erstenmal mit Blaulicht im Status asthmaticus ins Krankenhaus gebracht. Die Mutter hatte erneut gedroht, daß ihm Übles widerfahren würde. Der Patient entwickelte eine depressive Haltung, zumal der Ausbruch des Asthmas die Prophezeihungen der Mutter zu bestätigen schien. Eine psychotherapeutische Beratung

> wurde eingeleitet. Nachdem dem Patienten die Beziehung zwischen seiner Mutterbindung und den asthmatischen Anfällen bewusst gemacht werden konnte, besserte sich sein Zustand. Ein neuer Versuch des Patienten, selbstständig ein Geschäft abzuwickeln, wurde mit dem Psychotherapeuten durchgesprochen. Wider die Absprache teilte der Patient dieses noch am gleichen Tage seiner Mutter mit. Diese machte keine Versuche, ihm die Pläne auszureden, wiederholte aber ihre Feststellung, ‚Gleichgültig, wie er oder die Ärzte darüber dächten, er solle sich ihrer Warnung erinnern, und auf ihre Voraussage fürchterlicher Resultate vorbereitet sein. Innerhalb weniger Minuten war Herr X. tot.'" (Zitiert nach Kächele 1970, S. 203, entnommen von Mathis 1964)

Aufgrund der Autopsie verstarb der Patient an einem Befund, der charakteristisch für den Tod im Status asthmaticus ist: Rechtsherzerweiterung, Verstopfung der Luftwege mit zähem Schleim (Kächele 1970, S. 204). Ein tödlicher Status asthmaticus gilt strenggenommen als somatische Todesursache, auch wenn er Folge eines psychogenen Asthma bronchiale ist. Doch ist es in obigem Beispiel wohl ohne Weiteres nachvollziehbar, dass der Mann seine Mutter für ebenso machtvoll gehalten hat wie ein Naturmensch einen Zauberer.

Hier sowie im nächsten Beispiel fällt die vierte obenerwähnte Bedingung des Voodoo-Todes, das ritualisierte Zusammenspiel mit der Sozialgruppe, weg. Die folgende Geschichte beschreibt eine weitere Art der Verfluchung:

> „1967 KAM EINE FRAU kurz vor ihrem 23. Geburtstag völlig aufgelöst ins städtische Krankenhaus von Baltimore gelaufen und bat um Hilfe. Sie und zwei andere Mädchen hatten verschiedene Mütter, waren aber bei derselben Hebamme an einem Freitag, dem 13., in der gleichen Gegend zur Welt gekommen. Die Hebamme hatte alle drei Babys verflucht und prophezeit, dass die erste vor ihrem 16. Geburtstag, die zweite vor ihrem 21. Geburtstag und die dritte vor ihrem 23. Geburtstag sterben würde. Die erste war mit 15 Jahren bei einem Verkehrsunfall ums Leben gekommen, die zweite war am Abend vor ihrem 21. Geburtstag bei einer Schlägerei in einem Nachtclub versehentlich erschossen worden. Nun wartete sie als dritte voller Entsetzen auf ihren eigenen Tod.
>
> Die Klinik nahm sie etwas skeptisch zur Beobachtung auf. Am nächsten Morgen, zwei Tage vor ihrem 23. Geburtstag, wurde sie tot in ihrem Klinikbett aufgefunden – ohne erkennbare organische Todesursache." (Rehmann 1997, S. 17)

Die Hebamme ist wie auch die eigene Mutter eine machtvolle Person, und erinnert uns hier auch an die 13. weise Frau in Grimms Märchen *Dornröschen*: „Die Königstochter soll sich in ihrem fünfzehnten Jahr an einer Spindel stechen und tot hinfallen!" Selbstverständlich gibt es auch den psychogenen Tod durch eine gewöhnliche

Prophezeihung, ohne dass eine explizite Verfluchung o.Ä. stattfindet. In solchen Fällen dürfte sich das Opfer als vom bösen Schicksal statt von einem bösen Zauberer verdammt erleben.

Prophetie

> „ES WIRD GLAUBHAFT berichtet, daß eine junge Frau infolge der Prophezeihung einer Zigeunerin starb. Der psychogene Tod erfolgte, als der Termin heranrückte, den die Zigeunerin vorausgesagt hatte. Auf die Terminsetzung kam es an. Das Subjekt geriet in eine verzweifelte Situation, aus der es keinen Ausweg gab." (Bilz 1966)

Dies eher traditionelle Beispiel für Prophetie soll alleine genügen, um unser Thema zu erläutern. Seit eh und je versuchte der Mensch aus all den vielen, wenn auch ungewollten und unzuverlässigen, so doch gefürchteten Todesvorzeichen diejenigen herauszufinden, welche den künftigen Tod zuverlässig voraussagen (Bächtold-Stäubli und Hoffmann-Krayer 1987, Bd. 8, S. 1009–1010).

Eine Voraussage wird sich am wahrscheinlichsten dann als wahr herausstellen, wenn folgende vier Bedingungen erfüllt sind: erstens, die betroffene Person glaubt absolut an die Macht der Weissagerin bzw. an die Wahrheit einer Weissagung; zweitens, sie weiss genau wann sie vom Orakel zum Sterben bestimmt ist; drittens, sie hat eine für sich selbst ganz und gar überzeugende (ggf. auch vage) Vorstellung vom (metaphysischen, mystischen, parapsychologischen, religiösen, spiritistischen o.Ä.) Grund, warum das Orakel funktionieren bzw. wahr sein soll und viertens, ihre wichtigsten Bezugspersonen teilen ihren Glaube an die Prophetie.

Der Erfolg hat meines Erachtens am ehesten mit der Überzeugungskraft z.B. im Sinne einer natürlichen Autorität und dem Charisma der Wahrsagerin zu tun und weniger – wenn überhaupt – mit irgendeiner besonderen, angeborenen oder angelernten Begabung oder Fähigkeit der Hellseherin in die Zukunft zu schauen. Sie lässt sich meinethalben auch weniger mit dem eigentlichen Schicksal des Betroffenen und eher mit seiner Empfänglichkeit für Fremd- und Autosuggestion in Verbindung bringen. In einem späteren Unterkapitel (S. 47ff) werde ich den psychogenen Tod im Rahmen der (bewussten und unbewussten) Selbstprophezeihung, z.B. wie bei Hilgards Klassische Jahrestagreaktion diskutieren.

Die Idee, dass der Mensch mit Hilfe einer Wahrsagerin nicht nur Einblick ins eigene Schicksal bekommen kann, sondern durch seinen eigenen, unerschütterlichen Glauben sogar das Schicksal seines

Gegenübers zu lenken vermag und zwar bis hinein in den Tod, findet man beim Phänomen des Tot- oder Mortbetens.

Totbeten / Mortbeten

> „IN LASINSKYS WELTREISE wird von einer religösen Sekte auf den Sandwich Inseln berichtet, die von sich behauptet, ihre Mitglieder können Menschen totbeten. Wer immer in ihr Missfallen gerät, bekommt eine Mitteilung, dass die tödliche Litanei bald beginnen wird; und so wirkungsvoll ist die Kraft der Vorstellung, dass häufig alleine die Botschaft genügt, den gewünschten Effekt herbeizurufen."[16] (Yawger 1936, S. 876, Zitat nach Reid)

Tatsächlich ist der Glaube an die magische Kraft des „zu Tode Betens" der westlichen Zivilisation des 20. Jahrhunderts nicht unbekannt. Zum Beispiel gab es 1926 in Basel einen Gerichtsprozess, weil jemand den Psalm 109 aus dem Alten Testament: „Verwünschung grausamer Feinde", auch „Das Gebet der Verfolgten um Bestrafung seiner Feinde" betitelt, als magisches Mittel zitiert hatte, um jemand anderen zu Tode zu beten. Dies heisst auf Deutsch „Totbeten" oder „Mortbeten" und ist seit biblischen Zeiten zu solchen Zwecken benutzt worden (cf. auch die anderen Referenzen in Bächtold-Stäubli und Hoffmann-Krayer 1987, Bd. 8, S. 971, „Tod", insbesonders die Referenz auf „Mortbeten": Schönbach *Berthold v. Regensb.* 34f).

Also begegnet man hier wie auch in der Prophetie dem Sterben an der suggerierten erwartungsvollen Aufmerksamkeit auf den eigenen Tod.

Suggestion

> „VOR JAHREN WURDE in Indien in einer medizinischen Zeitschrift ein Artikel mit dem Titel ‚Von der Imagination getötet' publiziert. Im wesentlichen wird folgendes berichtet: Es wurde einem berühmten Arzt – Autor einer Arbeit über die Wirkung der Imagination – erlaubt, ein erstaunliches Experiment an einem zum Tode verurteilten Verbrecher durchzuführen. Dem Gefangenen – ein Attentäter aus einer noblen Familie – wurde ein ehrenvoller Tod hinter den Gefängnismauern angeboten, um seiner Familie die Schande einer öffentlichen Hinrichtung zu ersparen. Der Arzt schlug vor, ihn zu Tode verbluten zu lassen. Nachdem dem Gefangenen noch versichert wurde ‚Ihr Tod wird allmählich vor sich gehen und schmerzfrei sein' willigte er ein. Als alle Vorbereitungen getroffen waren, wurden seine Augen verbunden. Man führte ihn in ein Zimmer, legte ihn auf einen Tisch und band ihn daran fest. An jeder Ecke dieses Tisches – dort wo seine Glieder angebunden waren – gab es ohne das Wissen des Opfers ein Gefäß, aus

> welchem Wasser sanft in darunterstehende Schalen tropfen konnte. Die Haut an den Hand- und Fußgelenken wurde dann angekratzt und der Inhalt der Wassergefäße langsam herausgelassen. Der Verurteilte hörte das Wasser leise rinnen und glaubte fest, daß er das Tropfen seines eigenen Blutes höre. Nach und nach wurde er schwächer. Das Erlöschen seiner Lebenskräfte wurde dem Verurteilten dadurch glaubwürdig gemacht, daß die herumstehenden Ärzte sich immer leiser unterhielten. Schließlich herrschte, bis auf das sanften Ertönen des fallenden Wassers, absolute Stille und auch dieses Geräusch erlosch allmählich. Obwohl der Gefangene eine starke physische Konstitution hatte, wurde er ohnmächtig und starb, ohne ein Tröpfchen Blut verloren zu haben."[17] (Yawger 1936, S. 875, vgl. „das bekannte Experiment in Montpellier" [Liek 1933, S. 81])

Dies ist vielleicht der dramatischste und tragischste Bericht, welchen man in der wissenschaftlichen Literatur über die tödliche Wirkung der Imagination unter „kontrollierten Laborbedingungen" findet, zitiert aus dem Vortrag von Dr. med. N.S. YAWGER an der Tagung der American Medical Association (AMA) im Jahre 1936. Es gibt aber noch eine zweite, vielen früheren Psychotherapeuten bekannte und damals oft zitierte, wenn auch im Dämmer halbhistorischer Überlieferung stehende Schilderung:

> „… AUS PARISER ‚MAGNETISTISCHEN' Kreisen, wonach es einer für Mesmers Forschungen interessierten Gruppe von jungen Aristokraten gelang, bei einem rettungslos der Verhaftung und Hinrichtung verfallenen Freunde das Experiment durchzuführen, daß ihm in einem warmen Bade sitzend die Augen verbunden und mit einem scharfen Schlag über ein Handgelenk versichert wurde, das nun ausfließende Blut, d.h. langsam darübergegossenes Wasser, werde zu einer völligen Entblutung und, wie bei den bekannten entsprechenden Selbstmorden im klassischen Altertum, zum Tode führen." (Schultz 1965, S. 91)

Beide Beispiele zeigen darüberhinaus, zu welchen extremen und unmenschlichen Handlungen das rationale Denken führen kann, wenn es mit den Rätseln des Irrationalen konfrontiert wird.

Zusammenfassung: Magische Beeinflussung und die Aufhebung ihrer Wirkung

Die Berichte in diesem und im folgenden Kapitel bezeugen die Fähigkeit des Menschen, in den „magischen Bereich" (vgl. Gebser 1986a, 1986b) des Unbewussten eines Anderen vorzudringen, um auf dieser Ebene auf das Wohl oder Leid des betroffenen Individuums einzuwirken, vorausgesetzt natürlich, dass das Individuum von diesem magischen Tun weiss und – zusammen mit seinem sozialen

Umfeld – fest an seine Wirkung glaubt. Allerdings ist diese Fähigkeit meistens von der konventionellen Rationalität blockiert. Und mit rationalen Mitteln allein können wir uns nicht auf den „Zauberweg" zur Macht über die Seele begeben. Ein Mythos zum Beispiel wirkt nicht, wenn er bewusst geschaffen wird. Dies gilt für den Naturmenschen wie für den Menschen in den Industrieländern gleichermassen.

Hierzu wieder ein Zitat von C.G. JUNG:

„... nach der allgemeinen Ansicht (ist, A.d.V.) das Bewußtseinsleben für die Existenz des Individuums von ungleich größerer Bedeutung ... als das Unbewußte. Diese allgemeine Ansicht dürfte aber noch zu revidieren sein, denn mit steigender Erfahrung wird sich auch die Einsicht vertiefen, dass die Funktion des Unbewußten im Leben der Psyche von einer Wichtigkeit ist, von der wir vielleicht jetzt noch eine zu geringe Meinung haben... . Nach meiner Ansicht, ... ist die Bedeutung des Unbewußten für die Gesamtleistung der Psyche wahrscheinlich ebenso groß wie die des Bewußtseins. Sollte diese Ansicht richtig sein, dann dürfte ... der Bewußtseinsinhalt als relativ zum momentan konstellierten unbewußten Inhalt (betrachtet werden A.d.V.). In diesem Fall wäre dann die aktive Orientierung nach Zweck und Absicht nicht nur ein Vorrecht des Bewußtseins, sondern würde auch vom Unbewußten gelten, so dass also das Unbewußte auch imstande wäre, so gut wie das Bewußtsein, bisweilen eine finale orientierte Führung zu übernehmen" (Jung 1982, „Allgemeine Gesichtspunkte zur Psychologie des Traumes", Par. 491).

Wie meine Beispiele zeigen, kann diese finale Orientierung des Unbewussten bis hin zum Tod führen. Zum Beispiel bewirkte das obenerwähnte „zum Tode Beten" diese finale und fatale Orientierung des Unbewussten. Und die Beispiele zeigen auch, dass die Psyche auf sich selbst zurück wirken kann, um einen schon eingeleiteten Prozess des psychogenen Todes entweder zu verhindern oder noch weiter aufzuschaukeln.

Der tödliche Zauber einer verderblichen Verwünschung kann mit Hilfe der Gegenmagie eines mächtigen Heilers annulliert werden, falls die Rettung rechtzeitig einsetzt. ELLENBERGER erzählt z.B. vom heilenden Einsatz eines australischen Medizinmannes, der im obengeschilderten Fall eines „Boning" zu Hilfe gerufen wurde:

„BEI *BASEDOW* FINDEN wir dann die eingehende Schilderung des Verfahrens des Medizinmannes. Kurz zusammenfassend können wir nur sagen, daß der Medizinmann nach komplizierten Formeln und Zaubersprüchen dem Patienten und den Angehörigen ein Stückchen Knochen, das er offenbar irgendwo versteckt mit sich getragen hatte, zeigt. ‚Die Wirkung ist verblüffend. Der bedauernswerte Kerl, der bis zu diesem Momente auf dem Wege des Todes war, hebt seinen Kopf und starrt mit Verwunderung auf das vom *Nangarri* gehaltene Objekt, von welchem er in allem Ernste glaubt, es sei aus dem Innern seines Körpers herausgezogen worden. Zufriedengestellt

> über das wirkliche Bestehen dieses Objektes bringt er sich selbst in eine sitzende Stellung und verlangt Wasser, um zu trinken. Die Krisis ist nun überstanden und der Kranke erholt sich rasch und vollständig. Ohne den Eingriff des *Nangarri* würde der ‚boned' Mann sich sicherlich zu Tode gequält haben, aber der Anblick eines konkreten Gegenstandes, von welchem die anerkannte Stammesbehörde behauptet, er sei die Ursache des Leidens, bedeutet Heilung für ihn.' *Basedow* fügt bei, eine solche Kur übertreffe bei weitem alles, was wir in Kulturländern von Gesundbeten kennen." (Ellenberger 1952, S. 339)

Sogar die Bibel bietet die Hilfe Gottes gegen persönliche Feinde an (vgl. Ps. 109; Klgl. 3,60–66). Es gibt in diesem Zusammenhang folgendes Beispiel aus einem Allgemeinspital:

> „EINE NEUNZEHNJÄHRIGE, SCHWANGERE Frau wurde von ihrer Schwiegermutter ‚verwünscht'. Die Schwiegermutter hatte vorausgesagt, dass das Kind totgeboren wird und dass ihre Schwiegertochter bis zu einem bestimmten Datum auch sterben wird. In der Tat wurde das Kind totgeboren und, je näher das tödliche Datum anrückte, desto deutlicher schwanden die Lebenskräfte der Schwiegertochter dahin. Schliesslich wurde der kritische Punkt erreicht, wann der Tod unvermeidlich schien. Erst nachdem die Dienste eines fundamentalistischen Pfarrers, der auch Kenntnisse von Voodoo besass, aufgesucht wurden, konnte die Verhexung zunichte gemacht werden. Der Zustand der Patientin besserte sich kontinuierlich." (Geschichte übernommen von Cappannari et al. 1975)

Über die einfallsreiche und erfolgreiche Wiedergutmachung eines „Boning" berichtet CANNON:

> „DR. S. M. LAMBERT von der Western Pacific Health Service der Rockefeller Foundation schrieb mir bei mehreren Gelegenheiten, dass er einen Beweis für den Tod durch Angst gesehen hatte. In einem Fall gab es eine überraschende Besserung. Bei einer christlichen Mission in Mona Mona, North Queensland, gab es viele Einheimische, die zum Christentum übergetreten waren, aber gleich ausserhalb der Mission gab es eine Gruppe von Nichtbekehrten einschliesslich eines Mannes namens Nebo, ein berühmter Medizinmann. Der Chef-Helfer der Mission hiess Rob, ein zum Christentum übergetretener Einheimischer. Als Dr. Lambert in der Mission ankam, erfuhr er, dass Rob sich in einem Zustand der Verzweiflung befand und dass die Mission Rob medizinisch untersucht haben wollte. Dr. Lambert machte die Untersuchung und fand kein Fieber, keine Klagen über Schmerz, keinerlei Symptome oder spezifische Anzeichen für Krankheit. Es hat ihn aber beeindruckt, dass Rob doch offensichtlich ernsthaft krank war und extreme Schwäche zeigte. Von der Mission erfuhr er, dass Nebo mit einem Knochen auf ihn gezeigt hatte und dass Rob jetzt überzeugt war, dass er sterben müsse. Daraufhin ging Dr. Lambert mit dem Missionar zu Nebo, drohte ihm scharf, dass, für den Fall etwa, dass Rob etwas zustossen sollte, alle Lieferungen von Nahrungsmitteln gestoppt und Nebo und seine Leute von der Mission ausgestossen würden. Nebo war alsbald einverstanden, Rob mit ihnen gemeinsam zu sehen. Er beugte sich über Robs Bett und sagte dem

> kranken Mann, dass alles ein Fehler war, bloss ein Witz, dass er eigentlich den Knochen gar nie auf Rob gezeigt hatte. Die Entspannung, bezeugte Dr. Lambert, trat fast sofort ein; denselben Abend war Rob zurück an der Arbeit, wieder ganz glücklich und in vollem Besitz seiner physischen Kraft."[18] (Cannon 1957, S. 183)

Wenn ein stärkeres bzw. ein mindestens für mächtiger gehaltenes „Hilf-Ich", das anderen Gruppen und Wertordnungen entspringt, inkraft gesetzt wird, um ein verhextes Individuum zu retten, muss das Verdikt der Herkunftsgruppe bzw. einer ihrer Autoritätspersonen nicht notwendigerweise in den Tod des Betroffenen münden. Hierzu zwei Beispiele. Das erste entstammt einem Zeitungsbericht:

> „EIN AUSTRALISCHER EINGEBORENER, das Opfer einer Verhexung dieser Art im April 1956, wurde sterbend in das Krankenhaus von Darwin (Australien) gebracht. In eine eiserne Lunge gesteckt und durch eine Sonde ernährt, kam er langsam wieder zu Kräften, überzeugt, daß ‚die Magie des Weißen Mannes stärker ist'." (Kächele 1970, S. 127)

Das zweite Beispiel ist eine veröffentlichte persönliche Mitteilung des Anthropologen Prof. W. BEHRMANN (vgl. Kächele 1970, S. 128):

> „*BEHRMANN* MACHTE DIE erste Durchquerung von Neu-Guinea mit einer größeren Gruppe von Forschern verschiedenster Richtung, die zum Schutz ihrer Gesundheit von einem riesengroßen und echt schwäbisch-derbem Stabsarzt begleitet wurden. Für Trägerdienste boten sich Jungens aus Eingeborenendörfern an, die aber von ihren Medizinmännern, wenn sie einmal von Heimweh getrieben wieder in ihre Dörfer zurückkehrten, wegen Verletzung des Tabus mit dem Tode durch Dämonen bedroht wurden. Daher trat in der Tat bei zwei derartigen Jungens nachher im Lager der Expedition ein einfaches ‚Auslöschen' in den Tod ein, ohne daß die ärztliche Untersuchung den geringsten Grund hierfür feststellen konnte. Als nun ein dritter Junge mit gleichen Zeichen hoffnungslos ängstlicher Erwartung in das Lager zurückkehrte, griff ihn sich der erwähnte Stabsarzt und hielt ihm eine so donnernde schwäbische Droh- und Erschütterungsrede, daß diese ‚Dämonen' noch stärker waren als die Geister im Dschungeldorf und der Junge am Leben blieb." (Schultz 1965, S. 91)

Offensichtlich kann die tödliche Vorstellungskraft, die durch Voodoo im Opfer ausgelöst wird, durch die entgegenwirkende Überzeugungskraft einer „stärkeren" Drittperson massgeblich beeinflusst werden.

Auch im Rahmen des Mortbetens herrscht noch der Glaube, dass man sich durch Beten gegen einen plötzlichen „unnatürlichen" Tod schützen kann (Bächtold-Stäubli und Hoffmann-Krayer 1987, Bd. 8, S. 975, „Tod"). Als Beispiel solch eines erfolgreichen, positiven irrationalen Eingreifens in die magische Struktur des menschlichen Geistes möchte ich den folgenden Bericht des Wissenschaftlers WRIGHT zitieren. Er erzählte die Geschichte eines Anthropologen, dessen einheimischer Diener von einem Kahuna – einem Schwarzmagier – „zu Tode gebetet“ wurde.

> „DIESER DIENER WURDE immer schwächer und befand sich offenbar schon ein gutes Stück auf dem Wege zum Jenseits, als der Ethnologe, bei dem er beschäftigt war, es mit einer Form umgekehrter Psychosomatik versuchte. Es erwies sich, daß seine Suggestionskräfte doppelt so wirksam waren wie die des Kahuna. Er versicherte dem Jüngling, daß er ein mächtigerer Kahuna sei als derjenige, der ihn zu Tode bete, und diese Nachricht ließ man auch den anderen Parteien zukommen. Der Jüngling erholte sich – und der Kahuna starb!“ (Wright 1958, S. 67)

Das Ereignis fand etwas vor 1947 auf der Insel Fanning oder Palmyra statt.

Falls das Opfer nicht an die Macht des bösen Zauberers glaubt oder es selbst ein noch mächtigerer Zauberer ist, und der Böswillige auch fest von seiner eigenen Unterlegenheit überzeugt werden kann, wird die Magie buchstäblich auf ihn zurück prallen. Hierzu ein weiterer Bericht:

> EIN EINGEBORENER ZAUBERER in Hawaii wollte einen weißen Mann zu Tode hexen *(anaanā)*. Der Weiße erwiderte, er selbst könne ihm das gleiche antun. Der Eingeborene wähnte, nun sei er selber vom Weißen behext, brach zusammen und starb bald darauf.“ (Ellenberger 1952, S. 341, zitiert nach Goldie)

Beide Beispiele zeigen die bekannte Idee, dass die Schwarzmagier früher oder später ihrem eigenen Tun zum Opfer fallen, eine Art „Bumerang-Effekt“ des Magiers eigener negativer Projektionen. In den Worten von C.G. JUNG:

> „Es ist ein unabänderliches psychologisches Gesetz, daß eine hinfällig gewordene Projektion wieder zu ihrem Ursprung zurückkehrt“ (Jung 1981, „Nach der Katastrophe“, Par. 437).

Anscheinend hat die tödliche Wirkung einer Verzauberung o.Ä. einen einmaligen Effekt. Hat das vermeintliche Opfer eine Verhexung überlebt, kann es nie wieder betroffen sein bzw. es ist kein zweites Mal für das Voodoo anfällig (Richter 1958, S. 311).

Wichtige, mitwirkende pathogenetische Faktoren beim Voodoo-Tod

Im obengenannten Vortrag vor der American Medical Association (AMA) im Jahre 1936 zum Thema Voodoo-Tod bezieht sich YAWGER auf die Idee einer erwartungsvollen Aufmerksamkeit, die der Forscher CARPENTER schon eingeführt hatte: Die Idee einer erwartungsvollen Aufmerksamkeit suggeriert, dass „die beständige Lenkung der Aufmerksamkeit eine viel grössere Wirksamkeit hat, wenn sie mit der Erwartung eines gewissen Resultates in Beziehung steht."[19] (Yawger 1936, S. 876)

Derselbe Zustand der erwartungsvollen Aufmerksamkeit wird von manchen Forschern als Schlüssel zur Magie verstanden. Hierzu folgendes Zitat:

> „Die Wichtigkeit des Selbstvertrauens für den, der nach der Realisation übernatürlicher Handlungen strebt, wurde wohl von Jhavery (S. 12f) betont. Dieser Autor unterstreicht die folgenden Bedingungen, als ‚dreifacher Schlüssel' zur ‚Vollkommenheit' (ohne Zweifel seine Übersetzung des Wortes *siddhi*); 1. eine intensive Sehnsucht nach dem angestrebten Ziel; 2. eine ernsthafte und zuversichtliche Erwartung, dass es zustande kommen wird; 3. die ununterbrochene Konzentration des Willens auf das Ziel. Auf S. 16 reflektiert er Sehnsucht und Wille als die zwei Pole in der Psyche des Magiers, die den Erfolg seiner ‚psychischen Energie' begründen. Sie ermöglichen es ihm, magische Handlungen auszuüben, die mal weiss oder auch schwarz sein können. Webster (S. 79ff) diskutiert die Wichtigkeit des ‚imperativen Willens' als Bedingung für den Erfolg der Magie in primitiven Gesellschaften. Solche Willenskraft, wenn mit einer intensiven psychischen Konzentration auf das erwünschte Resultat kombiniert, erzeugt ‚den Glauben, der Berge versetzen kann' (Webster). Der blosse Akt solchen ‚Denkens' kann manchmal genügen, alle Art Unheil für das Opfer, sogar seinen Tod, zu bewirken."[20] (Goudriaan 1978, S. 247–248)

Aufgrund der Berichte über den Voodoo-Tod und entsprechende Gegenmassnahmen komme ich zu folgendem Schluss: Der psychische Mechanismus, der sich in diesen psychogenen Todesfällen abspielt, liegt offensichtlich in der Nähe einer von der Sozialgruppe untermauerten hypnotischen Suggestion, die die erwartungsvolle Aufmerksamkeit auf die Überzeugung von der Macht des Anderen und von der Wirkung seiner Mittel auf das eigene Leben fokussiert und eine überwältigende Trennungsangst auslöst. Anders gesagt: Eine Angst vor dem Nicht-mehr-Hier-Sein, denn bei Naturvölkern bedeutet sterben in der Regel unwiderruflich an einen anderen fernen und ungewissen Ort gehen. Der dem Tode Geweihte muss bald Abschied nehmen und erlebt, ähnlich wie beim Heimwehtod Trennungsangst (siehe S. 66).

Dementsprechend und in Übereinstimmung mit STUMPFE – siehe unten – wird z.B. auch die Überzeugung von der eigenen Wirksamkeit als Selbsthilfemittel gegen den negativen psychologischen Einfluss von anderen auf die eigene Person betont (cf. z.B. Rehmann 1997, S. 18). Diese wird am ehesten über die eigene Erfahrung, d.h. über persönliche Erlebnisse aufgebaut, damit das, was geschieht, auch davon abhängt, was durch Willenskraft gemacht oder nicht gemacht wird. In den ersten Lebensjahren erlebt der Mensch unmittelbare, mittels seiner Sinne erfahrbare Reaktionen auf eigene Handlungen, z.B. verlangt ein Säugling durch Schreien nach Essen und erreicht, dass seine Mutter kommt. Mit der Zeit werden andere Rückkoppelungen (engl.: „Feedback") zunehmend wichtiger: verzögerte, indirekte Reaktionen auf meine Handlungen, z.B. strenge ich mich beim Lernen an und bekomme gute Noten; erlernte, mir direkt vermittelte Reaktionen auf die Handlungen anderer, z.B. beobachte ich, wie mein Nachbar mit seinem Anliegen Erfolg hat; geglaubte, mir abstrakt und symbolisch vermittelte Reaktionen der Umwelt auf die Handlungen des Individuums, z.B. aus Geschichten oder Glaubenssystemen.

Falls ein Mensch immer wieder negativen Ereignissen ausgesetzt ist, denen er nicht ausweichen oder sie verhindern kann, und er zudem glaubt, keinen einzigen Ausweg erlernt zu haben oder er es nicht für möglich hält, Bewältigung zu erlernen, wird er diesen und ähnlichen Ereignissen gegenüber hilflos und im Laufe der Zeit hoffnungslos: Es besteht für ihn kein glaubwürdiger Zusammenhang zwischen seinem Verhalten und dem Auftreten der Ereignisse und schafft in ihm eine erlernte Hilf- und Hoffnungslosigkeit, die in eine feste Überzeugung der eigenen Nicht-Kontrolle bzw. der Fremdbeeinflussung mündet. Wie ich in diesem und den folgenden Kapiteln zeigen möchte, kann solch eine Ausweg-, Hilf- und Hoffnungslosigkeit sogar in den Tod ausufern.

Tabu-Tod: Das Drama des psychogenen Todes durch den Bruch eines unantastbaren, verinnerlichten Verbotes bzw. durch die Begegnung mit dem Unmöglichen

> „BEI EINER ANDEREN Gelegenheit kam mein Informant an einem tabuisierten Platz vorbei, wo er sehr schöne Pfirsiche und Kumaras (eine einheimische Frucht, A.d.V.) sah. Er konnte der Versuchung nicht widerstehen, sich einige anzueignen. Auf seinem Weg nach Hause bat ihn eine eingeborene Frau von niederem sozialen Stand um einige Früchte.
>
> Nachdem diese sie verzehrt hatte, berichtete er ihr, von wo diese stammten. Plötzlich fiel ihr Korb zu Boden, und in Todesangst rief sie aus, daß der Attua (das Tabu) des Häuptlings, dessen Heiligtum verunreinigt worden war (durch den Diebstahl), sie töten würde. Dies geschah am Nachmittag, und am nächsten Tag um die Mittagszeit war sie tot." (Ü.d.V., Brown 1845, S. 76)

In diesem Abschnitt möchte ich Tabu-Phänomene behandeln. Beim Tabu-Bruch hat man einen psychogenen Tod durch die verbotene Verunreinigung eines Heiligtums, ohne dass über den Täter oder das Opfer – je nach Perspektive – wie bei den Fällen des vorigen Abschnitts eine Verzauberung, Verfluchung, schwarzmagische Handlung o.Ä. von einer Drittperson ausdrücklich ausgesprochen wird. Der Betroffene stirbt ohne erkennbare organische Ursache, sobald ihm bewusst wird, ein Tabu verletzt zu haben.

Hier begegnen wir einem akut auftretenden psychogenen Todesphänomen, bei welchem der Tod, wie beim Voodoo, sofort stattfinden kann. Bei Mitgliedern von stark normativ orientierten Gesellschaften findet man den Tabu-Tod in seiner klassischen von magischen oder religiösen Praktiken geprägten Form (Frazer 1928). Im Volksglauben kann auch etwas „tabu" sein, z.B. eine Todesbotschaft oder ihr Überbringer, der Leichensager, Leichenbitter, Leichlader, die Leichenfrau usw. (Bächtold-Stäubli und Hoffmann-Krayer 1987, Bd. 8, S. 985–988), ohne dass es unbedingt tödlich sein muss.

In der Form des „Tabu-Tods" pflegt der psychogene Tod in einigen Stunden, höchstens wenigen Tagen einzutreten – wie oben in der Form des Voodoo-Tods – mit dem klinischen Bild eines peripheren Kreislaufkollapses, jetzt aber nach Überschreiten eines wichtigen Verbotes (afrikanische Form), oder bei Bewusstwerden schwerster Schuldgefühle nach Beschämung oder Blamage, oder z.B. nach Verletzung von Riten (polynesische Form) auch als kollektive Erscheinung (Ellenberger 1952). Als eine Hypothese über dieses Einzelpersonen wie ganze Stämme in kurzer Frist ausrottende Ereignis hat sich die biologische des schockierenden emotionalen Stress („shocking emotional stress") von CANNON bis heute gehalten (Cannon 1957, siehe auch z.B. Funkenstein 1955).

Bei der einen Hauptform des Tabu-Todes steht die Furcht vor der Magie im Vordergrund; bei der anderen, die Schuld wegen des Bruchs. Weil es aber auch Mischformen gibt, wobei beides, Angst und Schuldgefühle, Hauptrollen spielen, ist dieser Abschnitt eher nach einfachen phänomenologischen Kriterien gegliedert.

Das Tabu-Denken ist dem modernen Menschen gar nicht so abwegig, wenn wir z.B. unsere Haltung gegenüber „Blutgeld" (engl.: „Blood Money") vor Augen haben, oder wenn wir uns vorstellen, wie es wäre, wenn man einen frommen Katholiken zwingen würde, eine Hostie zu entweihen. Antisoziale Taten wie z.B. Stehlen oder Morden sind per Gesetz (und nicht nur durch die Zehn Gebote) verboten und auch immer noch tabu. Und gewisse übelgemeinte Handlungen werden sicher vom modernen Mensch als eine Art Tabu betrachtet, z.B. groteske Missachtungen gegenüber Grabmalen oder Bildern wichtiger Bezugspersonen:

> „Bemerkenswert ist in dieser Hinsicht, daß leblose Objekte dieser Natur oft tatsächlich mit dem Affektobjekt, das sie repräsentieren, identifiziert werden. Es gab in diesem Zusammenhang sogar ein Experiment (Johnson 1946), in dem die Teilnehmer aufgefordert wurden, Gesichtern auf Fotografien mit einer Stricknadel die Augen auszustechen. Einzig bei dem untergeschobenen Foto der Mutter verweigerten viele, den Auftrag auszuführen. Das Papier hörte auf, Papier zu sein, es war die Mutter selbst, der man doch nicht Schmerz zufügen konnte." (Zwingmann 1961, S. 457)

Doch es geschieht wohl nur noch selten, dass der industriell geprägte Mensch heutzutage wegen eines Tabu-Bruchs stirbt. Ob diese Tatsache Beweis intellektueller Überlegenheit oder eher ein Zeichen moralischer Unterlegenheit gegenüber den Naturmenschen ist, möchte ich hier nicht beurteilen.

Im Falle einer Tabu-Überschreitung behandelt die Gruppe das Gruppenmitglied bereits vor seinem physischen Tode als wenn der Übeltäter schon tot wäre; er wird sofort exkommuniziert, um die Gefahr von der Gruppe als ganzes abzuwenden, d.h. er wird selbst tabu. Ein wesentliches Charakteristikum des Tabus besteht vermutlich darin, Gehorsamkeit vom Individuum gegenüber den gesellschaftlichen, tradierten Restriktionen zu verlangen und zu etablieren (cf. z.B. Webster 1948). Diese Ansicht der modernen anthropologischen Forschung steht nicht unbedingt im Gegensatz zu FREUDS Auffassung, dass Grundlage des Tabus ein verbotenes Tun sei, zu dem eine starke Neigung im Unbewussten besteht (Freud 1967b).

Den Tabu-Tod könnte man als eine Art „passive Form des Voodoo-Todes" verstehen, welche durch die Selbstauslösung einer tödlichen, unpersönlichen Voodoo-Magie stattfindet, die nicht mit irgendeinem spezifischen Medizinmann oder Zauberer etc. sondern mit der Gemeinde im allgemeinen, mit einer übergeordneten Geisterwelt oder einem überpersönlichen Gott verbunden ist. Ein grundsätzliches Merkmal dieser „innewohnenden" Verwünschung und sozialen Todeserklärung liegt, wie bereits oben gesagt, darin, Gehorsamkeit vom Individuum gegenüber den gesellschaftlichen, tradierten Normen, die das „Gruppen-Über-Ich" verkörpern, einzufordern und zu gewährleisten. (Siehe Kapitel „Darwinistische Perspektive" unten.)

Aberglaube-bedingter Tabu-Tod: Naturvölker

> „IN SAMKITA (französischer Kongo, A.d.V.) wurde ein Schüler namens Onguie plötzlich von Krämpfen befallen. ... ‚Er hat Bananen gegessen, die in einem

> Topf gekocht wurden, in dem eben vorher Maniok gesotten worden war. Maniok ist für ihn *Eki;* seine Großeltern haben ihm gesagt, daß er, wenn er je davon essen würde, sterben werde, sei es auch nur ein winziges Stückchen.' Das Überschreiten des Ahnengebotes versetzte ihn in einen solchen Schrecken, in eine solche Angst, daß sich die Lebensquellen bald erschöpften. ‚Schauen Sie', sagte man, in dem man auf das Zwerchfell hinwies, das geschüttelt wurde, als ob ein Tierchen darunter zappelte, ‚er hat ein ‚Evur', das sich aufregt.' ... Alles war umsonst. Das überanstrengte Herz hörte auf zu schlagen." (Ellenberger 1952, S. 333–334)

H. ELLENBERGER berichtet von diesem psychogenen Todesfall aus dem 1928 publizierten Buch eines Missionars im französischen Kongo, Pfarrer Fernand GRÉBERT. Das Beispiel basiert auf dem Aberglauben, dass das Kosten einer Speise mit *Eki* unweigerlich den Tod zur Folge hat, wenn nicht der Zauberer dazwischentritt. Jeder Stamm hat sein eigenes *Eki,* sei es eine Pflanze oder ein Tier. Auch das versehentliche Berühren des Besitztums eines Heiligen, eines Medizinmanns, eines Zauberers oder eines Häuptlings kann für den Unbefugten ebenso gefährlich sein wie das Kosten von einem *Eki.*

> „DER GROSSE HÄUPTLING Taonui verlor einmal sein Feuerzeug. Dasselbe wurde von Männern aus dem Volke gefunden. Sie zündeten ihre Pfeifen daran an. Als sie entdeckten, wem dieses Feuerzeug gehörte, starben sie." (Ellenberger 1952, S. 336, von Taylor aus Goldie)

Für uns moderne Menschen kaum nachvollziehbar ist das Tabu, das im Zusammenhang mit dem Wort bestehen kann (vgl. Frazer 1928, Kapitel XXII). Dies mag wohl im Weltentwurf des Naturmenschen liegen, der nicht grundsätzlich zwischen Dingen und Wörtern oder Gleichnissen unterscheidet. Er nimmt eine unmittelbare Verbindung an zwischen dem Gleichnis, z.B. einem Foto, dem Wort oder einem Namen, und dem damit bezeichneten Objekt bzw. Individuum. Dieser Zusammenhang bezeichnet nicht eine rein willkürliche und abstrakte Assoziation sondern ein reales und wesentliches, beide umschliessendes Band, so dass Zauberei – siehe vorheriges Kapitel – oder Tabu ebensogut durch ein Gleichnis, ein Wort oder einen Namen wie durch die Haare, Nägel oder irgendeinen anderen charakteristischen Teil des Opfers bewirkt werden kann. Zum Beispiel kann der kleinste Fehler in sakralen Worten oder Taten bei gewissen Völkern fatale Folgen haben. So z.B. bei den Maori von Neuseeland:

> „... EIN MANN, DER die Geschichte des Stammes erzählt und dabei auf einen Irrtum aufmerksam gemacht werden könne, keine zwei weiteren Nächte mehr überleben werde." (Ellenberger 1952, S. 335–336; vgl. Best 1905)

Das tragische Schicksal des polynesischen Moriori-Volkes zeigt, dass der Mechanismus von Tabu-Überschreitung und Sanktion auch kollektiv wirken kann (cf. Shand 1892, 1894). (Siehe auch das Kapitel über Heimweh, S. 61ff.)

> „DIE MORIORI WAREN ein polynesischer Stamm und lebten in den Chatham-Inseln östlich von Neuseeland. Obwohl sie ursprünglich ein Zweig der Maoris und also blutsverwandt mit ihnen waren, lebten sie schon einige Jahrhunderte getrennt von ihnen. Einer ihrer Ahnen, Nanuku, hatte ihnen einst Krieg und Kannibalismus verboten. Sie besassen keine Waffen mehr oder nur sehr wenige und konnten sich nicht verteidigen. Sie waren ein überaus friedliches und religiöses Volk. 1835 kamen Maori-Banden und nahmen die Insel ohne Widerstand ein. Sie versklavten das Moriori-Volk. Nur ein verhältnismässig kleiner Teil wurde damals getötet, aber ein grosser Teil der Bevölkerung erlag innerhalb zwei Tagen einer nicht genau identifizierten Epidemie. Die übrigen starben einfach ohne sichtbaren Anlass. Im Jahre 1835 gab es etwa 2000 Moriori, im Jahre 1855 noch 212, im Jahre 1894 nur noch 25, davon viele Mischlinge. Ein Maori sagte: ‚Es war nicht die Anzahl, die wir töteten, die sie ausrottete, sondern nachdem wir sie zu Sklaven machten, fanden wir sie eines Morgens tot in ihren Häusern. Es war das Überschreiten ihrer eigenen Tabus, das sie tötete.' (Weil die Maoris sie dazu zwangen, Handlungen zu begehen, die ihnen tabu waren.)" (Ellenberger 1952, S. 337–338)

Zum Abschluss dieses Abschnitts erwähne ich noch, dass auch das unbeabsichtigte Betreten eines heiligen, für tabu deklarierten Ortes, tödliche Konsequenzen nach sich ziehen kann.

Religion-bedingter Tabu-Tod: Die Bibel

Sogar der Tod an sich hat seinen Ursprung in einem Tabubruch: Bekanntlich stammt der Tod nach dem *Alten Testament* vom Sündenfall Adams als eine Art Tabu-Tod:

> „DANN GEBOT GOTT, der Herr, dem Menschen: Von allen Bäumen des Gartens darfst du essen, doch vom Baum der Erkenntnis von Gut und Böse darfst du nicht essen; denn sobald du davon ißt, wirst du sterben." (1. Mos. 2,16–17)

und später

> „UND ZUM MENSCHEN sprach Er: Weil du auf deines Weibes Stimme gehört und von dem Baume gegessen hast, von dem ich dir gebot: du sollst nicht davon essen, so ist um deinetwillen der Erdboden verflucht. ... Im Schweisse deines Angesichtes sollst du dein Brot essen, bis du wieder zur Erde kehrst, von der du genommen bist; denn Erde bist du, und zur Erde musst du zurück. ... Und Gott der Herr sprach: Siehe, der Mensch ist geworden wie unsereiner, dass er weiss, was gut und böse ist. Nun aber, dass er nur nicht seine Hand ausstrecke und auch von dem Baume des Lebens breche und ewig lebe! ... Und er vertrieb den Menschen und liess östlich vom Garten Eden die Cherube sich lagern und die Flamme des zuckenden Schwertes, den Weg zum Baume des Lebens zu bewachen." (1. Mos. 3,17–24)

So findet man auch z.B. in den Bücher Mose geschrieben:

> „ABER ER, DER Erstgeborene Judas, missfiel dem Herrn; darum liess der Herr ihn sterben. Da sprach Juda zu Onan: Gehe zu dem Weibe deines Bruders und vollziehe mit ihr die Pflichtehe, dass du deinem Bruder Nachkommen schaffest. Da aber Onan wusste, dass die Kinder nicht als die seinen gelten sollten, liess er es, wenn er zum Weibe seines Bruders ging, auf die Erde fallen und so verderben, um seinem Bruder nicht Nachkommen zu verschaffen. Aber dem Herrn missfiel, was er tat, und er liess ihn auch sterben." (1. Mos. 38,7–10)

und:

> „UNSER VATER IST in der Wüste gestorben; doch war er nicht bei der Rotte, die sich wider den Herrn zusammentat, bei der Rotte Korahs, sondern er starb um eigner Sünde willen, ohne Söhne zu hinterlassen." (4. Mos. 27,3, vgl. 4. Mos. 23,10; 2,23; 2,26)

Der Tod ist ein Teufelswerk (vergl. Wisdom 1, 13 und 16) und insofern als der Mensch sich für den Teufel anstatt für Gott entscheidet, muss er den Tod auch persönlich erleiden:

> „GOTT HAT DEN Menschen zur Unvergänglichkeit erschaffen und ihn zum Bild seines eigenen Wesens gemacht. Doch durch den Neid des Teufels kam der Tod in die Welt, und ihn erfahren alle, die ihm angehören." (Weish. 2, 23–24)

Und an noch einer anderen Stelle des Alten Testaments:

> „WEH EUCH, IHR ruchlosen Männer, die ihr das Gesetz des Höchsten verlassen habt. Wenn ihr euch vermehrt, ist es zum Unglück, wenn ihr Kinder zeugt, ist es zur Trauer; wenn ihr strauchelt, ist es zur dauernden Freude, wenn ihr sterbt, ist es zum Fluch." (Sirach 41, 8–9)

Der Zusammenhang zwischen Sünde bzw. Gottesferne und Tod wird an verschiedenen Stellen im Alten und auch im Neuen Testament weiter vertreten (vgl. z.B. Weish. 1, 12–15; 2, 24; bzw. Röm. 5, 12–14; 1. Kor. 15, 21–22).

Im Alten Testament findet man insbesondere die Geschichte von Ussa, der unmittelbar nach seiner Berührung der Bundeslade tot umgefallen ist.

> „ALS SIE ZUR Tenne Nachons kamen, griff Ussa mit der Hand nach der Lade Gottes und hielt sie fest, weil die Rinder sie umwerfen wollten. Da entbrannte der Zorn des Herrn wider Ussa, und Gott schlug ihn dort, weil er mit der Hand nach der Lade gegriffen hatte, sodass er dort neben der Lade Gottes starb." (2 Sam. 6,6–7)

Den Tod von Ussa kann man mit Recht einen plötzlichen Tod wegen der Verletzung eines religiösen Tabus nennen.

Ein bekanntes Beispiel der religiösen Tabu-Verletzung entnehme ich nun dem Neuen Testament. Hier haben wir die Geschichte von Ananias (auch als „Hananias" in der Katholischen Bibel übersetzt) und seiner Frau, Saphira: Beide sind tot umgefallen, unmittelbar nachdem Petrus sie mit Recht beschuldigt hat, den Heiligen Geist angelogen zu haben.

> „EIN MANN ABER mit Namen Ananias samt seiner Frau Saphira veräusserte ein Gut und schaffte unter Mitwissen auch der Frau von dem Erlös (etwas) auf die Seite, brachte einen Teil und legte ihn den Aposteln zu Füssen. Petrus aber sprach: Ananias, warum hat der Satan dein Herz erfüllt, den heiligen Geist zu belügen und von dem Erlös des Grundstücks (etwas) auf die Seite zu schaffen? Gehörte es nicht auch ferner dir, wenn es (unverkauft) blieb, und war es nach dem Verkauf nicht zu deiner Verfügung? Warum hast du in deinem Herzen diese Tat beschlossen? Du hast nicht vor Menschen, sondern vor Gott gelogen. Als aber Ananias diese Worte hörte, fiel er hin und verschied. Und grosse Furcht kam über alle, die es hörten. Die jüngern Männer nun standen auf, legten ihn zurecht, trugen ihn hinaus und begruben ihn.
>
> Es begab sich aber nach Verlauf von etwa drei Stunden, da trat seine Frau ein, ohne zu wissen, was geschehen war. Petrus nun redete sie an: Sage mir: Habt ihr das Grundstück für so viel verkauft? Sie sagte: ja, für so viel. Petrus aber (sprach) zu ihr: Warum seid ihr übereingekommen, den Geist des Herrn zu versuchen? Siehe, die Füsse derer, die deinen Mann begraben haben, sind an der Türe, und sie werden dich hinaustragen. Da fiel sie sofort zu seinen Füssen hin und verschied. Als nun die Jünglinge eintraten, fanden sie sie tot; und sie trugen sie hinaus und begruben sie bei ihrem Manne. Und es kam grosse Furcht über die ganze Gemeinde und über alle, die davon hörten." (Apg. 5,1–11)

Plötzlicher unerwarteter Tod durch Tabu-Bruch wird in der Bibel nicht selten mit der Idee der Sünde – sprich „Todsünde" – in Zusammenhang gebracht. Ich erinnere z.B. an Vers Röm. 6,23, den Martin Luther in seiner Bibelübersetzung so ausgedrückt hat: „Der Tod ist der Sünde Sold", und in einem ähnlichen neutestamentlichen Vers:

> „WENN JEMAND SEINEN Bruder eine Sünde begehen sieht, (die) nicht zum Tode (führt), soll er bitten, und er wird ihm das Leben geben, (nämlich) denen, die nicht zum Tode sündigen. Es gibt Sünde zum Tode; nicht von der sage ich, dass er bitten soll. Alle Ungerechtigkeit ist Sünde; und es gibt Sünde zum Tode." (1. Joh. 5,16–17)

Im abendländischen Aberglauben findet man die weitverbreitete Idee, dass eine Person plötzlich und unerwartet als Strafe für ihre Sünde sterben kann: Das unerträgliche Schuldgefühl zusammen mit der unwiderruflichen Blamage vor der Gemeinschaft verunmöglichen ihr das weitere Leben. Interessant ist die von ELLENBERGER berichtete

Feststellung von MAUSS, dass „... die Maori-Sprache ein Wort (besitzt), das genau ‚Todsünde' bedeutet; immerhin heißt dies nicht (wie bei uns) ‚Sünde, die die Seele tötet', sondern buchstäblich ‚Sünde, die den Menschen tötet'" (Ellenberger 1952, S. 337). Die Prediger der berühmten „Revivals" in den angelsächsischen Ländern haben die Wirkung von Tod und Wiedererweckung auf eine eigenartige Art und Weise verwendet, um die versammelten Sünder absichtlich in eine Art von stundenlangen Scheintod zu „fällen" und nachher erlöst, „neugeboren" und bekehrt wieder zurück in die Gemeinde aufzunehmen (manchmal ca. 3.000 „Gefallene" von ungefähr 20.000 anwesenden Seelen, Canetti 1983, S. 61–66).

Norm-bedingter Tabu-Tod: Ehebruch

> „EINE KÄUFLICHE FRAU ist dem Auswurf gleichzuachten, eine Verheiratete ist für ihre Liebhaber wie ein Turm des Todes." (Sir. 26,22)

Ehebruch in welcher Form auch immer wird seit eh und je bei fast allen Völkern der Welt als eine Art Todsünde betrachtet.

> „DENN DIE LIPPEN der fremden Frau triefen von Honig, glatter als Öl ist ihr Mund. Doch zuletzt ist sie bitter wie Wermut, scharf wie ein zweischneidiges Schwert. Ihre Füße steigen zur Totenwelt hinab, ihre Schritte gehen der Unterwelt zu." (Spr. 5,3–5)

Dass in der Bibel der psychogene Tod des verheirateten Mannes, der mit einer anderen als der eigenen Frau schläft, und meines Wissens nirgends der Tod der fremdgehenden verheirateten Frau angedeutet wird, gibt einiges zu bedenken. Nichtdestotrotz wurde die angezeigte Untreue der Frau, auch die zu Unrecht vermutete, z.B. in Tanganijka (tropisches Afrika) als Todesursache beobachtet. Laut dem einheimischen Glauben räche sich die Untreue der Frau während der Schwangerschaft oder bei der Geburt: Erkranke sie dann, so habe sie sich mit mehreren Männern gleichzeitig eingelassen, weil die Sperma von verschiedenen Männern ungleichen Blutes seien und sich somit im Leibe einer Frau nicht vertragen. Nur wenn die Frau dem Medizinmann angibt, mit wie vielen Männern sie Umgang hatte, helfe seine Medizin. Diese wird genau nach Anzahl der Ehebrüche abgemessen. Gestehe sie nicht alles, sei die Medizin nutzlos und sie müsse sterben. Selbst wenn eine Frau in Tat und Wahrheit unschuldig ist und also nicht einen oder mehrere beliebige Männer angeben kann, hat sie keine Überlebenschance, wie der folgende Bericht bezeugt:

> „DIE FRAU EINES Missionslehrers im Busch erkrankte während der Schwangerschaft. Sie war also untreu gewesen. Ihre Eltern wurden gerufen, um ihr das Geständnis abzunehmen und die Medizin zu verschaffen. Die Frau des Lehrers wollte aber keine Männer angeben. Die Eltern redeten ihr zu, sie solle doch an ihre Kinder denken, die dann ohne Mutter seien; auch andere Frauen hätten Ehebruch begangen. Zuletzt ging der Ehemann in die Hütte und sagte: ‚Nenne die Männer nur, ich werde alles verzeihen.' Aber sie erwiderte: ‚Lieber will ich sterben, als sie nennen.' (Weil sie keine hatte! A.d.V.) Schließlich wurde die Mutter ungeduldig und rief: ‚Ich gehe jetzt, du kannst hier allein krank liegen bleiben.' Die junge Frau weinte und jammerte. Sie rief Vater und Mutter wieder zu sich: ‚Nun sterbe ich, leb' wohl Vater, leb' wohl Mutter.' Plötzlich warf sie sich, wie von einem Pfeil getroffen, zu Boden und wand sich in Schmerzen. Sie verlangte nach Wasser und trank gierig. Als sie die Schale vom Munde nahm, starb sie. Schaum trat aus Mund und Nase. Der Pater, den man zur letzten Ölung holte, fragte nach der Todesursache und bekam die Antwort: ‚Sie starb wegen Ehebruch.' (amekufa mapinga)" (Jilek 1964, S. 223)

Selbstverständlich würde dieses Beispiel auch unter die Rubrik „Aberglaube-bedingter Tabu-Tod" passen. Weil aber hier die normhaltende (und nicht wie dort die magische) Funktion des geschilderten Falles im Vordergrund steht, wird es eben im vorliegenden Abschnitt berichtet. In der modernen westlichen Gesellschaft kann Ehebruch ohne irgendwelche magischen Einflüsse aber unter aussergewöhnlichen psychosozialen Umständen sogar für den Gehörnten tödlich sein:

> „*PAUL* BERICHTET ÜBER einen Dystrophiker, der somatisch allen Anschein erweckte, den Zustand gut zu überstehen, und der voller Pläne für die Zeit nach seiner Entlassung war. In diesem Zustand erreichte den Gefangenen ein Brief seiner Frau, in dem sie um Scheidung ihrer Ehe bat, da sie einen anderen Mann liebe und von diesem ein Kind erwarte. Nach dieser Nachricht löschte der Mann in wenigen Tagen aus." (Hochrein und Schleicher 1955, zitiert in Kächele 1970, S. 208–209)

Egal von welchem Standpunkt aus betrachtet spricht also psychohygienisch einiges für die Treue in der Ehe. Um diesen Tabubruch zu maskieren, spricht man heutzutage verniedlichend von Seitensprung, Abenteuer etc.

Jahrestag-bedingter Tabu-Tod: Hilgards Klassische Jahrestagreaktion

> „WIE JEDES JAHR fiel im November und Dezember wenig, im Januar dafür um so mehr Arbeit (im Krematorium) an. Alte Menschen wollen Weihnachten noch erleben. Der gebrochene Lebenswille nach den Festtagen sorgt für ein statistisches Hoch Anfang Jahr." (Röthlisberger 1997)

Sonntage (Ferenzi 1950), Feiertage (Cattell 1955) und Weihnachten (Boyer 1955) sind für den emotionalen Stress bekannt, den sie dem westlichen Mensch bereiten können, auch bzgl. seines Todestages. Zum Beispiel: Am Silvesterabend und eine Woche vor seinem Tod versammelte François Mitterand, Ex-Präsident von Frankreich, seine Getreuen zu einem letzten Silvestermahl in seinem Landhaus Latche.

„AM 8. JANUAR 1996 stirbt François Mitterand in seiner Pariser Wohnung. Nach seiner Rückkehr aus Latche hatte er weder Nahrung noch Medikamente zu sich genommen." (Bächtold 1997)

In diesem Abschnitt begegnen wir der allgemeinen Frage: „Warum jetzt?" Diese Frage drängt sich uns zum Beispiel gerade dann auf, wenn eine geliebte, dem Tode geweihte Person, die wir schon lange und sorgfältig rund um die Uhr gepflegt haben, gerade in den paar Minuten oder Stunden stirbt, wenn wir sie zum ersten mal seit langem und nur für eine kurze Erholungspause alleine im Zimmer zurücklassen (siehe unten S. 52, Bohrod 1963b, Case 5, S. 27). Das Problem der Zeit und Todesvorzeichen im psychogenen Todesphänomen lässt sich besonders gut anhand von Jahrestagen veranschaulichen, an denen ein aussergewöhnlich bedeutendes oder traumatisches Ereignis vom Betroffenen erlebt wurde. Hierzu einige ausgewählte Beispiele:

„DREI DER ERSTEN vier verstorbenen Präsidenten der USA (John Adams, Thomas Jefferson und James Monroe, A.d.V.) sind am 4. Juli (Tag der Unabhängigkeit, A.d.V.) gestorben. Zwei (John Adams und Thomas Jefferson), die die ‚Declaration of Independence' unterschrieben haben, sind am fünfzigsten Jahrestag der Unabhängigkeit (4. Juli 1826, A.d.V.) gestorben."[21] (Fischer und Dlin 1972, S. 170)

„EIN EHEMALIGER WELTBOXMEISTER in der Schwergewichtsklasse, Primo Carnera, lebte schon seit drei Jahren in einer labilen gesundheitlichen Fassung. Als sich sein Zustand wegen einer Leberzirrhose langsam noch verschlimmerte, kehrte er zurück in das Dorf seiner Geburt in den italienischen Bergen. Drei Wochen später lag er im Koma. Eine Woche später am 34. Jahrestag des 6.-Runde-KO von Jack Sharkey, bei der er die Weltmeisterschaft gewann, starb er."[22] (Fischer und Dlin 1972, S. 170)

„DER TOD DES ‚Papa Doc' Duvalier, des ehemaligen Herrschers von Haiti, der an Diabetes und mehreren Herzinfarkten gelitten hatte, wurde am 22. April 1971 gemeldet. Duvalier betrachtete den 22. Monatstag als seinen Glückstag. Er wurde am 22. September 1957 zum Präsidenten erkoren. Es wurde von ihm gesagt, dass er oft wichtige Entscheidungen an diesem Monatstag traf."[23] (Fischer und Dlin 1972, S. 170)

„DER POET UND Lincoln-Biograph Carl Sandberg prophezeite, dass er in einem durch die Zahl 11 teilbaren Alter sterben würde. ‚Es ist unumgänglich. Es ist unerbittlich, es ist im Schicksalsbuch festgeschrieben.' sagte er Journalisten als er 80 wurde. ‚Ich habe zwei Urgrossväter und einen

> Grossvater gehabt, die in durch die Zahl 11 teilbaren Jahren gestorben sind. Falls ich nicht im Alter von 88 sterbe, werde ich bis 99 Jahre weiterleben.' Er ist im Alter von 89 gestorben."[24] (Fischer und Dlin 1972, S. 170)

Carl Sandberg selbst starb also nicht wie prophezeit, mehrere seiner Vorfahren hatten jedoch an ihrem Todeszeitpunkt ein durch elf teilbares Alter erreicht.

Noch ein ähnliches Beispiel:

> „MEINE MUTTER HAT mir erzählt, dass meine Grossmutter 1966 am gleichen Datum wie meine Urgrossmutter gestorben ist. Der Tod hat sie beide ruhig während des Schlafes geholt; beide waren 78 Jahre alt; der 28. Dezember, ihr Todestag, ist zugleich das Geburtsdatum meiner Mutter." (van Benthem 1989)

Viele andere Beispiele sind in der Fachliteratur bekannt (vgl. Weiss 1958, Weiss et al. 1957, Beratis et al. 1996). Solche „emotionalbeladenen Stichtage" sind keine echten „Vorzeichen". Beim Vorzeichen hat der Mensch eine Vorahnung vom eigenen Tod, das im allgemeinen autonom und ungewollt auftaucht und das – auf jeden Fall im Volksglauben – nicht umgangen werden kann (siehe das Unterkapitel „Psychogener Tod und Vorzeichen", S. 122ff). Das in der Literatur vielleicht am besten bekannte Beispiel eines tödlichen Stichtages ist HILGARDS Klassische Jahrestagreaktion (Hilgard 1953, Hilgard und Newman 1961).

Bei HILGARDS Klassischer Jahrestagreaktion hat man einen erwachsenen Menschen, der als Kind irgendwann im Alter zwischen 2 und 16 Jahren durch den Tod des gleichgeschlechtlichen Elternteils traumatisiert und dadurch auf ein persönliches, biographisch-bedingtes Vorzeichen sensibilisiert wurde. Dieses Vorzeichen – siehe unten – wird zu einer Art „selbst erfüllende Prophezeihung". Da der Tod psychogen im Rahmen einer unabwendbaren Überzeugung bzgl. eines „verbotenen Alters" stattfindet, betrachte ich HILGARDS Klassische Jahrestagreaktion als eine Art Tabu-Tod.

Hier ist ein besonderes Datum das Tabu, das nicht übertreten werden darf. Die Reaktion auf solch einen zeitlichen Übertritt kann eine Neurose, eine somatische Krankheit und sogar der Tod sein (vgl. Weiss et al. 1957; Weiss 1958; Fischer 1961, 1962; Fischer et al. 1964).

Die notwendige und hinreichende Vorbedingung der HILGARD-Reaktion ist tiefenpsychologisch gesprochen ein Komplex – siehe Definition auf S. 102 –, der im Unbewussten mehr oder weniger latent bleibt, bis zu dem Zeitpunkt wenn dieser Mensch

(1) entweder nahezu dasselbe Alter erreicht hat, in dem der gleichgeschlechtliche Elternteil damals starb, oder
(2) selber ein gleichgeschlechtliches Kind hat, das nun im selben Alter ist, in dem der Betroffene damals beim Tod seines Elternteils war.

Interessant ist die Tatsache, dass der berühmte Psychiater Sigmund FREUD, Vater der modernen Psychotherapie, trotz seiner Überzeugung keinen klassischen HILGARD-Tod erlitten hat: Schon in den 90er Jahren des 19. Jahrhunderts, als Freud auf die 40 zuging, drückte er seine Überzeugung aus, dass er im Alter von 81–1/2 sterben werde, das Alter, in dem sein Vater (sowie sein älterer Stiefbruder, Emanuel) gestorben ist. Im Februar 1923, als er 67 Jahre alt war, erkrankte er an Leukoplakie, später als Krebs diagnostiziert. Freud starb schliesslich im Alter von 83.

Es folgt nun ein Beispiel für den psychogenen Tod als Jahrestagreaktion im Zusammenhang mit einer Psychose. (Die Definition einer Psychose und die Beziehung der Psychose an sich zu den psychogenen Todesphänomenen wird in einem späteren Kapitel diskutiert. Siehe S. 81ff.)

> „EINE 40JÄHRIGE PATIENTIN bietet das Bild einer paranoiden Psychose mit der Leitidee, sie werde wie ihre Mutter und ihre Tante im Alter von 42 Jahren sterben. Der bisherige Verlauf der Krankheit war zufriedenstellend. Im 7. Monat des 42. Lebensjahres musste die Patientin wieder hospitalisiert werden. Diese wurde zunehmend erregt und ängstlich, war somatisch jedoch ohne auffälligen Befund. Am Geburtstag ihrer Mutter geriet sie in ein Koma (subnormale Temperatur, schwacher Puls, Respiration erhöht, Harnstoff-N 70 mg%) und starb den Tag darauf." (Fall von Walters 1944, S. 84, berichtet auf S. 123 in Kächele 1970)

Im Prinzip ist eine Tabu-Verletzung eine Begegnung mit dem Unmöglichen, d.h. mit dem, was der Betroffene für unmöglich hält. Im allgemeinen wird eine feste innere Haltung oder Überzeugung aufgebrochen, welche der Mensch für schicksalhaft oder für absolut gut bzw. für ein Heiligtum hält und die auf gar keinen Fall übertreten werden darf. Für die oben diskutierten Fälle trifft das durchaus zu. Es gibt auch das pure Gegenteil, dass eine feste innere Haltung oder Überzeugung gebrochen wird, welche der Mensch für absolut schlecht bzw. für ein Unheil hält. In diesem Fall hat man einen psychogenen Tod durch die plötzliche und unerwartete Begegnung mit einem „unmöglichen" Greuel. Das Resultat ist eine dem Leben unerträgliche Angst, Grauen, psychischer Schock, Schrecken, Sorge, Stress, Wut o.Ä.

Angst, Grauen, psychischer Schock, Schrecken, Sorge, Stress, Überarbeiten usw.

> „... DER FALL EINES Mannes, der erst nachdem sein Kopf schon auf dem Hinrichtungsblock lag, begnadigt wurde. Die Straferlass kam zu spät. Die Vorwegnahme hat sein Herz zum Stillstand gebracht."[25] (Yawger 1936, S. 875, Zitat nach Tuke)

Hier ist der Hinrichtungsblock das Tabu-Objekt, das die erwartungsvolle Aufmerksamkeit – siehe oben – auf sich zieht. Selbstverständlich kann auch ein von einem Voodoo-Priester verzaubertes Objekt zum tödlichen Tabu-Objekt werden, was die unklare Grenzen zwischen den Phänomenen Voodoo-Tod und Tabu-Tod deutlich zeigt. Im folgenden Zitat erkennt man die eigenen Genitalien als Ehrfurcht gebietendes Tabu-Objekt:

> „DER HEIDELBERGER GYNÄKOLOGE MENGE berichtete während der Zwanzigerjahre in der Vorlesung, daß ein junges Mädchen, das untersucht werden sollte, auf dem Untersuchungsstuhl in dem Augenblick, als das Genitale berührt wurde, einen Schock-Tod starb ... Anstatt sich zu wehren, erwies es sich als moralisch gefesselt." (Bilz 1966)

Auch die erwartungsvolle Aufmerksamkeit auf ein spezielles Datum oder auf den Eintritt einer gewissen Situation kann die allgemeine Wirksamkeit des gefürchteten Tabus bis zum tödlichen Schweregrad aufschaukeln. So wissen zum Beispiel Chirurgen von den tödlichen Auswirkungen, welche die Angst vor an sich einfachen Operationen – siehe Einführung – haben kann:

> „VIELE FÄLLE WURDEN berichtet, wobei Patienten in offensichtlich gutem Gesundheitszustand auf dem Operationstisch schon gestorben sind, bevor man die Anästhesie eingeleitet hatte."[26] (Yawger 1936, S. 875, Zitat nach Dunbar)

Es ist auch dem Allgemeinmediziner nicht unbekannt, mit dem plötzlichen unerwarteten Tod eines Patienten konfrontiert zu werden, der an einem harmlosen Schlangenbiss nur deswegen gestorben ist, weil er die harmlose Schlange mit einer giftigen verwechselt hatte. Mit anderen Worten ist der Schlangenbiss das Tabu für den Betroffenen. In der Tat:

> „gibt es genügend Grund für die Behauptung, dass sogar bei den besser ausgebildeten Klassen unseres Landes (USA, A.d.V.) die fixe Idee, dass eine tödliche Krankheit den Körper in ihren Griff bekommen hat oder dass eine gewisse Operation oder Behandlungsmethode misslingen konnte, in der Mehrzahl der Fälle die eigentliche Todesursache war."[27] (Yawger 1936, S. 876, Zitat Carpenter)

So hat eine perseverierende Lenkung der Aufmerksamkeit einen viel höheren Wirkungsgrad, wenn diese mit der Erwartung eines gewissen Resultates kombiniert wird. Hier möchte ich Sie an das Zitat von LEONARD im Einführungskapitel über den psychogenen Tod bei den sogenannten primitiven Völkern erinnern: „eine unbewusste Haltung, welche sich selbst in fantastischen Eindrücken immerwährend erzeugt und wiedererzeugt, und die, obwohl sie subjektiv ist, dem

Geist des Naturmenschen eine objektive Wirklichkeit überträgt"[28]. Ich werde später noch mehr über die tödliche Wirkung der erwartungsvollen Aufmerksamkeit zu sagen haben.

Tod durch Schock ist vielleicht das einfachste und plausibelste Beispiel für einen unmittelbaren Zusammenhang zwischen dem Tod und der psychologischen Reaktion auf ein Tabu-Objekt oder auf eine Tabu-Situation, also für ein psychisch ausgelöstes Sterben, das ohne relevanten somatisch-pathologischen Befund und Ursache zustande kommt (Meyler 1939, Dettling 1951, Dimsdale 1977, Engel 1978). Manchmal ist das Tabu eine Scheidung, die plötzliche Nachricht einer Katastrophe oder der Tod eines über alles geliebten Partners, wie der folgende Bericht darstellt:

> „EIN MANN WAR wegen einer nicht diagnostizierten Krankheit im Spital. Seine Ärzte waren sicher, dass er sich nicht erholen würde, und allmählich über eine gewisse Zeitspanne liessen sie auf eine möglichst sanfte Art und Weise seine Frau dies wissen. Es ist die Frau, die unseren Fall darstellt. Sie war ungefähr vierzig Jahre alt. Sie pflegte ihren Mann rund um die Uhr und verliess seine Seite nur um selber zu schlafen. Für Wochen ging sie nirgendwohin ausser ins Spital zu ihrem Mann. Einmal überzeugten die Krankenschwestern sie, dass sie doch einen Spaziergang machen sollte. Der Zustand ihres Mannes habe sich nicht geändert, und es wurde für unwahrscheinlich gehalten, dass er sich in der nächsten Zeit ändern würde. Nach einiger Überzeugungsarbeit ging sie doch aus und war für eine oder zwei Stunden weg. Als sie zurückkehrte, traf sie eine Krankenschwester im Korridor, die sie hinderte, das Zimmer ihres Mannes zu betreten. Man musste ihr mitteilen, dass ihr Mann während ihrer Abwesenheit gestorben war. Ihre Augen öffneten sich weit und sie fiel zu Boden. Man brachte sie ins Nebenzimmer, aber sie war schon tot. Die Obduktion des Mannes zeigte eine Polyarteriitis („polyartritis" laut englischem Text, A.d.V.) nodosa. Die Autopsie der Frau ergab – nichts. Die Mesenterialvenen waren etwas erweitert. Eine ausgiebige mikroskopische Untersuchung zeigte nichts Aussergewöhnliches."[29] (Bohrod 1963b, S. 27)

Ich werde mich auf diesen Fall noch bei der Diskussion des Todeszeitpunkts beziehen.

Folgende persönliche Mitteilung lässt einen psychogenen Tod durch Stress annehmen. Der Betroffene stand in einer noch nicht ganz abgeschlossenen oder zumindest den Verstorbenen nicht zufriedenstellenden Scheidungssituation, und erhebliche finanzielle Sorgen einschliesslich Schulden waren offenbar auch dazugekommen:

> „IN UNSEREM IM April 1972 neu eröffneten Kantonalen Institut für Pathologie in Münsterlingen führen wir auch Obduktionen von plötzlich und unerwartet ausserhalb des Spitals verstorbenen Patienten durch. Im vergangenen Herbst haben wir mehrere derartige Todesfälle beobachten können. Bei einem 43jährigen Mann muss es sich m.E. um einen derartigen psycho-

> genen Tod gehandelt haben. Er ist plötzlich und unerwartet unmittelbar vor einem Vorstellungsgespräch bei einem Personalchef im Vorzimmer verstorben. Bei der Obduktion ... habe ich dann keine wesentlichen, von der Norm abweichenden Befunde erheben können. Wegen früher geäusserter kardialer Beschwerden ist der „mittelalterliche" Mann kardiologisch untersucht worden. Dies allerdings ohne ein behandlungsbedürftiges Resultat. Damit in Zusammenhang ist eine eingehende Untersuchung des Herzens zusammen mit Herrn Prof. Dr. med. J. SCHNEIDER vom Institut für Klinische Pathologie der Universität Zürich erfolgt. ... Es handelt sich vor allem einmal um Veränderungen im Sinne eines sog. Mitralklappenprolapses. Diesen Befund kann man jedoch nicht als eigentliche Todesursache bezeichnen." (Hardmeier 1993)

In einem späteren Kapitel werde ich auf das Phänomen des plötzlichen, unerwarteten Todes ohne Obduktionsbefund zurückkommen.

Hier zwei Berichte aus Tageszeitungen, die KÄCHELE auch schon (Kächele 1970, S. 110) zitiert hat:

> „BEI DER ÜBERRASCHENDEN Begegnung mit einem Weihnachtsmann hat in der italienischen Stadt Mira ein vierjähriges Mädchen einen tödlichen Schock erlitten ... Später stellten die Ärzte fest, daß die Überraschung oder die Angst vor dem Weihnachtsmann für das Herz des kleinen Mädchens zuviel gewesen sei. Ein vorher bestehender krankhafter Befund konnte nicht erhoben werden." (aus der Süddeutschen Zeitung vom 28.12.1967)

„The London Times" berichtete am 9.9.1960 über

> „... EIN 11JÄHRIGES MÄDCHEN, das auf die Straße gerannt war, als es das Quietschen von Bremsen hörte. Als es sah, daß ihre jüngere Schwester überfahren worden war, ging das Kind in die Knie nieder, und als endlich der Arzt eintraf, mußte er dessen Tod feststellen."

und das „Tagblatt der Stadt Zürich" am 26.5.1996:

> „GEMEINSAM GEBOREN, gemeinsam gestorben / sda. Die 61jährigen eineiigen Zwillinge William und John Bloomfield sind in Australien innerhalb von nur zwei Minuten an Herzinfarkten verstorben. Die unverheirateten Zwillingsbrüder hatten in einem Restaurant gegessen, als einer von ihnen plötzlich zusammenbrach. Während man sich um ihn bemühte, ist auch der andere tot zusammengebrochen."

Zeitungsberichte sind besonders wegen ihrer Volksnähe interessant. Hier noch ein Bericht aus Israel aus der Zeit des Golfkrieges 1991:

> „... VIEL MEHR OPFER hat die Angst vor den Raketen gefordert. Mehrere ältere Menschen sind während der Angriffe an Herzinfarkt gestorben. Am Montag dieser Woche starb ein Sechzehnjähriger, als ihm das Herz beim Ertönen der Sirenen stehenblieb. Aus den Krankenhäusern wird berichtet, dass nach jedem Angriff die Zahl der Patienten, die wegen Schock behandelt werden müssen, dreimal so hoch ist wie die der Verletzten." (Wyner 1991)

Das erste Beispiel zeigt den Weihnachtsmann als Tabu-Objekt; das zweite und dritte, den Unfall der geliebten Schwester bzw. den Herztod des Zwillingsbruders als Tabu-Objekte, und das vierte, die Sirenen in der Situation des Krieges als Tabu. „Nach schweren grauenhaften Katastrophen und Explosionen kommen Zustände von völligem körperlichen und geistigen Verfall vor, sogar mit Schwinden der Sehnenreflexe, die nicht mehr reparabel sind; die Kranken sterben schließlich im allgemeinen Siechtum." (Rosenfeld 1925, S. 1061) Es ist auch wohl bekannt, dass Schweine auf dem Weg zum Schlachthof in dem Gedränge des Transportfahrzeugs häufig vor Angst sterben. Dies mag uns auch im Hinblick auf die Xenotransplantation mit Schweineherzen zu denken geben! Hier möchte ich meine LeserInnen an George ORWELLS Geschichte „Animal Farm" erinnern, wo die Schweine schliesslich Nachfolger der Menschen im Bauernhaus werden. Das Problem des psychogenen Todes bei gefangengehaltenen Tieren z.B. im Zoo ist auch bekannt (Mikulica 1984; siehe auch Richter 1957, 1958, insb. S. 309–310).

Dass bei Menschen das Grauen auch graues Haar erzeugen kann, ist nicht nur ein Volksglaube:

> „… UNTER DEM EMOTIONALEN Druck des Grauens, so wird häufig berichtet, wird das Haar blitzschnell weiss, wie im Fall von Marie Antoinette, die 1793 durch die Guillotine starb, und im Fall von Henry M. Stanley, der selber berichtet, dass seine Haare in jener chaotischen, historischen Nacht weiss wurden, als Pygmäen, ohne dass ihre Existenz vorher bekannt war, ihn plötzlich in Nordostafrika attackierten."[30] (Yawger 1936, S. 878)

Ein heftiger Schreck (kein Schock, siehe S. 60) kann zu peripherer Gefässkonstriktion führen, „damit auch zu verminderter Wärmeabgabe und zunehmender Körpertemperatur" (Stürup 1942, S. 247). Die Psychodynamik des „psychogenen Fiebers" kann u.a. auch mit dem Zusammenbruch des Ich-Ideals durch äussere Umstände und mit der Gefahr des Abbruchs einer symbiotischen Abhängigkeitsbeziehung in Zusammenhang gebracht werden (Meyer und Beck 1976). Solche Ich-Ideal- und Beziehungszusammenbrüche können auch beim Opfer einer Verhexung, beim Tabubrecher oder beim Heimwehleidenden eine Rolle spielen. Febrile Episoden werden manchmal auch bei psychotischen Patienten und dann vor allem nach angsterfüllten Halluzinationen beobachtet: „Der Patient liegt mit angsterfülltem Blick, in kaltem Schweiß oder zumindest mit kühler, feuchter Haut und einer Rectaltemperatur bis zu 39–40°. In gewissen Fällen kann dieses Fieber andauern, bis nach einigen wenigen Tagen der Tod eintritt." (Stürup 1942, S. 247; weiteres siehe unten). Das hier beschriebene Erscheinungsbild erinnert uns an gewisse oben erwähnte Voodoo- und unten erwähnte Heimweh-Todesfälle.

Mit dem Tod durch Stress verwandt ist das Phänomen des sogenannten „Karoshi", das alljährlich bis zu 40.000 Menschenleben im modernen Japan fordert (Luizet 1989, Anders und Kanai 1992, Leis 1997). (Siehe auch unsere Diskussion zum Thema „Sekundenherztod" im Abschnitt „SUDS/SIDS", S. 103 bzw. 112.) Das japanische Wort „Karoshi" bedeutet „Tod durch Überarbeitung", und dieser Tod wird durch stressbedingte kardiovaskuläre Ereignisse besiegelt. Hier ist das Tabu ein Abstraktum, nämlich die Unterschreitung eines selbstaufgestellten Leistungsniveaus, das um jeden Preis (auch den des Lebens) erreicht und aufrechterhalten werden muss.

> „AM 8. JANUAR 1989 starb Toshi Iko, Kadermitglied einer Speditionsfirma, einundsechzig Jahre alt. Es war ein exemplarischer Fall. Am Morgen jenes Januartages, es ist Sonntag, wird er per Telefon aus dem Bett geholt. Eine Fracht liege beim Zoll im Hafen. Ob er herkommen könne, um sie zu überprüfen. Toshi Iko zögert. Seine Frau, die Erschöpfungsanzeichen bei ihm entdeckt hat, bittet ihn dringend, zu Hause zu bleiben. Iko stimmt zunächst zu. Beim Morgenessen ändert er seine Meinung: ‚Ich muss hin.' Er verlässt die Wohnung und erscheint an seinem Arbeitsplatz. Und nun kommt er eine volle Woche nicht zurück. Er arbeitet Tag und Nacht, erlaubt sich nicht mehr als ein, zwei Nickerchen in seinem Bürostuhl, den Kopf auf der Schreibtischplatte. Am Samstagabend, 14. Januar 1989, besteigt er erschöpft den Zug, um nach Hause zu fahren. Er setzt sich, und er schläft ein. Er erwacht nie wieder." (Luizet 1989)

In einer Arbeit über 203 Karoshi-Opfer werden die lange Arbeitszeit zusammen mit emotionaler Belastung am Arbeitsplatz, z.B. Karriere-Streben, Angst vor Entlassung oder Arbeitsplatzveränderungen, als Hauptursache des Phänomens genannt (Uehata 1991): Zwei Drittel der Patienten arbeiteten mehr als 60 Stunden pro Woche oder 50 Stunden Überzeit pro Monat, und mehr als die Hälfte hatte die ihnen zustehenden Ferien noch vor sich, als der Tod sie ereilte. Bei 123 Patienten waren Hirninfarkte, bei 50 Patienten akutes Herzversagen, bei 27 Patienten Myokardinfarkt und bei drei Patienten eine Aortenruptur Ursache des Todes.

Für Karoshi-Kandidaten scheint sich die Familie zu einer Art „Tabu" zu entwickeln. Diese sogenannte „Familienphobie" ist zum erstenmal um ca. 1970 zusammen mit dem Karoshi-Phänomen aufgetreten und befällt vor allem den Angestellten zwischen vierzig und sechzig Jahren, der weder Hobby noch Geliebte hat und der nicht einmal gern ein Gläschen Alkohol trinkt. Ursache beider Krankheiten ist dieselbe: Der Betroffene erlebt Kollegen, die gleich gut oder besser sind, als Bedrohung und hat Angst, dass seine Arbeitszeit nie ausreicht, um dieses oder jenes Projekt abzuschliessen. Durch zuviel Arbeit hat der Betroffene keine Freizeit mehr, verliert nach und nach jeden Geschmack an allem, was nichts mit seinem Job zu tun hat, und arbeitet nur noch, was irgendwann tödliche Konsequenzen haben kann. (Siehe z.B. Fassel 1991, Orthaus et al. 1993.) Krankhafte Überarbeitung, Workaholismus betrifft aber nicht nur die Japaner, wie folgende Geschichte aus Deutschland erzählt:

> „DER BAUINGENIEUR CHRISTIAN R. wurde hellhörig, als sein Bub ihn plötzlich nicht mehr mit Papa anredete, sondern mit Onkel. Etwas stimmte nicht mehr, und Christian R. begann sein wöchentliches Arbeitspensum zusammenzuzählen. Er kam auf sechzig bis siebzig Stunden. Ist er ein Workaholiker? Einer, der nicht nur viel schuftet, sondern süchtig danach ist?" (Leis 1997)

Sechs Risikotypen mit sechs charakteristischen Arbeitsstilen können identifiziert werden, wobei keiner in Reinkultur auftritt und keiner an sich pathologisch sein muss (Berger 1997):

(1) Der konfliktunfähige, sich selbst überschätzende, narzisstische Mensch. Da er selbst der Beste ist, kann er nicht delegieren – „Jeder andere würde die Arbeit ohnehin nur schlechter machen!" – und hastet von Aufgabe zu Aufgabe, ständig auf der Jagd nach einer grossen Tat, die er nie erreicht.

(2) Der entgegenkommende, bescheidene, depressive Mensch. Weil die Harmonie am Arbeitsplatz ihm wichtiger ist als sein eigener Aufstieg, ist er allzu bereit langsam und sorgfältig zu arbeiten, quält sich mit schlechtem Gewissen in der Freizeit, dass noch nicht alles rund läuft, erholt sich nur schwer, und arbeitet am nächsten Tag noch langsamer und angestrengter.

(3) Der sicherheits-, ordnungs- und Kontrolle liebende, zwanghafte Mensch. Da er die spontanen, impulsiven oder neuen Ideen anderer nicht unter Kontrolle hat, muss er Disziplin, Pünktlichkeit und Selbstbeherrschung von sich und seinen Kollegen verlangen. Er kann weder delegieren noch Prioritäten setzen, weil er alles gleichzeitig im Griff haben muss und somit bleibt er immer im Dienst, auch in der Freizeit: „Teamwork" ist ihm ein Fremdwort.

(4) Der unsichere, unstrukturierte, phobische Mensch. Da er sich meist weniger zutraut, als er tatsächlich leisten könnte, fühlt er sich aufgehoben in der Gruppe und sabotiert unbewusst die eigene Beförderung in die leitende Position, die er immer wieder im Team aufs Neue anstreben muss.

(5) Der stets begeisterte, rasch mit dem Neuem identifizierte und genauso schnell gelangweilte, hysterische Mensch. Er glorifiziert seinen heldenhaften Einsatz und betrachtet seine chaotische Arbeits- und Zeitorganisation als kreatives Improvisieren, für die er nie genügend Zeit hat.

(6) Der misstrauische, gefühlskalte, seine eigene Identität in der Arbeit suchende, schizoide Mensch. Weil nur seine Arbeit ihm Orientierung und Halt bietet, müssen seine Ansprüche an sich und andere extrem hoch sein, und er ist immer auf der Suche nach Schwächen seiner Kollegen, die er nie müde wird, an den Pranger zu stellen.

Die ideale Ergänzung des depressiven Menschen ist ein narzisstischer Partner; die des phobischen Menschen ein zwanghafter Partner; die des schizoiden Menschen ein hysterischer Partner. Und solche Partnerkombinationen können sich zu Tode hetzen.

Die Entwicklung einer Arbeitsucht geschieht schrittweise. Der Verlauf kann in vier Phasen beschrieben werden (vgl. Poppelreuter 1996):

(1) Tarnung der eigenen Suchtgefährdung, z.B. indem der Betroffene seine Arbeit als Freizeitbeschäftigung angibt. In dieser Phase entwickelt der Betroffene Schuldgefühle.
(2) Unterordnung aller Lebensbereiche – Familie, Freunde, Hobbies usw. – unter die Arbeit. In dieser Phase reagiert der Betroffene gereizt und aggressiv, wenn er auf sein Verhalten angesprochen wird.
(3) Ausbreitung der Arbeitszeit auf abends, nachts und sonntags. Jetzt muss der Betroffene eigentlich nie aufhören zu arbeiten. In dieser Phase nehmen wegen der Überlastung die Konzentrations- und Reaktionsfähigkeit ab.
(4) Entwicklung psychosomatischer Symptome, z.B. Herzbeschwerden, Magengeschwüre usw. In dieser Phase kommt es zu einem irreversiblen Knick in der Leistungsfähigkeit.

Die Konzentration, Wahrnehmung und Denkfähigkeit sind bereits ab der ersten Phase geschwächt. Die Folgen nach der vierten Phase sind chronische Depression, Selbstmordversuche oder vorzeitiger (psychogener) Tod.

Nun möchte ich noch den anderen Pol des Tabu-Todesphänomens betrachten, nämlich den psychogenen Tod durch Gelächter oder Ekstase. In diesem Fall hat man einen psychogenen Tod durch „unmögliche" Freude.

Freude / Gelächter / Ekstase

> „… DASS LEIBNITZ' SOHN plötzlich gestorben ist, als er eine alte Truhe aufgemacht hatte und darin unerwartet eine große Menge Gold fand."[31] (Yawger 1936, S. 877, Beispiel von Rush)

Jeder kennt den Ausdruck: „Ich bin so glücklich, dass ich sterben könnte." Es gibt z.B. die folgende Geschichte:

> „EINE 43JÄHRIGE FRAU hörte den alarmierenden Bericht, dass viele Menschen in einem verunfallten Zug, in dem ihre Tochter Passagier war, verletzt wurden. Die Mutter, die rechtzeitig am Bahnhof angekommen ist und ihre Tochter beim Aussteigen aus dem Zug doch unverletzt erleben konnte, warf ihre Arme um sie, geriet in einen Erregungszustand und verschied ein paar Stunden später."[32] (Yawger 1936, S. 877)

YAWGER zitiert auch SWEETSER, der in seiner Schrift „Pleasurable Passions" als Todesfälle aus Freude folgende historische Berühmtheiten angibt: Diagoras, Dionysius, Papst Leo der Zehnte und möglicherweise auch Sophokles (Yawger 1936, S. 876; vgl. Sweetser 1843). Chilon von Lacedaemon ist angeblich an bzw. vor Freude gestorben, als er seinen Sohn, der gerade den Preis der Olympiade gewonnen hatte, umarmte (Sweetser 1843). Von einem Türsteher des amerikanischen Kongresses, der im vorgerückten Alter stand, wird berichtet, dass er, unmittelbar nachdem er von der Kapitulation von Lord Cornwallis Armee gehört hatte, unter dem Ansturm gewaltiger Freude verstarb (Rush 1789).

Das todbringende Unmögliche kann sogar unglaublich lustig sein, wie die folgende Geschichte bezeugt:

> „ALS ER ERFUHR, daß Charles der Zweite von England wieder an die königliche Macht gekommen war, fiel Sir Thomas Urquhart in einem Anfall unaufhörlichen Gelächters tot zu Boden."[33] (Yawger 1936, S. 877)

Auch ist der „Tod in Ekstase" nicht unbekannt, wie dies zum Beispiel in altarabischen, historischen Überlieferungen um das Ende des ersten Jahrtausends nach Christus festgehalten wird. Es gibt z.B. folgende Erzählung aus dem Sûfîtum:

> „DIE TOCHTER DES Mystikers, Abû Bakr al-Kattânî, ist in einer Versammlung des enthusiastischen Predigers, Abû'l-Husain an-Nûrî, währenddem er von der leidenschaftlichen Liebe *('ishq)* gesprochen hat, tot umgefallen (934 AD). Und drei Männer sind mit ihr gestorben!" (Schimmel 1985, S. 604)

Es gibt auch die Geschichte des heiligen Sûfî-Meisters aus Indien, Quṯbuddîn Bakhtiyâr Kâkî. Er sei in Ekstase gestorben (1235 A.D.), nachdem er endlich den Vers Ahmad-i Jâms verstanden hatte:

> „DIE VOM DOLCH der Hingabe Getöteten empfangen ständig neues Leben aus dem Jenseits."[34] (Schimmel 1985, S. 488)

Diese Beispiele bezeugen wie stark eine plötzliche, unerwartete, nahe Begegnung mit dem Unmöglichen auf die unvorbereitete Seele wirken kann.

Nebenbei erwähne ich, dass in der französischen Sprache der Orgasmus auch als la petite mort, kleiner Tod, bezeichnet wird.

Zusammenfassung: Begegnung mit dem Unmöglichen und ihre Ermöglichung

Die wirksame Abwehr eines potentiell tödlichen Stresses kann man z.B. anhand der unterschiedlichen Modalitäten im Umgang mit der Gefahr bei akuten Kriegshandlungen beobachten: Glaube an einen alles Unheil abwendenden Gott; Ausbildung überzeugender bzw. glaubwürdiger, das Unheil abwendender ritueller Handlungen; Übertreibung in der Schilderung bereits bewältigter Gefahren (verinnerlichte Heldenmythen); Entwicklung eines Gefühls der eigenen Omnipotenz und Unbesiegbarkeit anhand von Einweihungsriten, Übungen und bisherigen Erfolgen (Selbstverherrlichung); Kalkül der eigenen Verletzungs- und Todesgefahr aufgrund vorheriger Erfahrungen anderer Betroffener (Bourne 1969, vgl. Bernard et al. 1977, Mansson 1972). Besonders interessant ist hier die Tatsache, dass nur der letzte Faktor an die Vernunft appelliert: Die ersten vier Faktoren verlassen sich in erster Linie auf die Stärke der eigenen Vorstellungskraft. In der Tat bleiben bestimmte schädliche, Stress-bedingte hormonale Veränderungen (u.a. die Hydrocortison-Produktion) aus, wenn das Individuum in der Lage ist, selbstschützende Abwehrmechanismen wie Glaube, Hoffnung, Verdrängungen und rationalisierende Verleugnungen etc. aufrechtzuerhalten (Bourne 1969; Katz et al. 1977; Rogge 1981, S. 213–214), die stark an die Vorstellungskraft gebunden sind.

Als Beispiel für den ersten obengenannten Faktor zitiere ich nochmals die Bibel, in der im Neuen Testament durch die Gnade Gottes der Weg zur Wiedergutmachung der Todsünde gezeigt wird:

> „DURCH EINEN EINZIGEN Menschen kam die Sünde in die Welt und durch die Sünde der Tod, und auf diese Weise gelangte der Tod zu allen Menschen, weil alle sündigten. Sünde war schon vor dem Gesetz in der Welt, aber Sünde wird auch nicht angerechnet, wo es kein Gesetz gibt; dennoch herrschte der Tod von Adam bis Mose auch über die, welche nicht wie Adam durch Übertretung eines Gebots gesündigt hatten; Adam aber ist die Gestalt, die auf den Kommenden hinweist. Doch anders als mit der Übertretung verhält es sich mit der Gnade; sind durch die Übertretung des einen die vielen dem Tod anheimgefallen, so ist erst recht die Gnade Gottes und die Gabe, die durch die Gnadentat des einen Menschen Jesus Christus bewirkt worden ist, den vielen reichlich zuteil geworden. Anders als mit dem, was durch den einen Sünder verursacht wurde, verhält es sich mit dieser Gabe: Das Gericht führt wegen der Übertretung des einen zur Verurteilung, die Gnade führt aus vielen Übertretungen zur Gerechtsprechung. Ist durch die Übertretung des einen der Tod zur Herrschaft gekommen, durch diesen einen, so werden erst recht alle, denen die Gnade und die Gabe der Gerechtigkeit reichlich zuteil wurde, leben und herrschen durch den einen, Jesus Christus. Wie es also durch die Übertretung eines einzigen für alle Menschen zur Verurteilung kam, so wird es auch durch die gerechte Tat eines einzigen für alle Menschen zur Gerechtsprechung kommen, die Leben gibt. Wie durch den Ungehorsam des einen Menschen die vielen zu Sündern wurden, so werden auch durch den Gehorsam des einen die vielen zu Gerechten gemacht werden. Das Gesetz aber ist hinzugekommen, damit die Übertretung mächtiger werde; wo jedoch die Sünde mächtig wurde, da ist die Gnade übergroß geworden. Denn wie

> Sünde herrschte und zum Tod führte, so soll auch die Gnade herrschen und durch Gerechtigkeit zu ewigem Leben führen, durch Jesus Christus, unseren Herrn." (Röm. 5,12–21; vgl. Röm. 7,7–25 sowie 1. Kor. 15, 21–22)

Wichtige, mitwirkende pathogenetische Faktoren beim Tabu-Tod

Es gibt keine mir bekannten Hinweise dafür, dass dieselben pathogenetischen Faktoren wie beim obenerwähnten Voodoo-Tod nicht auch beim Tabu-Tod wirksam sein sollen, sodass man im Grossen und Ganzen von einem allgemeinen psychogenen Todessyndrom reden kann. Ein einziger, doch wichtiger Unterschied besteht zwischen diesem allgemeinen psychogenen Todessyndrom und dem speziellen Fall des Schocksyndroms (Angst, Grauen etc. siehe oben). Dieser Unterschied liegt darin, dass beim allgemeinen psychogenen Tod, die peripheren Blutgefässe verengt sind, was in der Regel zu einem febrilen Zustand mit Körpertemperaturen bis zu 40° führt, während beim Schocksyndrom die Kapillaren erweitert sind (Kapillaratonie) und die Körpertemperatur unter den Normalwert (35° bis 36°) absinkt (vgl. Moon 1934).

In diesen wie in allen psychogenen Todesfällen kann man bei der Erfassung des Wesens des zum-Tode-führenden Mechanismus mehr die psychologischen Prämissen oder mehr die körperlich-nervösen betonen. Wahrscheinlich hat man es mit einem Circulus vitiosus, d.h. mit einem Teufelskreis zu tun: Die emotionalen und vegetativen Faktoren beeinflussen sich gegenseitig ungünstig, schaukeln sich gegenseitig auf und gehen schliesslich in einem besonders schweren Fall weiter, als es der Betroffene selbst wünscht, und führen zum Tode.

Im Anschluss an eine gefühlsbetonte, seelisch unerträgliche Vorstellung entwickelt sich bei klarem Bewusstsein und ohne Zeichen einer körperlichen Erkrankung oder Verletzung ein zunehmender Verfall der seelischen und physischen Kräfte, sodass in kürzester Zeit (mehrere Stunden bis wenige Tagen) ein Zustand völliger Apathie und Asthenie zustandekommt. Der Zustand führt mit oder ohne starke motorische Erregungen, Nachlassen der Pulskraft, immer oberflächlicher werdender Atmung und Abnahme der Intensität der Haut- und Sehnenreflexe bei bis zuletzt kaum getrübtem Bewusstsein und bei erhaltener Orientierung zum Tode. Hier wird es neben der seelischen Beeinflussbarkeit der sympathischen und parasympathischen Systeme auch auf die Beschaffenheit oder Lebensfähigkeit dieser Systeme selbst und die Ansprechbarkeit ihrer zentralen Vertretungen im Gehirn ankommen.

Der psychische Mechanismus, der sich in diesen psychogenen Todesfällen abspielt, liegt offensichtlich in der Nähe einer hypnotischen, fremdausgelösten Autosuggestion, welche die erwartungsvolle Aufmerksamkeit auf die Überzeugung von der Macht einer übergeordneten Instanz über die eigene Person fokussiert und eine überwältigende Trennungsangst, nicht ungleich der beim Heimwehtod – siehe unten – auslöst.

Wie ist es nun mit dem Liebestod? Stirbt der Mensch auch hier psychogen durch eine Begegnung mit dem Unmöglichen, nämlich mit der Tatsache, dass die geliebte Person für einen nicht mehr erreichbar ist? „Liebe ist Heimweh" sagt ein Deutsches Sprichwort und diese Perspektive führt uns zum Thema des nächsten Abschnittes.

Heimweh-Tod: Das Drama des psychogenen Todes durch die Hoffnungslosigkeit einer ausweg- und hilflosen Situation

> „NOSTALGIA, HEIMWEH (von νὸοστοζ, die Rückkehr, Zuhausekunft, und αλγοζ, Traurigkeit, Schmerz, Leiden), unter diesem Namen im Jahre 1678 von *Hofer* zuerst beschrieben, ist eine durch unbefriedigte Sehnsucht nach der Heimath begründete Art von Melancholie oder Monomanie, welche eine bedeutende Zerrüttung der körperlichen Gesundheit, Entkräftung, Abzehrung, Fieber und Tod zur Folge hat." (Busch et al. 1841, S. 292)

Das Zitat bezieht sich auf die in Basel erschienene, lateinische Dissertation Johann HOFERS mit dem Titel „De Nostalgia". Laut Karl JASPERS (23. 2. 1888 – 26. 2. 1969) hat das medizinische Interesse am Heimweh seine Wurzel in dieser 1678 verfassten Basler Dissertation (Jaspers 1909). Knapp zwei Generationen später, 1731, verfasste noch ein anderer Schweizer, Johann Jakob SCHEUCHZER (2. 8. 1672 – 23. 6. 1733), schweizerischer Naturforscher (vor allem Hochgebirgswelt: Gletscher, Lawinen etc.) und Universalgelehrter, seine Dissertation „De Nostalgia Helvetorum" (auf deutsch: „Schweizer Heimweh"), in der er die Entstehung und Auswirkung dieser tödlichen, heimtückischen Krankheit diskutierte. Diese ursprünglich im schweizerischen Dialekt verfassten Arbeiten entfachten eine medizinwissenschaftliche Auseinandersetzung. Bald darauf wurde der durch die ärztliche Fachliteratur eingeführte Begriff „Nostalgie" auch in der Schriftsprache als Terminus technicus gebraucht. Dieser

Begriff ist „erst in der Zeit der Romantik in den allgemeinen deutschen Sprachgebrauch übergegangen" (Kluge Lexikon 1901; vgl. Bovenschen 1998). Die wissenschaftliche Aufmerksamkeit florierte während des 17. und 18. Jahrhunderts bis in das 19. Jahrhundert, als die Krankheit ihren tödlichen Aspekt allmählich verlor. Das Ende der Karriere des Heimwehs als Massenmörder dürfte wohl mit JASPERS' Dissertation „Heimweh und Verbrechen" aus dem Jahre 1909 eingetreten sein, in der das Heimweh nicht mehr als tödliche Krankheit galt, sondern als Geisteskrankheit und Anstifter zu Mord und Brandstiftung angesehen wurde – kurz gesagt: vom Massenmörder zum Auftraggeber (Todbringer).

In den Industrieländern wird der psychogene Tod oft als „Tod durch Emotionen" bezeichnet, zum Beispiel als Folge der Nostalgie oder des Heimwehs, in der alten Literatur auch „philopatridomania", „Pothopatrialalgia" oder „Pothopatridalgia" genannt (vgl. Cullen 1772) und später in der Englischen Literatur sogar unter der Bezeichnung „Order VII Paranoiae" zu finden (Parr 1809). (Der griechische Stamm „pothos" bedeutet so viel wie „Sehnsucht nach dem, was verloren gegangen oder nicht vorhanden ist".) Hier treffen wir auf ein langsam progredientes psychogenes Todesphänomen, bei welchem der Tod üblicherweise im Verlauf von mehreren Tagen bis Wochen eintritt. Der Betroffene stirbt ohne erkennbare organische Ursache langsam vor sich hin, sobald ihm bewusst wird, sich in einer ausweg-, hilf- und hoffnungslosen Situation, d.h. einer Käfigsituation – siehe unten – zu befinden. Bei Sektionen lassen sich in der Regel keine organischen Ursachen feststellen.

Das Heimweh war vor dem 20. Jahrhundert als tödliche Krankheit gefürchtet (vgl. Sanchez und Brown 1994). Es kam im 18. Jahrhundert noch vor, dass ein anerkannter Arzt wie Albrecht von HALLER (16. 10. 1708 – 12. 12. 1777), schweizerischer Universalgelehrter, Arzt und Dichter, seinen Lehrstuhl im Ausland aufgab, aus Angst, selbst ein tödliches Opfer dieser physiologischen Heimsucht zu werden (Zwingmann 1961, S. 446). Die tödliche Reaktion ist heutzutage in den Industrieländern weniger bekannt (Zwingmann 1961) und dies trotz der überaus häufigen und vielfältigen „Heimwehreaktionen", die im Alltag, z.B. bei Kindern bei Besuchen der Grossmutter in einer benachbarten Stadt, beim Ferienaufenthalt im Pfadfinderlager etc.; oder bei Erwachsenen, z.B. bei längerem Klinikaufenthalt wegen Krankheit und selbstverständlich auch in den Gefängnissen anzutreffen sind. Eine amüsant zu lesende Beschreibung dessen, wen und was Heimweh alles in Bewegung setzen kann, findet sich z.B. in der Geschichte „Die Reise nach Oletzko" von Siegfried LENZ (Lenz 1998,

S. 75–77) Und einige LeserInnen werden hier an die Betrübtheit von Johanna SPYRIS (12.6.1827–7.7.1901) Romanfigur Heidi denken, als sie aus ihrem Zuhause in den Bergen in die Stadt gebracht wurde. (In der Tat scheinen Bergvölker empfindlicher als Flachländler für das „Schweizer Heimweh" zu sein s.u.)

Historisch gesehen konkurrierte das Heimweh mit der Pest und wurde wie sie oft für unheilbar gehalten. Das Heimweh war am weitesten in Söldnertruppen verbreitet, und vor allem bei schweizerischen im 18. Jahrhundert (Ellenberger 1952, S. 333), so dass man es ursprünglich mit dem Volksnamen „Schweizerheimweh" und „furchtbare Schweizer Krankheit" bezeichnet hatte.

Wie extrem dies bei den Schweizer Söldnern ausgeprägt war, lässt sich anhand des folgenden Zitates erkennen:

> „IN FRANKREICH WAR es bis über die Mitte des 18. Jahrhunderts bei Todesstrafe verboten, den Kuhreihen (auf Schweizerdeutsch „Chue-Reyen" und auf Französisch ‚Ranz des Vaches', A.d.V.) zu singen oder zu pfeifen, weil die schweizerischen Soldaten durch das Hören desselben haufenweise in Heimweh verfielen, desertierten oder starben." (Busch et al. 1841, S. 308)

Diese seit dem 17. Jahrhundert bekannte „typische Soldatenkrankheit" wütete während des 18. und 19. Jahrhunderts auch in Frankreich unter den Truppen NAPOLEONS, wie dies sein Leibarzt F. LARREY notiert hatte (Kächele 1970, S. 211–213). Nostalgia-Epidemien, die in Massendesertationen oder Massensterben mündeten, waren zu der Zeit unter Soldaten in ganz Europa bekannt:

> „UNTER DEM ÖSTERREICHISCHEN Militär in Mainz herrschte im Frühling des Jahres 1832, dem Sonntagsblatt vom 1. Mai desselben Jahres zufolge, das Heimweh, und zwar in solcher Krankheitsstärke, daß mehrere daran starben." (Schlegel, 1835, S. 55)

Was wir im Zeitalter der grenzenlosen Kommunikation vergessen haben, ist wie tödlich das Heimweh bzw. die Beziehungslosigkeit für den Menschen sein kann, der sich offenbar aussichts- und hoffnungslos auf unbestimmte oder ewige Zeit in der Fremde aufhalten muss.

> „DIE AUSGEBILDETE NOSTALGIE hat, wenn die Sehnsucht unbefriedigt bleibt, in der Regel einen tödlichen Ausgang. Bisweilen kann der Tod sehr schnell, wie asphyktisch, erfolgen, und man hat Beispiele gesehen, daß Soldaten an demselben Tage starben, an welchem ihnen der Abschied verweigert wurde." (Busch et al. 1841, S. 294)

Die fatale Wirkung einer Verweigerung der Heimkehr sieht man auch im folgenden Beispiel eines unglücklichen Reisenden:

> „... EIN JUNGER MENSCH aus Langenfalze, der nach Dänemark gereist war, und in Kopenhagen, weil ihm die Rückreise verwehrt wurde, ohne eine

> besondere Krankheit, ohne Schmerzen oder andere gefährliche Zufälle, blos am Heimweh starb, und auf alles Fragen, bis an sein Ende, mit dem Seufzer antwortete: Ach wenn ich nur daheim wäre!" (Schlegel, 1835, S. 51)

Die medizinische Literatur des 17., 18. und 19. Jahrhunderts berichtet von den tödlichen Folgen des Heimwehs:

> „Alle Kranke leiden an Delirien ... Dieser fieberhaften Aufregung folgt eine lähmungsartige Affection aller Organe. ... das Fieber wird stärker, und verläuft mit allen Erscheinungen, die es zu begleiten pflegen. Im dritten Zeitraum tritt große Schwäche und Zerschlagenheit ein; ... nicht selten äussert er Abscheu vor Nahrungsmitteln, und zuweilen auch vor durchsichtigen Getränken ... Zuletzt wird ihm das Leben zur Last und er giebt sich den Tod, wenn die Hand, die er dazu nöthig hat, nicht bereits gelähmt ist; oder die Kräfte des Kranken verlöschen allmählig, und er stirbt ohne Bewußtseyn." (Busch et al. 1841, S. 295)

Die Ähnlichkeit dieser Beschreibung mit den Symptomen des oben diskutierten Voodoo- und Tabu-Todes oder der unten näher ausgeführten perniziösen Katatonie ist verblüffend.

Die Medizin des 19. Jahrhunderts hat für das Heimweh ein meines Erachtens sehr differenziertes und psychologisch treffendes Modell herausgearbeitet:

> „Nach *Foderé* (Traité du délire Tom. I. Paris 1817 pag. 366) sind Individuen, die an ein einförmiges Leben gewöhnt, die sich mit den umgebenden Objekten identifiziert haben, am Meisten der Nostalgie unterworfen, und ... Je mehr der Mensch zu einem geistig freien selbstständigen und selbstthätigen Leben erwacht ist, desto weniger ist er an die Scholle gefesselt, und von äußeren Verhältnissen und Umständen abhängig. ... Wer zu solcher Selbstständigkeit nicht gelangt ist, bleibt gleichsam mit der ihn umgebenden Außenwelt verwachsen, alle Gefühle und Gedanken sind in ihr festgewurzelt, und nur auf die nächsten Gegenstände, Wohnung, Garten, Gewerbe, Familie usw. gerichtet. Entfernung aus der Heimath ist alsdann nicht mit einem bloßen Verluste von äußerlichen Dingen verbunden, sondern mit einem Losreißen von Allem, worin der Mensch bisher gelebt hat, und mit seiner Heimath verliert er gleichsam die Hälfte seines Ichs. Er erkrankt und stirbt an Heimweh aus derselben Ursache, weshalb so viele Thiere es thun, wenn sie in ein fremdes Land versetzt, oder gar ihrer Freiheit beraubt werden." (Busch et al. 1841, S. 298)

Dieses Modell kann den Grund erklären, warum man in früheren Zeiten häufig beobachtet hat, dass insbesondere die in engen Tälern lebenden Schweizer anfällig für Tod durch Heimweh waren (Busch et al. 1841, S. 297).

So wie Furcht und Mutlosigkeit kann auch Heimweh durch massenpsychologische Ansteckung verbreitet werden; kommen noch physische Komplikationen hinzu wird die epidemische Ausbreitung des Heimwehs noch weiter begünstigt.

> „IM JAHRE 1813 machte sie (die Nostalgie, A.d.V.) einen in der bei Mainz vereinigten französischen Armee herrschenden ansteckenden Typhus höchst verderblich. Wer durch ein leichtes Uebelfinden ins Hospital geführt wurde, betrachtet sich der darin herrschenden Sterblichkeit wegen als verloren. Ueberfüllung, Mangel an Betten und Wäsche bewirkten, daß die Meisten sich nicht entkleiden wollten, sich in ihre Decken wickelten, und oft nach wenig Stunden asphyktisch starben, ohne das geringste Zeichen von Schmerz zu verrathen – *Ramazzini* berichtet, daß man in einem Lager unter 100 vom Heimweh Befallenen kaum Einen dem Tode hätte entreißen können." (Busch et al. 1841, S. 305)

Das Heimweh hat auch 1745/46 in Philippeville einen epidemischen Verlauf genommen, als ein ganzes Bataillon Niederbretagner erfasst wurde, von denen ein Grossteil starb (Schlegel 1835). Solch ein tödlicher Massenausbruch des Heimwehs wurde auch unter Zivilpopulationen beobachtet, z.B. unter der Moriori-Bevölkerung (ein polynesisches Volk, das ursprünglich auf den Chatham Inseln östlich von Neuseeland gelebt hatte – siehe oben) nach ihrer Versklavung durch die Maori Indianer 1835 (Ellenberger 1952, S. 337–338).

Das Problem des Heimwehs haben Mediziner früherer Jahrhunderte so ernst genommen, dass

> „wenn sich bei einem in einer Irrenanstalt befindlichen Gemüthskranken oder Reconvalescenten wirklich Symptome von Nostalgie zeigen, so bleibt nichts übrig, als ihn baldthunlichst nach Hause zu schicken." (Busch et al. 1841, S. 306)

Die Entstehung und der Grad des Heimwehs werden durch mancherlei Verhältnisse sehr begünstigt (Busch et al. 1841, S. 300–302):

- der Kontrast zwischen Gegenwart (Hier-und-jetzt) und Vergangenheit (Erinnerungsbild);
- Zwang und Hoffnungslosigkeit der Entfernung;
- Ungemach aller Art, Strapazen, Widerwärtigkeiten und Missgeschick;
- deprimierende Affektstörungen aller Art;
- körperliche Krankheit oder Verletzung;
- das männliche Geschlecht.

Im 19. Jahrhundert entstand sogar eine ausgereifte Drei-Stadien-Lehre des Heimwehs, wie diese z.B. vom Leibarzt NAPOLEONS, F. LARREY (Larrey 1830), beschrieben wurde (Kächele 1970, S. 212):

1. Stadium: Aufregung, gehobener Pulsschlag, regellose Bewegung, Seufzen, Verstopfung oder Durchfall, herumziehender Schmerz.
2. Stadium: Druck- und Zwangsgefühle in allen Teilen des Körpers (Krampfzustände), Symptome von Magen-Darm-Entzündung, heftigeres Fieber.
3. Stadium: Schwäche, allgemeines Sinken der Kräfte, Traurigkeit, Abscheu vor Nahrungsmitteln und Wasser, Selbstmord oder allmähliches Erlöschen der Lebenskräfte.

Obwohl das Heimweh in Nervenfieber (Wahn bzw. Psychose) oder Melancholia übergehen kann, betont die medizinische Literatur des 19. Jahrhunderts vor allem seine tödlichen Folgen (vgl. z.B. Schlegel 1835, Zangerl 1840, Jessen 1841). Diese Haltung schwächte sich bis ins 20. Jahrhundert schrittweise ab: Zuerst als eine Unterform der Melancholie abgehandelt, wird das Heimweh heutzutage fast nur noch als ein Leiden des Kindesalters ohne nennenswerten Krankheitswert gesehen (vgl. Ackerknecht 1957). Nichtsdestotrotz hat das Motiv der Trennung in der Nachkriegszeit des 20. Jahrhunderts unter der Einwirkung tiefenpsychologischer Theorien beträchtliche Anerkennung bekommen (vgl. z.B. Spitz 1950/1, Brewster 1952, Schmale 1958, Bowlby 1961/2 u.a.). Wenn überhaupt, redet man heute von „Heimwehreaktion", „nostalgischer Reaktion" oder „Nostalgischem Sich-zurücksehnen", die auf den gemeinsamen Nenner von Trennungsangst und einem psychologischen Konflikt gebracht werden und die immer noch ein psychologisches und psychiatrisches Problem darstellen (vgl. Zwingmann 1961, S. 448).

Vielleicht ist das Grundleiden des Voodoo-Todes wie auch das des Tabu-Todes eine Art Heimweh nach den Hinterbliebenen, das schon vor dem diesseitigen Abschied des Betroffenen, der von einem bösen Zauberer zu Tode gebetet bzw. vom Tabu zum Tode verurteilt wird, eintritt. Doch wird die Heimwehreaktion gegen den Begriff „Separationsangst", die vom Voodoo ausgelöst werden kann, differenziert (Zwingmann 1961, S. 450), wird aber zugleich durch Antizipationsereignisse, wie diese bei HILGARDS Klassische Jahrestagreaktion bekannt sind, im Sinne einer „symbolischen Rückkehr zu einem Gratifikationshochpunkt des vergangenen Erlebnisraumes" stark beeinflusst (Zwingmann 1961, S. 454–455): „Ohne diese Kapazität, einen Befriedigungshochpunkt des vergangenen Erlebnisraumes kognitiv zu identifizieren und affektiv zu besetzen, kann man von einer nostalgischen Reaktion nicht sprechen" (Zwingmann 1961, S. 450). Insbesondere ist die nostalgische Reaktion in pathologischer Form spezifisch ausgerichtet und die retrospektive Objektausrichtung und Besetzung sind lustbetont. Zum Beispiel können Fotografien von Angehörigen, Talismane usw. als Auslöser einer nostalgischen Reaktion dienen. Die nostalgische, „heimwehkranke" Person „lebt" sozusagen periodisch und vielleicht sogar gerne in der Vergangenheit, während der Melancholiker zeitlich gesehen nirgendwo lebt. Somit unterscheidet sich die nostalgische Reaktion von der Melancholie und den endogenen Depressionszuständen (einschliesslich des älteren Begriffs „melancholia nostalgica"), die stark durch unbestimmte Unlustgefühle und das Fehlen einer normalen Affektivität gekennzeichnet sind.

Heutzutage ist es nicht nur nicht mehr schwer, im Ausland eine „symbolische Rückkehr zu einem Gratifikationshochpunkt des vergangenen Erlebnisraumes" zu erlangen, sondern vielmehr eine ganz konkrete, wenn man an die transkulturelle Vernetzung der Welt im Sinne des „Global Village" denkt: Welcher Mensch z.B. kann sich nicht in Kürze und egal wo er sich auf der Welt befinden mag, ein gewisses Nestgefühl aus seiner Kindheit herholen, in dem er z.B. seine Familie mit dem Handy anruft, seine Lieblingsserie im Fernsehen anschaut, mit Landsleuten im Internet „chattet" oder sich einen Besuch in seinem Lieblingskettenrestaurant gönnt? Und falls er nach einem längeren Aufenthalt im Ausland nach Hause zurückkehrt und sein Quartier überflutet mit Ausländern und total verfremdet vorfindet:

> seine ehemalige Bäckerei als türkischen Brotladen, sein Lieblingscafé als afrikanisches Restaurant, seinen Stammtisch umzingelt von Asylanten, seine Nachbarn in ihn befremdenden Farben und Trachten herumlaufend, in ihm unverständlichen Sprachen redend,

spürt er erst recht, was es heisst, Heimweh zu haben, erkennt es aber nicht als solches und reagiert mit Fremdenhass, der die ihm unbewusste Lebensbedrohung seiner verkannten Heimwehreaktion abwehren soll. Schon vermeintlich kleine Veränderungen am Heimatort, z.B. die Bäckerei der Kindheit ist ein Buchladen geworden, rufen nach längerer Abwesenheit häufig ein Heimwehgefühl hervor. Wird dieser Laden noch von einem Ausländer geführt, potenziert sich dieses Gefühls des Verlusts der Heimat und entsteht sogar bei den dort Ansässigen.

Typische Symptome und Epiphänomene des nostalgischen Syndroms werden in zwei Kategorien unterteilt: *Psychologische Symptome* wie Zurückgezogenheit, Negativismus, Mangel an Einfühlungsvermögen, depressive Verstimmungen mit Verschweigen ihres nostalgischen Inhaltes (besonders bei Männern), Hypersensitivität und Reizbarkeit, Irrealitätsempfindungen, Aggressivität, Ambivalenz bzw. Intoleranz gegenüber Zweideutigkeitssituationen, Katastrophenahnungen usw. und *psychosomatische Symptome* wie gastrointestinale Beschwerden, Schlafstörungen, Würgegefühle, Appetitlosigkeit, Harninkontinenz (speziell bei Kindern) usw. Insbesondere die psychogenen Dämmerzustände oder auch die dissoziativen Störungen mit Spaltungsprozessen im Hinblick auf Nostalgie haben gewisse Ähnlichkeiten mit der Schizophrenie oder mit Schizophrenie-ähnlichen Zuständen: Zum Beispiel könnte ein Heimwehkranker, der mit seiner Heimat „gleichsam die Hälfte seines Ichs" verlöre (JASPERS), meinen, in seiner letzten Heimat zu leben, sich aber ansonsten unauffällig in die neue Umgebung einfügen (Zwingmann

1961, S. 460). Der Psychiater nennt dies „doppelte Buchführung", wenn es sich um eine Psychose handelt.

> „Als ‚nostalgische Reaktion' wird ein kognitiv-affektives Phänomen bezeichnet, welches von dem Wunsch nach geographischer Veränderung einerseits oder nach einer zeitlichen Veränderung (Retrospektion) andererseits bestimmt wird. In räumlicher Hinsicht reflektiert die Bezeichnung eine *inter*persönliche (zwischenmenschliche), in zeitlicher Hinsicht eine *intra*persönliche Dimension." (Zwingmann 1961, S. 463).

Ein wesentlicher Charakter dieser nostalgischen Reaktion besteht meines Erachtens darin, Zugehörigkeit des Individuums zu einem Ort zu gewährleisten, im Sinne eines „Triebs" in der Sippe zu bleiben und mit ihr zusammenzuhalten (siehe Kapitel „Darwinistische Perspektive", S. 192ff).

Sowie die Nostalgie durch die Sehnsucht nach der Heimat und allem, was mit dieser verbunden ist, ausgelöst werden kann, ist das sehnsüchtige Verlangen nach geliebten Personen sicher als eine besondere, eigenständige Unterform zu werten; so könnte man den psychogenen Tod aus Liebeskummer (auch Liebesweh oder Erotomania genannt, siehe oben), den Tod an „gebrochenem Herzen" genauso gut als eine Art Tod durch Heimweh verstehen: „Es ist gerade diese Affekt-Monopolisierung in unserer Kultur, welche den Tod und die Trennung von diesen exclusiven Affektobjekten ein so traumatisches Erlebnis und die Suche nach und Erhaltung von Werten außerhalb dieser monodimensionalen Bindung (die Ehe, A.d.V.) so problematisch macht" (Zwingmann 1961, S. 452). Es wird auch im Sinne eines „nostalgischen Paradoxons" berichtet, „daß viele Menschen anscheinend sich von ihrem Heimatort (oder Geliebten, A.d.V.) entfernen, nicht mit dem Hauptmotiv, etwas Neues zu sehen, sondern um das Alte in einer neuen Perspektive zu erleben und die Freuden des Wiedersehens zu verspüren. Auf diese Weise erfährt die nostalgische Spannung natürlich ihre beste Lösung" (Zwingmann 1961, S. 457). Die „Eheschutz-Trennungen" nützen gerade dieses Phänomen aus, um in die flaue Landschaft einer in den Sand laufenden Beziehung frischen Wind einzublasen.

Die Nostalgie ist schliesslich auch bei Tieren aller Art keine Seltenheit (Schlegel 1835, S. 119–120).

Fernweh

Es gibt sogar ein dem Heimweh entgegengesetztes Leiden, ein „Heimweh haben nach der Ferne", auch Fernweh, Hinausweh oder

Apodemialgia genannt, wobei die Sehnsucht nach der Fremde fast dieselben Symptomen hervorbringt, die das Heimweh zur Folge hat.

> „EIN 16JÄHRIGER JÜNGLING, der die Goldarbeiterkunst erlernt hatte, verfiel aus dieser Ursache in ein bösartiges Fieber mit Irrereden, stumpfem Kopfschmerz, stinkendem Athem und Halsweh, wogegen kein Mittel fruchten wollte. (Dies könnte auch eine Diphtherie gewesen sein, A.v.Th.H.) Sobald die Eltern eingewilligt hatten, daß er nach der Genesung reisen dürfe, erholte er sich zusehends, und trat seine Wanderung gesund und munter an. Mehrere Studierende, deren Verhältnisse ihnen nicht gestatteten, ihre Studien auf fremden Universitäten fortzusetzen, sah *Heyer* in Melancholie verfallen, Andere vor Schmerz und Kränkung darüber abzehren und sterben; Einige aber, deren Wunsch in Erfüllung ging, ihre Genesung erlangen. Jede tief eingewurzelte und unbefriedigte Sehnsucht kann ohne Zweifel ähnliche und gleiche Wirkungen zur Folge haben." (Busch et al. 1841, S. 296–297)

Eng verwandt mit dem klassischen Heim- und Fernweh sind Erlebnisse von Trauer und Hoffnungslosigkeit, die ich im folgenden kurz diskutieren möchte.

Trauer

> „IN BEZUG AUF MENSCHEN, die aus Trauer sterben, zitierte Carpenter einen Fall, – wenn auch nicht seinen eigenen – in dem zwei Schwestern stark aufeinander bezogen waren. Die eine bekam Tuberkulose und starb; sie wurde bis dahin herzlich von der anderen Schwester betreut, die ihre Trauer allem Anschein nach, unterdrückt hatte. Ungefähr vierzehn Tage nach dem Tod der ersten Schwester wurde die Überlebende tot im Bett vorgefunden. Als sie noch lebte, hatte sie keinerlei Symptome gezeigt, und die Autopsie ergab keinen Hinweis auf Krankheit. Ihr Tod wurde auf den bedrückenden Einfluss der verdrängten Trauer zurückgeführt."[35] (Yawger 1936, S. 877)

In Bezug auf Tod durch Trauer bei Tieren ist es bekannt, dass manche Tiere nach Verlust ihres Gefährten an einer Anorexie sterben (Jonas und Jonas 1977). Den psychogenen Tod bei Ochsen nach dem Abschied des „Joch-Bruders" hat ein Autor so beschrieben:

> „DA SIND DIESE alten Lasttiere, die durch lange Gewohnheit wie *Brüder* – so werden sie in meinem Land genannt – zusammengewachsen sind, und die, wenn das eine das andere verliert, mit einem neuen Kamerad zu arbeiten ablehnen, und in Trauer langsam dahinscheiden. Leute, die mit dem Landleben unvertraut sind, behaupten, dass die Liebe des Ochsen für seinen Joch-Bruder eine Fabel sei. Lass ihn kommen und in einer Ecke mit einem dieser armen Viecher stehen, hager und verfallen, ruhelos hin und her mit seinem Schwanz seine abgemagerten Hüften peitschend, gewaltsam mit einem Gemisch von Furcht und Verzweifelung vor jeder ihm angebotenen Nahrung keuchend, seine Augen immer Richtung Tür gedreht, mit seinem

> Huf den leeren Raum neben ihm kratzend, das Joch und die Ketten, die sein Kumpel getragen hatte, schnüffelnd, und unaufhörlich ihn mit melancholischem Seufzer rufend."[36] (Zitat nach Yawger 1936, S. 877)

Es ist für den/die LeserIn sicher nicht schwierig, sich sein/ihr eigenes „Heimweh" nach einer über alles geliebten Person vorzustellen und in die obige Beschreibung hineinzuprojizieren. Die quälende, in den Tod laufende Sehnsucht nach einer/m verstorbenen Geliebten wurde schon in der Einführung unter dem Begriff des Nachzehrers behandelt.

In der modernen Zeit erscheint das Sterben aus Heimweh auch stark im Zusammenhang mit der Ausweg-, Hilf- und Hoffnungslosigkeit einer belastenden Situation ausserhalb des üblichen sozialen Umfeldes.

Ausweg-, Hilf- und Hoffnungslosigkeit

Aus der jüngeren Vergangenheit gibt es zahlreiche Berichte von medizinischem Militärpersonal über psychogene Todesfälle, die mehr oder weniger als Heimweh-Tod verstanden werden können. Man findet beispielsweise Augenzeugen für Todesfälle durch Verdruss oder Groll. Zum Beispiel wird von einem Schiffschirurgen der westafrikanischen Marine um 1935 erzählt, dass Matrosen,

> „... WENN SIE SCHLECHT behandelt werden oder verärgert sind, ihren baldigen Tod ankündigen, weggehen und schließlich innerhalb von dreißig Stunden ohne erkennbare Verletzungen oder Infekte sterben."[37] (Yawger 1936, S. 876, Zitat nach Schofield)

Dazu kommen andere Erfahrungsberichte aus Kriegsgefängnissen und Konzentrationslagern während des Zweiten Weltkriegs. Ein Gefangener, der von einem unerwarteten psychischen Ereignis erschüttert wird, zum Beispiel einem Brief entnimmt, dass seine Frau ihn verlässt oder dass sein bester Freund verstorben ist, usw., scheint „seinen Willen, nicht zu sterben" oder „seinen Willen zum Leben" verlieren zu können (Stumpfe 1973).

> „ER VERKRIECHT SICH in eine Ecke, lehnt alles Eßbare ab, und stirbt einfach so – ohne jegliche Krankheit." (Mayer 1956)

> „ICH DENKE AN den psychogenen Tod der kriegsgefangenen Soldaten, die die Hoffnung verloren hatten, jemals wieder in ihre Heimat zurückkehren zu dürfen. Es liegen zahlreiche Berichte vor, die besagen, dass der Gefangene von dem Zeitpunkt an, als er nicht mehr an die Entlassung glaubte, im Bedeutungserleben der Ausweglosigkeit langsam dahinstarb." (Bilz 1966)

Wie beim Voodoo- und Tabu-Tod kann man auch hier vom psychogenen Tod in Verbindung mit Angst, Grauen, Stress usw. reden (vgl.

Rahe 1979). (Für einen kritischen Standpunkt siehe Rabkin und Streuning 1976; Young 1980, 1981; Lumsden 1981.)

Zusammenfassung: Käfigsituation und die Befreiung davon

„DIE ZUORDNUNG VON Ausweglosigkeit und suizidal anmutendem Tod war den Tierfängern seit jeher bekannt: exotische Tiere, die in Netzen gefangen wurden, starben nicht selten, wenn die Tierfänger sie aus den Netzen lösen und in den bereitstehenden Transportkäfig stecken wollten." (Bilz 1966)

In diesem Beispiel ist eine Käfigsituation buchstäblich vorgegeben. In seinem Buch mit dem Titel „Der psychogene Tod" hat STUMPFE als erster den Begriff „Käfigsituation" in die medizinische Literatur im Zusammenhang mit dem psychogenen Tod eingeführt:

> „Der Mensch befindet sich in einer Käfigsituation mit keinerlei Ausweichmöglichkeiten bei einer zeitlich unbegrenzten äußerlichen Bedrängnis materieller oder psychischer Art, ..." (Stumpfe 1973, S. 73–74)

Nicht ungleich dem Opfer einer Voodoo-Handlung oder eines Tabu-Bruchs fühlt sich der unter Heimweh leidende Mensch ausweg-, hilf- und hoffnungslos in einer Art Käfigsituation gefangengehalten.

Solange der Körper keinen Ausweg oder keine Hilfe findet, kann nur ein freier Geist bzw. eine beflügelte Imagination dem Betroffenen eine hoffnungsvolle Rettung aus seinem „Käfig" bieten: Um gegen die Vollstreckung eines eingetretenen psychogenen Todesprozesses wirksam zu sein, egal ob dieser im Formenkreis des Heimweh-, des Tabu- oder des Voodoo-Todes liegt, braucht der Todgeweihte nicht nur die konkreten Gegenhandlungen seiner Mitmenschen sondern vor allem auch das schöpferische Zusammenspiel seiner eigenen lebendigen Vorstellungskraft. Rationale Ermahnungen an emotionale Versprechen oder Appelle an diesseitige Verantwortungen des zum Sterben bestimmten Individuums zeitigen fast nie einen Erfolg. Notwendig sind positive soziale „Energie" und glaubwürdige „Gegenmagie". (Siehe auch unsere Diskussion im nächsten Unterkapitel von lebensrettenden Interventionen in der Behandlung der perniziösen Katatonie.)

> „Die Berichte von den Naturvölkern weisen schon darauf hin, daß durch den Einsatz von Gegenmagie oder energischen Maßnahmen der psychogene Tod verhindert werden kann. In den hier zusammengestellten Beschreibungen (des psychogenen Todes in Kriegsgefangenschaft und Konzentrationslagerhaft des Ersten und Zweiten Weltkrieges A.d.V.) wird besonders ausführlich auf „lebenserweckende" Handlungen und deren Bedeutung für

> Leben und Tod hingewiesen. Immer wieder wird betont, daß der einzelne nur durch den intensiven persönlichen Einsatz eines oder mehrerer Kameraden gerettet wurde." (Stumpfe 1973, S. 37)

Augenzeugenberichte über das Heimweh oder über den psychogenen Tod im allgemeinen zeigen die Wichtigkeit, welche der Kraft der Imagination bei der Auslösung des psychogenen Todes zukommt. Und das Gleiche gilt für das Verhindern des psychogenen Todes.

Welch grosse Rolle die Imagination und der Glaube an ihre Inhalte bei der Verhinderung des Prozesses des Heimwehtodes spielen, mag das folgende Zitat aus den Erfahrungen eines Konzentrationslagerhäftlings illustrieren:

> „WIR HABEN NATÜRLICH unsere Schwächen mehr in den anderen als in uns selbst erkannt. Wenn man überleben wollte, konnte man die Schwarzseher, die den Tod voraussagten, nicht dulden. Man suchte die Kameradschaft der Träumer, derjenigen, welche die ‚Zeichen' sahen. Jeder, dessen Schicksal das Überleben war, mußte an die Möglichkeit eines Wunders glauben." (Heimler 1963, S. 16)

Phänomene wie das Zeichensehen sind im deutschen Aberglauben wohl bekannt (Bächtold-Stäubli und Hoffmann-Krayer 1987, Jaffé 1958) und werden im nächsten Kapitel kurz behandelt. „Können andererseits Selbstachtung, Hoffnung, Ziel, fest verankerte religiöse oder politische Überzeugungen und das Vertrauen in die Kameraden gewahrt werden, so vermag ein Mensch unglaubliche Belastungen zu ertragen, wie viele heroische Berichte bezeugen. Autobiographische Darstellungen zeigen die ausserordentliche Fähigkeit solcher Menschen, auf sich selbst abzustellen und sich durch geistige Aktivität und Vorstellungskraft selbst anzuregen." (Engel 1976, S. 427) Um die ständige Niedergeschlagenheit unter Preisgabe aller Wünsche und Hoffnungen im Konzentrationslager überleben zu können, muss diese vom Betroffenen intrapsychisch irgendwie gemildert, gebremst, hintangehalten werden. Dies bedarf eines Ausgleichs „durch einen mehr oder weniger tiefgehenden Persönlichkeitswandel im Sinne der emotionellen Einschränkung und Verhärtung (...), wenn das kümmerliche Leben weitergehen sollte." (Ritter von Baeyer et al. 1964, S. 16)

Wichtige, mitwirkende pathogenetische Faktoren beim Heimweh-Tod

Die obengenannte Käfigsituation enthält zwei wichtige Bedingungen, damit sie tödlich wirkt. Einerseits gibt der Gefangene oder das Voodoo-, Tabu- oder Heimweh-Opfer sich selber auf, d.h. es gibt sich dem Tod anheim (das Sich-Aufgeben), und andererseits wird es auch von seinen Mitgefangenen bzw. von seiner Sippe oder Kameraden schon dem Tod überlassen (das Aufgegeben-Sein). In diesem Sinne zwingt die Käfigsituation dem Opfer einen Verlust des „Willens zum Leben" (engl.: „giving up the will to live" [Verwoerdt 1976, S. 27–28]) oder des „Willens nicht zu sterben" auf: Die Selbstaufgabe ist vor dem endgültigen Eintreten des psychogenen Todes mit einem Willensverlust verbunden. Ab diesem Moment des Willensverlusts scheint der Prozess eine Eigendynamik zu entwickeln; er spielt sich bis zum Tode „im tiefsten Unbewußten" ab (Schilling 1948, S. 65).

Der Sich-Aufgeben/Aufgegeben-sein-Komplex

Das Syndrom ist in der Literatur vor allem unter der Bezeichnung des „Sich-Aufgeben/Aufgegeben-sein-Komplexes" (engl.: „giving up-given up complex" [Engel 1968]) bekannt und hat sieben ineinandergreifende Komponenten:

(1) eine vermeintlich lebensbedrohliche Situation (Impasse);
(2) Ausweg-, Hilf- und Hoffnungslosigkeit;
(3) Verlust jeglichen Lustgewinns aus Beziehungen oder Lebensrollen;
(4) Selbstentwertung mit Erinnern von früheren Erlebnissen des Aufgebens;
(5) das „Sich Aufgeben";
(6) das „Aufgegeben-Sein" von der sozialen Gruppe;
(7) Zerstückelung der Kontinuität zwischen Vergangenheit, Gegenwart und Zukunft.

Vier bis sechs Eigenschaften des Sich-Aufgeben/Aufgegeben-sein-Komplexes sind auch bei der Melancholie häufig vorhanden (Engel 1968, S. 360): (2), (3), (4) und (7), eventuell (5) und (6).

In diesem Zusammenhang erinnere ich Sie an die Worte von S. FREUD, die ich schon in der Einführung zitiert habe:

> „Denselben Schluß muß das Ich aber auch ziehen, wenn es sich in einer übergroßen realen Gefahr befindet, die es aus eigenen Kräften nicht glaubt überwinden zu können. Es sieht sich von allen schützenden Mächten verlassen und läßt sich sterben." (Freud 1967a, S. 288)

Die psychische Ausgangssituation aller „klassischen" psychogenen Todesfälle ist gekennzeichnet durch die obengenannte Käfigsituation, d.h. durch eine von aussen kommende Bedrängnis, der das verzweifelte Individuum nicht ausweichen kann (Ausweglosigkeit) und hilflos ausgeliefert ist. Die Psychodynamik weist Regression, Resignation und Apathie auf (Hoffnungslosigkeit). In körperlicher Hinsicht zeigt sich eine vollständige Passivität (Stumpfe 1973, 1975). Ich werde den Begriff der Käfigsituation weiter unten wieder aufgreifen, wo ich die allgemeinen Bedingungen des psychogenen Todes diskutiere.

Wie bereits oben erwähnt, geht mit der Käfigsituation bzw. mit dem „Sich Aufgeben" häufig auch der „Verlust des Lebenswillens" oder der „Verlust des Willens nicht zu sterben" einher.

Verlust des Lebenswillens bzw. des Willens, nicht zu sterben

Beispiele vom „Verlust des Lebenswillens" oder „Verlust des Willens, nicht zu sterben" kennt fast jeder aus dem eigenen Bekanntenkreis. Hierzu folgende Geschichte, die wir schon oben als Beispiel zur Trauer gebracht haben:

> „IN BEZUG AUF MENSCHEN, die aus Trauer sterben, zitierte Carpenter einen Fall, – wenn auch nicht seinen eigenen – in dem zwei Schwestern stark aufeinander bezogen waren. Die eine bekam Tuberkulose und starb; sie wurde bis dahin herzlich von der anderen Schwester betreut, die ihre Trauer allem Anschein nach, unterdrückt hatte. Ungefähr vierzehn Tage nach dem Tod der ersten Schwester wurde die Überlebende tot im Bett vorgefunden. Als sie noch lebte, hatte sie keinerlei Symptome gezeigt, und die Autopsie ergab keinen Hinweis auf Krankheit. Ihr Tod wurde auf den bedrückenden Einfluss der verdrängten Trauer zurückgeführt."[38] (Yawger 1936, S. 877)

Ein ähnliches Beispiel ist das von dem alten Ehepaar: Die Gattin stirbt, und kurz danach folgt ihr der Gatte ins Grab (siehe oben unter dem Begriff Nachzehrer). Führt jede Trauer zum Verlust eines ebenso grossen Stücks Lebenswillen? Hier sieht man einmal mehr, wie die rund um psychogene Todesphänomene gebildeten Begriffe sich überlappen und ineinander übergreifen.

In der Einführung habe ich bereits den „Zusammenbruch des Lebenswillens" bei Kriegsgefangenen kurz erwähnt (vgl. Frankl 1961; Stumpfe 1973, 1974). Hierzu folgender Augenzeugenbericht:

> „IN JAPANISCHEN KRIEGSGEFANGENENLAGERN wurde dieses Sich-Aufgeben als ‚Bambus-Krankheit' bezeichnet. Der Gefangene ließ keinerlei körperliche Erkrankungszeichen erkennen, verweigerte die Nahrungsaufnahme, rollte sich in eine Decke, legte sich hin und wollte allein gelassen werden. Der Tod trat in 3–4 Tagen ein. An den abhängigen Körperpartien des Verstorbenen fanden sich dann die Aufliegestellen der Bambusrippen. In den deutschen Konzentrationslagern starben viele Häftlinge an einem sog. ‚Muselmann-Syndrom' heraus." (Strian 1983, S. 324–325)

Das, was psychisch als „sich aufgeben", „zuviel", „Verzweiflung", „das Ende", „ich habe genug", „sinnlos", „ausweglos", „hilflos", „hoffnungslos" usw. erlebt oder ausgedrückt wird, widerspiegelt physiologische Zustände und Verhaltensweisen, die ich hier unter der Bezeichnung „Verlust des Lebenswillens" oder „Verlust des Willens nicht zu sterben" verstehe, auch „Rückzug-Konservierungsmuster" genannt (Engel 1976, S. 426–428). Die Morbidität wird bei den ausweg- und hilflosen Menschen am höchsten sein, welche die Hoffnung aufgeben. Die Sterblichkeit wird insbesondere hoch „bei schweren Störungen der sozialen Organisation, in denen die gewohnte soziale Unterstützung und persönliche Banden dahinfallen, beispielsweise in Konzentrations- und Gefangenenlagern, Katastrophengebieten usw." (Engel 1976, S. 427).

Die mit „sozialer Zerrütterung", mit „Kummer" und „Aufgeben" einhergehenden psychologischen Einstellungen fördern bzw. ermöglichen gewisse pathophysiologische Prozesse, die dann zur Entwicklung und Verschlimmerung einer somatischen Krankheit bis hin zum plötzlichen Tod in einer überwältigenden Stressituation, aus der es kein Entkommen mehr gibt, führen. Der dem Sich-Aufgeben/Aufgegeben-sein-Komplex verfallene, selbstaufgegebene, willensverlustige sich in einer Käfigsituation befindende Mensch wurde in den Konzentrationslagern des Zweiten Weltkrieges als Muselmann bezeichnet. Das Thema des Muselmanns und das „Sich-Aufgeben/Aufgegeben-Sein" werde ich bei der Diskussion der allgemeinen Bedingungen des psychogenen Todes im Unterkapitel „Mitwirkende pathogenetische Faktoren beim psychogenen Tod", S. 148ff, wieder aufgreifen.

Seelentod: Das Drama des psychogenen Todes durch die autonome Wirkung einer im Körperinnern seelischen Aktivität

In diesem Abschnitt werde ich psychogene Todesphänomene behandeln, die durch die autonome Wirkung einer im Körperinnern seelischen Aktivität ausgelöst und vollstreckt werden und die durch die psychologische Ökologie des Betroffenen, wie Biographie, Persönlichkeit, Neurosen, Psychosen usw. begünstigt werden. Wie beim Voodoo-, Tabu- und Heimweh-Tod stirbt der Betroffene auch hier zwangsläufig, wenn der Prozess einmal in Gang gesetzt wurde. In diesen Fällen bleibt in der Regel und im Gegensatz zu den drei anderen Formen des psychogenen Todes der psychogene Auslöser des Prozesses (bzw. der Grund, der den Prozess bewirkt hat,) dem Opfer entweder völlig unbewusst (Besessenheitstod) oder unter völliger Kontrolle des Bewusstseins (Einladungstod). Bei Autopsien lassen sich hier wie dort keine organischen Ursachen feststellen.

Die Besessenheitstodesphänomene sind vergleichsweise langsam verlaufende psychogene Todesphänomene, bei denen der Tod erst mehrere Tage oder Wochen nach Ausbruch des Prozesses eintritt. Beim Einladungstod braucht der Prozess manchmal nur wenige Stunden bis zur Vollendung. Das typische zugehörige klinische Bild wird im Detail unten dargestellt.

Wie beim Voodoo-, Tabu- und Heimwehtod postuliere ich auch hier einen darwinistischen Vorteil, sozusagen im Sinne einer Zugehörigkeit des Individuums zur „Weltseele". Im letzten Teil des untenstehenden Kapitels „Darwinistische Perspektive" werde ich eine ausführliche Erläuterung dieser Behauptung nachliefern.

Besessenheitstod: Das Drama des psychogenen Todes durch die autonome Wirkung einer im Körperinnern unbewussten Aktivität im Sinne der Tiefenpsychologie

Hier trifft man auf beide der obendiskutierten zeitlichen Verläufe psychogener Todesphänomene: die langsam progrediente Form, bei welcher der Todesprozess sich über mehrere Tage bis Wochen erstreckt, sowie die akute Form, bei welcher der Betroffene innerhalb weniger Stunden stirbt. Während der Fachmann in diesen Fällen eher einen Tod im Zusammenhang mit einer Geisteskrankheit sieht, versteht der Betroffene oft eine Lebensbedrohung durch kranke Geister.

Psychogener Tod und Persönlichkeit

Was ist überhaupt „Persönlichkeit" und lässt sich ein Zusammenhang zwischen Persönlichkeit und psychogenem Tod feststellen? Im Mittelalter unterschied man vier Typen: den Choleriker, den Melancholiker, den Phlegmatiker und den Sanguiniker. Und in der Astrologie wird der Mensch unter die zwölf Sternzeichen eingereiht. Im Alltag spricht man vom Introvertierten und Extrovertierten, vom „guten" und „schlechten" Charakter usw. Wie kann man in dieser Vielfalt von Perspektiven einen gemeinsamen, möglichst objektiven Blick auf die menschliche Persönlichkeit gewinnen?

In der Wissenschaft versucht man ein „Persönlichkeitsprofil" anhand dieses oder jenes psychologischen Testinstruments aufzustellen. Solch ein Testinstrument besteht standardmässig aus Dutzenden bis Hunderten von statistisch ausgeklügelten Fragen, die der Proband üblicherweise auf einem Fragebogen selbst beantwortet. Mit multidimensionalen statistischen Computeranalysen von hunderten bis tausenden auf diese Weise ausgefüllten Bögen können verschiedene Antwort-Konstellationen identifiziert werden, die in der Normalbevölkerung überzufällig häufig vorkommen, die sich mathematisch signifikant voneinander unterscheiden lassen, sich reproduzieren lassen und die somit eine „leidenschaftslose", zuverlässige Charakterisierung von verschiedenen Persönlichkeitstypen ermöglichen. Auf diese Art und Weise kann man dann schauen, ob Menschen, die z.B. besonders empfänglich für Voodoo-Einflüsse sind oder sich überdurchschnittlich häufig mit plötzlich und unerwartet auftretenden und tödlich verlaufenden Infektionskrankheiten anstecken, ob diese Menschen also ein ähnliches und spezifisches Persönlichkeitsprofil aufweisen. So sind mögliche Zusammenhänge zwischen Persönlichkeit und den Tod herbeiführenden psychogenen Einflüssen wissenschaftlich festzustellen.

Ein gut dokumentierter Fall von Voodoo in einem Allgemeinspital (Cappannari et al. 1975) erlaubte einen Einblick ins Persönlichkeitsprofil der betreffenden Frau, kurz bevor sie mit Hilfe einer Portion „Gegenmagie" gerettet werden konnte (siehe oben). Ihre Antworten auf das Minnesota Multiphasic Personality Inventory (Kürzel: MMPI; Lachar 1974) repräsentieren eine „naive Person", die sich selbst als stabil und ohne emotionale Kümmernisse versteht. Das Testinstrument zeigt, dass sie ihre Aggression eher auf Umwegen ausdrückt, dass sie ihre Ängste mit körperlichen Beschwerden verschleiert, dass sie ihre Probleme weitgehend verdrängt und verneint, dass sie eine schlechte Frustrations- und Stresstoleranz hat, dass sie zur Ordnung bis hin zum Perfektionismus tendiert und dass sie eher in die Defensive geht und unkooperativ reagiert, wenn sie in Frage gestellt wird. Aus dieser Beschreibung lässt sich ein Zusammenhang zwischen Persönlichkeit und psychogenem Tod herstellen. (Selbstverständlich lassen sich aus einem einzigen Fall keine allgemeingültigen Schlüsse herleiten.)

Wir können auch der Frage nach Zusammenhängen zwischen Persönlichkeit und dem „natürlichen" krankheitsbedingten Tod bei Menschen jüngeren Alters nachgehen. Diesbezüglich wurde z.B. 1986 in einer Studie aus Zürich mit Hilfe des Freiburger Persönlichkeitsinventars (FPI) gezeigt, dass diejenigen Menschen (8 Männer: Durchschnittsalter bei der Befragung 19 Jahre alt), die durch Krankheit vor ihrem 31. Lebensjahr gestorben sind, statistisch signifikant introvertierter waren als die Kontrollgruppe, und zwar introvertierter im Ausmass von ungefähr einer Standardabweichung vom Mittelwert der Allgemeinpopulation (Angst und Clayton 1986). Eine frühere in 16 Ländern durchgeführte Studie zeigte sogar eine Korrelation zwischen der allgemeinen Leistungsmotivation einer Gesellschaft, die aus Inhaltsanalysen von Kindergeschichten eruiert wurde, und der Todesrate bei Magengeschwüren und Bluthochdruck 25 Jahre später (Rudin 1968); es sei angemerkt, dass diese Ergebnisse nicht unbestritten sind (Barrett und Franke 1970).

Diese Beispiele demonstrieren, dass die Persönlichkeit einen nicht zu vernachlässigenden, psychogenen Einfluss auf den individuellen Tod haben kann. Wie stark ist nun dieser Einfluss, wenn die Persönlichkeit dermassen gestört ist, dass man von einer Neurose reden kann?

Psychogener Tod und Neurose

„EIN 40JÄHRIGER, bis dahin gesunder Sportlehrer, wird pädophiler Beziehungen beschuldigt. Nach anfänglichem Leugnen und Verkleinern seiner Taten kommt das ganze Ausmass der Verfehlungen ans Licht der Öffentlichkeit. ‚Schlagartig brach das ganze Verteidigungssystem das Beschuldigten zusammen.' Es trat eine Katastrophenreaktion ein, die an einen *Ganser*schen Dämmerzustand erinnert, es folgten schlaffe Ohnmachten, eine reaktive Depression mit hysterischem Zittern. Es entwickelte sich mehr und mehr das Bild einer psychogenen Psychose. Durch Einlieferung in eine psychiatrische Anstalt entging er der drohenden Verhaftung. ‚Seine Ohnmachtsanfälle häuften sich, wurden immer eingeschliffener und sozusagen jederzeit verfügbar.' Als er in der Anstalt verhaftet werden sollte, erlitt er einen schweren Kollaps, ‚der erst nach Stunden in ein ‚murmelndes' Delir überging und binnen vier Tagen mit dem Tod an ‚Herzschwäche' endete.' Die Autopsie ergab nur einen Kräfteverfall, sonst keinen pathologischen Befund." (Menninger 1948)

Eine Neurose ist eine störende seelische Haltung, mit der ein Mensch sich selbst so sehr im Wege steht und zugleich seine Umwelt so stark manipuliert, dass ihm das Erreichen seiner Lebensziele und der „normale" Zugang zur Lebensfreude vorenthalten wird. Er stolpert sozusagen über seine eigenen seelischen Füsse. Neurosen sind psychische Störungen ohne irgendeine nachweisbare organische Grundlage, bei denen der Patient: erstens unter seinen Symptomen leidet; zweitens beträchtliche Einsicht in seine Störung haben kann; drittens eine gestörte, aber nicht realitätsfremde Wahrnehmung hat; viertens seine Identität bewahrt. Die wesentlichen Symptome umfassen: ausgeprägte Angst, psychosomatische oder hysterische Symptome, Phobien, Zwangssymptome und Depression (Degkwitz et al. 1980, S. 49).

Ängstlichkeit ist als Risikofaktor für einen plötzlichen Tod bei Patienten mit einer koronaren Herzkrankheit anerkannt (Kawachi et al. 1994). Ein Herzneurotiker kann z.B. unter panischer Angst vor Herzstillstand und Lebensvernichtung leiden, weil der Nachbar gerade gestorben ist. Eine Studie mit 2.320 Männern, die einen akuten Myokardinfarkt überlebt hatten, ermöglichte die Definition von zwei Variablen, die stark mit einem erhöhten Drei-Jahres-Mortalitätsrisiko assoziiert sind: Diejenigen Männer, die unter sozialer Isolation und hohem Lebensstress standen, zeigten ein viermal höheres Todesrisiko gegenüber den Männern, die auf einer niedrigeren Stufe von Isolation und Stress standen (Ruberman et al. 1984). Das Resultat bestätigt aus einer anderen Perspektive die schon weiter oben diskutierte Tatsache, dass ein Mensch durch die autonome Aktivität der eigenen Vorstellungskraft sterben kann.

Hier betone ich insbesondere, dass der psychogene Mechanismus, der den neurotischen Mensch zum Tode führt, dem Betroffenen unbewusst bleibt und keinen bewussten Wunsch zu sterben, wie Suizidgedanken oder eine Vorahnung des eigenen Todes – siehe unten – miteinbeziehen muss. Dem Tod wird in der Neurose meist mit Ambivalenz begegnet: als Tremendum und Fascinosum zugleich; er wird in der einen oder anderen Form als Durchtrennung zwischenmenschlicher Beziehung, die letztlich alle Todeserfahrungen beinhalten, subjektiv bewertet und im Zusammenhang mit den bisherigen persönlichen Verlust- und Trennungserfahrungen und dem Zeiterleben verarbeitet (Csef 1987, S. 169–171).

Neurosen stehen in unmittelbarer Nachbarschaft zu psychogenen Todesfällen, wie z.B. der Fallbericht von SPERLING „Beitrag zur Frage eines „psychogenen" Todes bei Magersucht" über den Tod eines 22jährigen Mädchens deutlich zeigt (Sperling 1964). Auch STUMPFE schilderte 1979 mit ausführlichen anamnestischen und klinischen Daten den psychologischen Hintergrund und den physischen Verlauf eines Todes aus psychischen Gründen bei einem 37jährigen Mann (Stumpfe 1979). Durch ein schmerzhaftes Bandscheibenleiden wurde dessen lebenserfüllende Tätigkeit als Fotoamateur für Naturaufnahmen in Frage gestellt. Nach einer Bandscheibenoperation, von der der Patient irrtümlich glaubte, dass sie erfolglos verlaufen sei, entwickelte sich bei ihm die Symptomatik des psychogenen Todes. Innerhalb eines Tages verstarb der Patient bei einer nicht beeinflussbaren

Hypotonie von 70/40 mm Hg und einem Puls von 140 Schlägen/Min. Die Sektion mit histologischen und toxikologischen Untersuchungen ergab keine Hinweise für die Erklärung dieses Todes.

Neurosen zeigen auch eine erhöhte Mortalität durch natürliche Ursachen (Harris und Barraclough 1998, S. 30–31 und Tabelle 22, S. 33–34). Normalerweise jedoch werden Neurosen an sich nicht als tödlich angesehen und auf Totenscheinen oder in forensischen Berichten nicht als Todesursache angegeben (Schepank 1987, Abschnitt 2.4.4, „Verlaufsuntersuchungen" S. 34–35), obwohl z.B. „Die Möglichkeit, dass eine hysterische Person durch hysterische Vorstellungen sterben kann, muss anerkannt werden" (Menninger 1948). Die Frage, ob es einen psychogenen Tod an Neurose geben kann, ist also in der medizinischen Literatur älteren Datums (Kronfeld 1934, Stumpfe 1979) schon wiederholt diskutiert worden.

Mehrere Studien haben in der Tat gezeigt, dass eine schwere Neurose für beide Geschlechter mit einem signifikant erhöhten Sterberisiko und zwar in Bezug auf alle Todesursachen einhergeht (Segal und Prior 1978; Schepank 1987, S. 34). Das Risiko-Verhältnis liegt in der Grössenordnung von 1.1 (Innes und Millar 1970), 1.4 (Keehn et al. 1974), 1.5 (Harris und Barraclough 1998, Tabelle 22a, S. 33) bis 1.9 (Babigian und Odoroff 1969) mal das Risiko für die Allgemeinbevölkerung. Hierin enthalten ist auch Tod durch Selbstmord (vgl. z.B. Coryell et al. 1982). Wenn wir Unfälle und Suizide ausschliessen und nur Tod durch Krankheit berücksichtigen, finden wir ein relatives Risiko von 1.6 (Sims und Prior 1978, S. 304) oder 1.8 (Harris und Barraclough 1998, Tabelle 22a, S. 33) für Tod durch Nerven-, Kreislauf- oder Atemwegkrankheiten.

Als konkretes Beispiel zitiere ich eine Arbeit „Neurosis and Mortality: Investigating an Association" von SIMS (Sims 1984). Seine Studie umfasste 1482 Patienten, die wegen schwerer Neurosen hospitalisiert waren. Die Nachuntersuchung fand im Durchschnitt 10.9 Jahre später statt und umfasste immerhin 1351 Patienten. In dieser Population kam es zu 139 Todesfällen, 75mal wurden als Todesursache Nerven-, Kreislauf- oder Atemwegserkrankungen angegeben (Sims und Prior 1978, Tabelle II, S. 301, und Tabelle V, S. 303) Weil das erwartete Risiko in einer Normal-Population bei nur 47 Todesfällen liegt, beträgt das relative Sterberisiko für schwere Neurosen 75/47 = 1.6. (Sims und Prior 1978, Tabelle III, S. 358. Siehe auch Tabelle IV, S. 360: „The pattern of mortality in severe neurosis: Deaths from natural causes. Observed and expected numbers of deaths by main-cause groupings") Die Wahrscheinlichkeit, dass dieses Risiko zufällig zustande kommt, ist geringer als 0.1%. Mit anderen Worten ist der Befund statistisch signifikant. Aus diesem Grund ist SIMS zum Schluss gekommen:

> „Ein Zusammenhang zwischen Neurose und einer erhöhten Mortalität durch natürliche Ursachen scheint zweifellos zu bestehen."[39] (Sims 1984, S. 361)

Schon seit dem 19. Jahrhundert haben Studien gezeigt, dass das „natürliche" Sterberisiko in Zeiten gesteigerter geistig-seelischer Gestörtheit vor allem bei jungen Frauen innerhalb des ersten Jahres einer psychiatrischen Hospitalisation erhöht ist (Eastwood et al. 1982). Hier könnte der Tod als aus einem Konversionssyndrom hervorkommend bezeichnet werden (vgl. Maxion et al. 1989).

Psychogener Tod und Psychose

> „... DIE PATIENTIN ERLEBTE einen heftigen Anfall einer Zimmergenossin mit, und fing plötzlich an, erregt zu reden, sie habe einen Schock gekriegt und müsse sterben." (Kächele 1970, S. 122)

Diese emotionell empfindliche paranoide Psychiatrie-Patientin starb 16 Stunden nach Eintreten dieses Ereignisses im Verlauf eines Erschöpfungssyndroms mit nicht fühlbarem Puls, kühlen Extremitäten und steigender Rektaltemperatur (Fall berichtet in Stürup 1942). Kein Todeswunsch schien hier (und in den untenerwähnten Fällen) aus der Lebensgeschichte verständlich und stark genug zu sein, um die eigentliche, schliesslich tödlich wirkende psychodynamische Kraft herzustellen. Noch ein Beispiel:

> „IM STADTSPITAL VON Denver wurde 1910 ein Mann nach einem dreitägigen Panikzustand eingewiesen. Er nahm das Spital kaum wahr, starrte aber andauernd aus dem Fenster nach den Menschen, die seiner Meinung nach auf dem Weg waren, um ihn zu erhängen. Schliesslich fiel er mit den Worten ‚Sie kommen jetzt!' tot zu Boden. Die Autopsie zeigte, dass die Organe in erstaunlich gutem Zustand waren; keinerlei Läsionen waren zu beobachten."[40] (Walters 1944, S. 84, Beitrag von Dr. Earl D. Bond zur Diskussion)

In diesem Unterkapitel komme ich zum Zusammenhang zwischen dem psychogenen Tod und der Psychose. Wie schon beim neurotischen Mensch möchte ich auch hier betonen, dass der psychogene Mechanismus, der den gestörten Menschen zum Tode führt, dem Betroffenen unbewusst bleibt und keinen bewussten Wunsch zu sterben (Suizidgedanken usw.) oder Vorahnung des eigenen Todes – siehe unten – miteinbeziehen muss.

Einerseits, wie wir noch im Detail sehen werden, sind Psychosen in unmittelbare Verbindung mit psychogenen Todesfälle zu bringen.

Doch wird die Psychose in der Regel nicht an und für sich als tödliche Krankheit betrachtet. Mit anderen Worten: Psychose wird auf Totenscheinen oder in forensischen Berichten nicht als primäre Todesursache angegeben, obwohl das Umgekehrte, eine akute tödliche Krankheit als Ursache der Psychose im Sinne einer „akute kardiale (also organische A.d.V.) Psychose" in der Literatur nicht unbekannt ist (Nolan und Lewis 1937):

> „EIN 41JÄHRIGER SCHWARZER, ein Arbeiter, wurde ins Spital eingewiesen, weil ‚Stimmen' ihm kürzlich befohlen hatten, in die Welt hinaus zu gehen, zu predigen und eine neue Religion zu gründen. Als Einweisungsgrund angegeben waren auch seine extravaganten Behauptungen, dass er mit König Solomon, nach welchem er sein Leben gestalten wollte, verwandt sei.
>
> Es gab keine signifikante Familiengeschichte, keinen Bericht von ernsthaften Krankheiten und keinen Bericht von Kleinverbrechen. Es gab eine Geschichte von ziemlich schwerem Alkoholmissbrauch, aber dies hatte keine akuten Geistesstörungen verursacht. Die erste Abweichung von seiner üblichen guten Gesundheit und seinem normalen Verhalten wurde circa zwei Monate vor seiner Hospitalisation beobachtet, als er anfing, sehr häufig in die Kirche zu gehen und mehr als üblich zu beten. Seinen Kompagnons gegenüber äusserte er die Überzeugung, dass er dem Heiligen Geist geweiht sei und dass er ‚in Zungen reden' könnte. Obwohl dies von seinen schwarzen Kollegen im Prinzip als nichts Abnormales gesehen wurde, waren sie doch der Meinung, dass dies eine deutliche Änderung in seinem Verhalten anzeigte. Bei der Einweisung ins Spital war er zeitlich und örtlich desorientiert und kindlich in seinen Reaktionen; er sagte, dass er stets im Hörkontakt mit dem Heiland wäre. Er hatte keine Einsicht in seine Geistesstörung, dachte aber, dass er zur Behandlung einer schweren Grippe ins Spital geschickt wurde.
>
> Eine körperliche Untersuchung deckte harte und gewundene Gefässe auf; starke arterielle Pulsationen auf der linken Seite des Halses; einen diffusen Herzspitzenschlag, den man nahezu über der ganzen Brust wahrnehmen konnte; verminderten Muskeltonus; ein lautes systolisches Geräusch über der Herzspitze, und Akzentuierung des zweiten Herztons. Der Blutdruck war systolisch 220 und diastolisch 165, und die Pulsfrequenz war 120 pro Minute. Serologische Tests lieferten negative Ergebnisse und der neurologische Befund war unauffällig.
>
> Der Patient litt an einer Dyspnoe und ermüdete leicht bei Anstrengung. Bei ihm wurde die unter diesen Umständen übliche Behandlung angewandt und mit allgemeiner Besserung des kardialen Zustandes hörten seine Halluzinationen wie auch seine ungewöhnlichen Wahnphänomene auf. Nach drei Monaten wurde er ohne Psychose und mit Besserung der kardialen Symptomatik nach Hause entlassen. Als er schon mehrere Monate zuhause war, erlitt er eine akute kardiale Dekompensation mit einem sich schnell entwickelnden, allgemeinen Anasarka (Ganzkörperödem, A.d.V.) und starb an einem Lungenödem."[41] (Nolan und Lewis 1937, S. 789–790)

Soweit einer akuten Herzkrankheit eine unmittelbare Gefahr innewohnt, wird es gut nachvollziehbar, dass sich die bei diesem Mann vorherrschenden Wahnvorstellungen mit Religiosität, insbesondere einem guten Kontakt zu göttlichen Vorstellungen nach dem Tod befassen. Die Halluzinationen bei akuter Herzkrankheit haben anscheinend nicht den bizarren, fremdartigen und mystisch-symbolischen Inhalt wie die bei einer Schizophrenie, sondern haben eher eine Ich- oder Identitätsbedeutung und handeln vielleicht von Bekannten, Freunden oder Verwandten. Der Patient hat auch mehr Einsicht in seine Beeinträchtigung als bei der Schizophrenie und tendiert eher dazu, sich wegen seiner halluzinatorischen Erlebnisse zu schämen. Nun stellt sich die Frage, ob eine psychotische Person allein durch ihre psychotischen Vorstellungen sterben kann. Ich werde nach einem ausführlichen Studium der Literatur in diesem Kapitel die Frage, ob es einen psychogenen Tod an Psychose gibt, mit einem bedingten „ja" beantworten können.

Mehrere Studien haben gezeigt, dass eine Psychose zu einem signifikant erhöhten Todesrisiko für beide Geschlechter und in Bezug auf alle Todesursachen führt. Mit anderen Worten: Psychosen korrelieren mit einer erhöhten Mortalität durch natürliche Ursachen (Harris und Barraclough 1998, S. 22–28 bes. Tabelle 9–11, S. 22–24; Astrup et al. 1959; Berren et al. 1994; Black und Fisher 1992; Brack 1937; Buda et al. 1988; Jorgensen und Mortensen 1992; Persson 1981; Ciompi 1980; Ciompi und Medvecka 1976; Rorsman 1974). Das Risiko-Verhältnis liegt in der Grössenordnung von ca. 2.0 mal das Risiko für die altersentsprechende Normalbevölkerung (Harris und Barraclough 1998, Tabelle 9a, 10 und 11, S. 22, 24; Schweizer 1985, S. 34) und hat sich seit den 50er Jahren des 20. Jahrhunderts kaum geändert. Dies weist darauf hin, dass „trotz der tiefgehenden Veränderungen der Behandlungsmöglichkeiten der letzten Dekaden, die zwar seit der Einführung der Neuroleptika insgesamt einen leichten Rückgang der Mortalität Schizophrener bewirkt haben könnten, im Vergleich zur gesamten 50jährigen Untersuchungsperiode keine wesentliche Veränderung der Mortalitätsrate Schizophrener zu verzeichnen ist" (Walz 1991, S. 106). In einer 10jährigen Studie zur Mortalität bei Schizophrenen starben 44% der ursprünglich 88 Patienten ohne Suizid (Waddington et al. 1998). In Anbetracht solch überwältigender Zahlen könnte man doch sagen: Schizophrenie ist eine tödliche Krankheit.

Wenn man nun Unfälle und Suizide explizit ausschliesst und nur Tod durch Infektionskrankeiten, Atemwegs-, Herzkreislauferkrankungen und maligne Tumoren in Betracht zieht, findet man ein relativ hohes Todesrisiko von ca. 7.4 (Harris und Barraclough 1998, Tabelle 9a, 10 und 11, S. 22, 24). Die Häufigkeit unerklärlicher plötzlicher Todesfälle, für die auch bei der Autopsie keine Ursache (z.B. Infarkt) zu finden ist, liegt bei ca. 10% der dauerhospitalisierten schizophrenen Patienten (Hussar 1966), – je nachdem wie die Autoren die Begriffe „plötzlich" und „Ursache" verstehen – siehe auch Kapitel „Definition des psychogenen Mortalitätssyndroms". Es gibt aber auch Studien, wobei weniger (ca. 5% [Schweizer 1985, S. 4 und 6]) bis keine (Walz 1991, S. 39) „unbekannten" oder „übrigen" Todesursachen verzeichnet sind (vgl. Bitter-Müller 1980). Nichtdestotrotz tendiert die Fachliteratur generell zur Meinung, dass ein nicht zu übersehender Zusammenhang zwischen Psychose und dem plötzlichen, unerwarteten Tod bestehe: Die Auswirkungen von Psyche und Umwelt auf somatische Parameter gewinnen auch in der biologischen Psychiatrie an Bedeutung, wo „üblicherweise somatische Parameter untersucht (werden) mit dem Ziel, physiologische oder biochemische Korrelate von psychischen Symptomen oder Verhaltensweisen zu belegen – oft auch im Sinne einer kausalen Attribution" (Steinert et al. 1996, S. 212).

Der Laie mag sich nun fragen: Was ist eigentlich eine Psychose? Psychosen sind Geisteskrankheiten, modern ausgedrück psychische Störungen, bei denen die Beeinträchtigung der psychischen Funktionen ein so grosses Ausmass erreicht hat, dass die Einsicht in den sozialen Kontext der eigenen Handlungen und die Fähigkeit, den üblichen Lebensanforderungen zu entsprechen, erheblich gestört sind und der beobachtbare Realitätsbezug des Betroffenen von Drittpersonen häufig nicht mehr nachzuvollziehen ist. Es handelt sich um keinen exakteren oder genau definierten Begriff. Psychiatrische Störungen, die in der Regel Psychosen implizieren, sind z.B. die Schizophrenie, bestimmte Formen der Depression, und die „umgepolte Depression", die Manie (Degkwitz et al. 1980, S. 23). Der Eindeutigkeit und Klarheit halber möchte ich im Folgenden eine kurze Definition von Psychose geben, wie sie gegenwärtig mehr oder weniger weltweit akzeptiert wird:

> *PSYCHOSE ist ein aussergewöhnlicher Zustand der geistig-seelischen Haltung („mind-brain state"), der durch eine derart intensiv erlebte Subjektivität im Sinne von veränderten äusseren und inneren Wahrnehmungen – insbesondere die des eigenen Ichs – geprägt ist, dass das ihm entsprechende Verhalten von den Mitmenschen kaum oder gar nicht nachvollzogen werden kann und den Betroffenen in Isolation und Einsamkeit bannt. Eine psychotische Störung liegt vor, wenn mindestens eins der folgenden Symptome vorhanden ist: desorganisiertes Verhalten, Halluzinationen, Wahnphänomene, Zerfahrenheit im Denken.*

Als Folge solch eines aussergewöhnlichen Bewusstseinszustandes werden Dinge erlebt, die von der Umwelt anders oder gar nicht wahrgenommen werden: Die Umwelt wird z.B. so aufgefasst, als sei sie für den Betroffenen arrangiert oder als sei er von ihr manipuliert. Es wird an Überzeugungen festgehalten, und es werden Auffassungen geäussert, die von den anderen Menschen kaum mit ihrer kollektiven Realität in Beziehung gebracht werden können. (Siehe auch das Unterkapitel „Binding und Psychose" auf S. 204ff im Kapitel „Naturphilosophische Überlegungen".)

Jemand, der an einer *schizophrenen* Psychose leidet, fühlt sich vielleicht wie hypnotisiert; er hört Stimmen; er fühlt sich verfolgt; er glaubt, ihm würden Gedanken eingegeben, gelesen, kontrolliert oder weggenommen. Während der Psychose kann ein sonst vernünftiger Mensch meinen, dass ihm die Zehn Gebote in den Weisheitszahn eingepflanzt wurden; er kann seinen Penis abschneiden und aufessen oder seinen Körper mit Messerschnitten oder Zigarettenbrandmarken versehen, um sich selbst besser zu spüren oder um sich von seinen noch gravierenderen seelischen Schmerzen abzulenken; er kann auf die merkwürdige Idee kommen, eine „Zaubermedizin" aus seinem eigenen Kot und Urin im Aschenbecher zusammenzumischen und diese mit einer von der Station gestohlenen Spritze in das Kniegelenk zu spritzen.

Eine Person, die unter einer *depressiven* Psychose leidet, kann der Überzeugung sein, dass ihr Gehirn eine Pfütze voller Gewürm sei, dass sie schon tot sei und deswegen ihre eigene Verwesung riechen könne, dass ihre Haut in Fetzen von ihrem sonst nackten Skelett herabhänge u.a.m. Sie könnte versuchen, mit einer Bohrmaschine das Ungeziefer aus ihrem Kopf zu entfernen, bzw. in ein Bestattungsunternehmen einbrechen und sich neben eine Leiche in den Sarg legen usw.

Im gegenteiligen Zustand der *manischen* Psychose kann ein Mensch unbeirrbar sicher sein, dass er merkwürdige Wesen aus dem Leib gebäre, dass er Jesus Christus sei, dass er unendlich reich oder mächtig sei und entsprechend handeln: schnell mal eine Villa kaufen, oder Geld verteilen, mal kurz am anderen Ende der Welt vorbeischauen. Man könne alles machen, alles erreichen, wenn man nur die Zeit nutze: 20 Luxus-Autos bestellen oder einen rasenden Zug eigenhändig stoppen.

Psychotisches Erleben können wir am ehesten mit unseren *Träumen* vergleichen, die uns eine alternative Welt (präziser: ein Bild unserer unbewussten Befindlichkeit) anbieten, mit einer einzigartigen und differenzierten Logik. Nach dem Erwachen aus dem Traum bzw. nach dem Abklingen der Psychose gewinnt man eine gewisse Distanz zum Erlebten. Trotzdem ist der Betroffene von ihm fürs weitere Leben geprägt. Das „Erwachen" aus einer Psychose ist auf jeden Fall erschütternd – nicht ungleich dem Erwachen aus einem furchterregenden Alptraum.

JUNG betonte, dass die profunden inneren Erlebnisse des modernen Menschen, in Form und Inhalt den sogenannten „grossen Träumen" der Naturvölker gleichen können (Jung 1979b, Pars. 525, 528, 549). Solche Träume sind oft wesentliche Teile von Einweihungsmysterien der Naturvölker, z.B. bei den Ureinwohnern Australiens. Es können zwei Haupttypen unterschieden werden:

- Pubertätseinweihungen, bei denen jedes heranwachsende Mitglied der Gesellschaft die sakralen und weltlichen Erfahrungen und Erkenntnisse bekommt, die für das spirituelle und praktische Wohlsein und die Entwicklung der Sippe notwendig sind.
- Spezialeinweihungen, bei denen gewisse, auserwählte Individuen (Heiler, Priester, Zauberer usw.) die sakralen und weltlichen Erfahrungen und Erkenntnisse erhalten, um ihre kollektive, irdisch-menschliche Bedingtheit transzendieren zu können und Vertreter übernatürlicher Wesen oder sogar Ihresgleichen zu werden.

Grosse Träume dienen auch der transzendentalen Kommunikation (z.B. Divination) und ermöglichen den Kontakt mit Geistern oder mit anderen übernatürlichen Wesen, der für das spirituelle und irdische Überleben zwingend erforderlich sein kann (vgl. die Praktiken der Naskapi-Indianer der Halbinsel Labradors beschrieben in Speck 1977).

Ein grosser Traum vermittelt eine Begegnung zwischen dem Ich und den Inhalten des Unbewussten. Normalerweise sind die unbewussten Botschaften an das Bewusstsein so überwältigend, dass sie vorübergehend die erwartungsvolle Aufmerksamkeit des Ichs dominieren. Dies kann zweierlei Konsequenzen für das Ich haben:

- einen positiven Einfluss, so dass die unbewussten Botschaften schlussendlich zu einer Verminderung der Spannung zwischen unbewusster Tendenz und bewusster Haltung führen. In diesem Fall dienen die unbewussten Reaktionen der Psyche wie das Fieber dem Körper: Sie sind ein wesentlicher Teil des Selbstheilungsprozesses. Hier redet man von einer sogenannten „spirituellen Krise" oder vom „Individuationsprozess" und bezeichnet die unbewussten Ausbrüche in optimistischer Hinsicht als Visionen, Inspirationen oder Gottesstimme.
- einen negativen Einfluss, insofern als die unbewussten Botschaften schlussendlich zu einer Verstärkung der Spannung zwischen unbewusster Tendenz und bewusster Haltung führen. In diesem Fall wird der Betroffene überfordert und geschwächt: Das „Seelenfieber" ist zu hoch. Hier redet man von einer „Geisteskrankheit" oder von einer Psychose und bezeichnet die unbewussten Ausbrüche als Halluzinationen, Wahnvorstellungen oder Stimmenhören.

Eine mögliche Art der zweiten Konsequenz dürfte unter der Rubrik „Acute Exhaustive Mania" (Wendkos 1979, Kapitel 10, S. 165–175; Derby 1933; bzw. „Bell's Fulminating Mania" Bell 1849; Kraines 1934) versteckt sein (Yawger 1936, S. 879). Dies ist eine seltene und seltsame Form einer akuten Hypermanie und kann innerhalb von wenigen Tagen zum Tode führen. Das Syndrom enthält drei charakteristische Merkmale: (1) persistierendes, extrem gewalttätiges, psychotisches Verhalten (selbstverständlich auch hier nicht durch Alkohol oder Drogen verursacht); (2) plötzlicher, unerwarteter tödlicher Ausgang; (3) Fehlen jeglicher bedeutsamer pathologisch-anatomischer Veränderungen bei der Obduktion. Hier ein typischer Fall:

> „EIN JUNGES INDIVIDUUM im zweiten oder dritten Lebensjahrzehnt wird plötzlich unruhig und aufgeregt. Seine psychomotorische Aktivität steigert sich und wird durch Heiterkeit oder Ängstlichkeit als Reaktion auf den Druck sich ihm von innen her aufdrängender Gedanken begleitet. Arbeit und Verpflichtungen werden vernachlässigt. Schlaf wird schwierig und oft unmöglich. Impulsive oder reaktive Aggressivität steigt. Das Individuum zerstört Geräte oder Möbel oder wird tätlich gegenüber seinem Nachbarn, offensichtlich grundlos. Es wird schliesslich ins Spital eingewiesen. Die Erregung und Umtriebigkeit bestehen Tag und Nacht unterbrochen von kurzen Verschnaufpausen. Die Erregung steigert sich bis in eine unaufhörliche manische Rage, wenn sich das Individuum seine Kleider vom Leibe reisst, die Kleider in Streifen reisst, das Bett auseinander nimmt, die Matratze zerfetzt, um sich schlägt und fast rhythmisch an die Wand und ans Fenster klopft, sich wild aus dem Zimmer stürzt, jeden in seiner Reichweite tätlich überfällt, und ziellos, anscheinend ohne Plan vom einen ans andere Ende des Zimmers rennt.
>
> Der Puls wird schnell sogar in den Augenblicken der Ruhe. Nahrung und Flüssigkeiten werden abgelehnt, und ein Gewichtsverlust wird deutlich. Das Schwitzen ist übermässig und unaufhörlich. Der Blutdruck fällt und der Puls wird fadenhaft. Fieber wird registriert. Zu Beginn des Tobsuchtanfalls liegt es bei 37.8° C rektal. In einem Zimmer isoliert wird der Patient sich gegen die Wand werfen oder seinen Kopf gegen sie stossen. Wenn der Patient in einer lauwarmen Badewanne oder in einem Bett (im Wickel oder Leintuch) fixiert ist, wird er sich andauernd gegen den Widerstand aufbäumen, versuchen sich loszureissen und seine offensichtlich ziellose Aktivität wieder aufzunehmen.
>
> Das Fieber steigt, der Puls wird fadenhaft und schnell, der Blutdruck fällt weiter, Schweiss tropft andauernd, die Zunge wird trocken und belegt. Die Haut ist gerötet und fühlt sich heiss an. Nach wechselhaften, Stunden bis Tage andauernden Erregungsepisoden mag die Temperatur bis auf 40.6° C rektal, 41.7° C rektal oder sogar 43.3° C rektal ansteigen. Die Haut mag blass oder zyanotisch werden und schlagartig stoppt jegliche Aktivität, Atmung und Herztätigkeit hören auf und der Patient ist tot. Das Ende mag so plötzlich und unerwartet kommen, dass der betreuende Psychiater mit einer verdriesslichen Überraschung zurückgelassen ist, und das Rätsel wird

> nach der pathologischen Untersuchung noch verstärkt, weil die Autopsie in der Regel nicht in der Lage ist, irgendwelche Befunde zu entdecken, die den Tod erklären könnten. Demzufolge ist die übliche Diagnose (1) eine nicht näher spezifizierte Psychose und (2) Erschöpfung durch Überanstrengung im Zustand einer akuten Manie."[42] (Wendkos 1979, S. 165–166) (Fall ursprünglich von Shulack 1938)

Differentialdiagnostisch kaum von Bell's Fulminating Mania zu differenzieren, erwähne ich überleitend die seltenen und doch nicht unbekannten Fälle der „perniziösen Katatonie" (Schmid 1988, Kapitel 14, S. 216–244), die Thema des nächsten Abschnitts sind.

Die tödliche Katatonie

> „EIN 35JÄHRIGER PATIENT mit einer katatonen Schizophrenie kommt im Verlauf seines dritten Klinikaufenthaltes in einen Erregungszustand. Das klinische Bild ist das einer febrilen Episode, wie sie *Scheid* (1937) beschrieben hat, ohne dass sich dafür eine organische Verursachung eruieren lässt. Psychisch war der Patient noch zwei Tage vor dem Tode räumlich und zeitlich orientiert und äusserte, wie schon zuvor, eine blande Selbstzufriedenheit und eine ‚pleasurable anticipation of death', eine freudige Todeserwartung. Der Tod erfolgt ohne Änderung des klinischen Bildes, ‚the patient coughed slightly two or three times and ceased to breathe.' Die sorgfältige pathologische post-mortem-Untersuchung ergab keinerlei Hinweise; eine Vergiftung konnte ausgeschlossen werden." (Alexander 1952)

Bei der Katatonie ist die Psyche des Betroffenen überfordert, die übliche Belastung durch äussere oder innere Reize in seinen normalen Bewegungsablauf zu integrieren. Die Störungen können zwischen Extremen wie Erregung und Stupor, zwischen sklavischem Gehorchen und trotziger Ablehnung pendeln. So kann der sich kataton verhaltende Mensch z.B. wie in einer Trance (stuporös) mit eindeutiger Verminderung seiner Reaktionen auf die Umgebung und mit deutlicher Einschränkung seiner eigenen spontanen Bewegungen und Aktivitäten einfach an einem Ort sprachlos (mutistisch) sitzen bleiben, vielleicht sogar mit freiwilligem Einnehmen und Beibehalten unsinniger und bizarrer Haltungen (Haltungsstereotypien). Wenn Drittpersonen ihn zu bewegen versuchen, behält er vielleicht eine starre Haltung bei (Katalepsie) oder seine Glieder oder sein Körper verharrt in Haltungen, die von aussen aufgezwungen sind (wächserne Biegsamkeit). Manche unter einer Katatonie leidenden Menschen führen automatisch Anweisungen auf Befehl aus (Befehlsautomatismus) oder wiederholen unaufhörlich gewisse Wörter oder Sätze (verbale Perseveration). Zwangshaltungen und -stellungen können lange Zeit beibehalten werden. Sie können auch einen Negativismus zeigen, d.h. sie haben einen anscheinend unmotivierten Widerstand gegenüber allen Aufforderungen oder Versuchen, bewegt zu werden, oder führen stattdessen Bewegungen in die entgegengesetzte Richtung aus. Oder sie machen erregt anscheinend sinnlose Bewegungen, die von aussen nicht erkenntlich doch von äusseren Reizen herrühren können.

In diesem Kapitel bin ich vor allem an den episodenhaften schweren Erregungszuständen im Rahmen der Katatonie interessiert. „Die katatonen Syndrome stehen zwischen neurologischen und psychiatrischen Störungen, zwischen schizophrenen und affektiven Psychosen, zwischen guten und schlechten Verläufen, zwischen körperlich begründbaren und endogen-psychotischen Krankheiten sowie zwischen psychotischen und psychogenen Zuständen" (Saß 1981, S. 373) und sind für das hier behandelte Thema des psychogenen Tods von besonderem Interesse.

In der psychiatrischen Fachliteratur findet man zwischen 1930 und 1960 eine Flut von Veröffentlichungen, die sich mit verwirrenden Fällen von „perniziöser Katatonie" (vgl. Kindt 1980) befassen und ab etwa 1960 tauchen überwiegend Artikel über Fälle des Malignen Neuroleptischen Syndroms (MNS) (Kellam 1987, Mann et al. 1986) auf. In sämtlichen Fällen der einen oder der anderen Kategorie fand man bis heute noch keine eindeutige somatische Ursache für den tödlichen Ausgang.

Die perniziöse (verderbliche) Katatonie (von Braunmühl 1947) wird ihrem Namen gerecht, wenn sie innerhalb weniger Tagen in den unwiderruflichen Tod des zuvor völlig gesunden, „normalen", d.h. nicht geisteskranken Betroffenen mündet. Sie wurde über die Jahre in der medizinischen Literatur unterschiedlich benannt: „delirium acutum" (Schüle 1867a, 1878; Conrad 1972); „tödliche Katatonie" (Stauder 1934, Jahn und Greving 1936); „tödliche, febrile, zyanotische Psychose" (Scheid 1937, Scheid und Baumer 1937); „akute Katatonie mit tödlichem Ausgang" (Locher 1940); „akute Katatonie" (Schmitz 1941); „akute, tödliche Katatonie" (Arnold 1949); „bedrohliche Hyperkinesie" (Neele 1949); „lebensbedrohliche, katatone Psychose" (Huber 1954, 1961) und „Motilitätspsychose" (Leonhard 1972). (Siehe z.B. auch die Diskussion zum Thema in Schmid 1988, Kapitel 14, FN 32, S. 241–242.) In der Regel wird die perniziöse Katatonie als nosologische Unterform der Schizophrenie verstanden. C.G. JUNG z.B. zog es vor, die „rasch tödlich verlaufenden Katatonien" nicht zur Gruppe der Schizophrenien zu zählen, weil sie seiner Meinung nach „von Anfang an auf organischer Basis zu beruhen scheinen" (Jung 1979b).

In der Tat bleibt die Nosologie der perniziösen Katatonie bis heute ein wissenschaftlich ungelöstes Problem (vgl. z.B. Kindt 1980, bes. Kapitel 4.4 und die Referenzen 516–520, S. 130–131). Wegen ihrer vielfältigen eindrucksvollen psychopathologischen sowie somatischen Facetten wird die „bedrohliche Katatonie" von manchen Autoren als ein unspezifischer Symptomkomplex gesehen, dem ein vielfältiges Ursachengeflecht zugrundeliegt (Schmidt und Zacher 1974). Die medizinische Literatur ist immer noch geteilter Meinung darüber, ob man es hier mit einer Krankheit sui generis oder mit einem Syndrom (= Bündel von Symptomen) zu tun hat. Die daraus entstandene Kontroverse scheint tendenziell der Krankheit sui generis den Vorrang zu geben (siehe Kindt 1980, S. 100–103, bes. FN 520, S. 131). Eine eingehende Diskussion dieses Problems würde den Rahmen dieser Arbeit sprengen. Vielmehr möchte ich die perniziöse Katatonie in diesem Buch einfach als einen Spezialfall des allgemeinen psychogenen Todesphänomens betrachten.

Als Fallbeispiel für perniziöse Katatonie bringe ich eine Beobachtung aus einer Studie im Jahr 1934:

> „P.G., 23 JAHRE, LANDWIRT. P.G. war immer gesund, kräftig. Tüchtiger, fleißiger Arbeiter. Gern allein, sonst aber unauffällig. Am Tage vor der Einlieferung in die Klinik plötzlicher Erregungszustand. Er war auch an diesem Morgen noch vollkommen unauffällig für die Umgebung; er hatte alle Arbeiten in gewohnter Weise erledigt. Er hatte eben einen warmherzigen und vollkommen geordneten Glückwunschbrief geschrieben. Er legte die Feder weg, sprach das Tischgebet, nahm Messer und Gabel zur Hand. Sprang plötzlich auf und ging mit dem Messer auf seine Angehörigen los. – Er redete ‚unverständlich'. Er beruhigte sich nur für kurze Zeit. Äußerte dann, ‚er müsse sterben' ... In der Nacht schwerer Erregungszustand, wilde Schreie. Bei der Aufnahme in die Klinik sinnlos erregt, schlägt um sich, greift Kranke und Pfleger an, kann von vier Pflegern kaum gehalten werden.
>
> Schon bei der Aufnahme *kleine und große flächenhafte Blutergüsse am ganzen Körper. Füße, Hände und Unterarme sind tiefblau (Acrocyanose).*
>
> Exploration unmöglich. Nur das eine ist zu erfahren, daß er Angst hat, umgebracht zu werden.
>
> – Ein medikamentöser Schlaf ist auch mit Scopolamin nur für kurze Zeit herbeizuführen. Dann bricht der Erregungszustand wieder mit elementarer Wucht los. Die extreme, jetzt stumme Erregung hält auch den nächsten Tag an. Vorübergehende Areflexie und Harnretention. Am 3. Tage trotz Fieberanstieges bis auf 39° noch immer maßlos erregt und gewalttätig. Verweigert Nahrung, ist wegen Widerstrebens kaum zu untersuchen.
>
> Beginnende Bronchopneumonie! Mittags profuse, stinkende, dünnflüssige Durchfälle, bakteriologisch o.B.
>
> Bewußtseinsgetrübt, verfallen. Peripherer Kreislaufkollaps. Schneller Verfall trotz Temperaturabfall. Stirbt am 4. Tag nach der Einlieferung (5. Tag der Psychose).

Hirnsektion o.B. Keine Hirnschwellung. Geringe Bronchopneumonie." (Stauder 1934, S. 616)

Die meisten allgemeinen Merkmale des perniziösen katatonen Syndroms sind in diesem Beispiel evident und bei fast jedem Betroffenen wieder anzutreffen. Als massgebliche Grundstimmung herrscht Angst mit Todesahnungen und Todesgewissheit. Die Patienten sterben mit den Zeichen einer Herz-Kreislauf-Insuffizienz. Falls der Kranke die lebensbedrohliche Phase überlebt, ist eine völlige Wiederherstellung des psychischen und physischen Zustandes möglich.

Es folgt nun eine Übersicht aus der Literatur.
Das klassische Symptombild der tödlichen Katatonie umfasst mehrere häufig auftretende Merkmale.

Anamnestische Merkmale: Akuter, endogener Beginn unabhängig vom Alter, prämorbider Persönlichkeit, Physiognomie, Verhalten, Beruf, Lebensstil, ethnischer Herkunft, Rasse oder anderen genetischen, biologischen oder umweltbedingten Faktoren. (Dasselbe gilt für den psychogenen Tod im allgemeinen.)

Manchmal (nach ARNOLD in 40% aller Fälle) gibt es eine kurzfristige „Warnung" (mehrere Tage bis höchstens 6 Wochen vorher, im Durchschnitt 10 Tage) im Sinne eines ganz uncharakteristischen Vorstadiums vor Beginn der akuten Psychose (1. Phase der Erkrankung: Siehe unten). Der künftig Betroffene hat sich in der Regel gut im Griff, kann noch arbeiten usw., mag aber über ein Gefühl von allgemeiner Schwäche klagen, unter Kopfweh, Schlaf- und Appetitlosigkeit leiden. Andere mögen bemerkt haben, dass der künftig Betroffene einen Bärenhunger vor dem Ausbruch der eigentlichen Krankheit hatte, dass er emotional labil und agitiert war. Eine der Krankheit vorangegangene Tendenz zu schwitzen oder gewisse Zeichen der Zyanose sind in einigen Fällen berichtet worden.

Hier muss betont werden, dass die Literatur zur perniziösen Katatonie in der Regel von keinem eindeutigen und überzeugenden, exogenen, psychologischen Auslöser berichtet. Auch kein physisches oder psychologisches Trauma, kein Heimweh, keine auf den Tod bezogenen magischen oder anderen Glaubensansätze sind hier offensichtlich im Spiel. Wenn die tödliche Katatonie überhaupt „psychogen" ist, dann wahrscheinlich eher im Sinne von unbewussten, suggerierenden Faktoren. In der Tat konnte der Einfluss solch unbewusster Faktoren auf den Ausbruch der tödliche Katatonie nachgewiesen werden, wie ich im letzten Teil „Die tödliche Katatonie im Zusammenhang mit dem Unbewussten" dieses Abschnitts noch diskutieren werde (S. 100ff).

Verhaltensmerkmale: Spontanes, gewaltsames, desorganisiertes Verhalten, das auf sich selbst sowie auf die unmittelbare Umgebung ausgerichtet ist. Der Betroffene leidet zudem unter massiver Schlaflosigkeit, lehnt fast immer jegliche Nahrungsaufnahme (fest und flüssig) ab und zeigt extrem ausladende Änderungen in seiner Motorik.

Der Betroffene leistet einen heftigen, motorischen Widerstand gegen jeglichen Versuch, ihn zu bändigen; bäumt sich auf wie ein Tobsüchtiger, der aus einem imaginären Käfig ausbrechen will oder, um einen Ausdruck von SCHÜLE zu nehmen, „wie ein zu Tode gehetztes Tier" (Schüle 1867b, S. 316). Es ist, als wenn sich der ausweg- und hilflos Betroffene hoffnungslos in einer inneren Käfigsituation befindet.

Auch Individuen, die vom Medizinmann, Priester oder Zauberer einer naturgebundenen Gesellschaft zum Sterben befohlen werden, lehnen fast immer jegliches Nahrungsmittel (fest und flüssig) ab. Eine Unterform der psychogenen Todesfälle bei den Naturvölkern zeigt ebenfalls eine akute motorische Agitiertheit. (Der anderen Unterform entspricht ein langsam und friedvoll vollzogener psychogener Tod. Siehe S. 19.) Über Schlaflosigkeit bei psychogen zu Tode Geweihten wird nicht berichtet.

Somatische Merkmale: Diese treten spontan auf und verstärken sich im Verlauf.

Die prominenteste symptomatische Änderung ist ein rascher Fieberanstieg von ca. 37,5 Grad bis auf eine obere Grenze von ca. 43,3 Grad. Dabei tritt profuses Schwitzen auf. Die Störung des Wasser-Haushalts kann von mild bis extrem sein, im letzteren Fall bis hin zur Dehydratation (sehr wenig Urin, Anschwellungen insbesondere an den Füssen, öliges Gesicht, aufgedunsene, schwabblige Haut, die sich wie Teig anfühlt (vgl. Jahn und Greving 1936)).

Gleichzeitig herrscht eine Tachykardie in Form eines flachen, frequenten und mit der Zeit langsam schwächer werdenden Pulses, dessen Kurve die Temperaturkurve oft kreuzt bzw. überholt (Scheid 1937): Die Tachykardie steigt im Verhältnis zur Temperaturbewegung in viel steilerer Kurve an, sodass zumeist ein charakteristisches Überkreuzen von Puls- und Temperaturkurve zustande kommt („Todeskreuz") (Scheid 1937, S. 36; Hüssy 1945). Der Blutdruck ist entweder labil oder hoch.

Dazu kommt noch eine extreme Akrozyanose ohne Dyspnoe begleitet von zwei differentialdiagnostischen Änderungen in der Blutchemie: hohe N-Werte und niedrige Ca-Werte (Arnold 1949). Grossflächige Hämatome der Haut treten auf, und der Betroffene zeigt eine Bereitschaft zu bluten (positiver Rumpel-Leede-Test). Bei Frauen wird diese Blutungsbereitschaft von Menstruationsstörungen begleitet. Insbesondere JAHN und GREVING haben ihre Aufmerksamkeit auf kryptogene Veränderungen im Blut und im bluterzeugenden Apparat gerichtet, die bis hin zu chemischen Änderungen im fliessenden Blut oder zu pathologisch-anatomischen Änderungen im Knochenmark führen können (Jahn und Greving 1936).

Psychopathologische Merkmale: Angst – siehe unten –, getrübtes Bewusstsein, zunehmende Zerfahrenheit im Denken, akustische Halluzinationen in nur $^{1}/_{4}$ aller Fälle verglichen mit $^{3}/_{4}$ der Fälle bei den Schizophrenien, selten auch visuelle Halluzinationen, häufig bizarre Wahnphänomene, aber auch andere, eher übliche Wahnideen wie Elektrifizierung, Hypnose, Schuld, Sünde, Verfolgung, Vergiftung u.a.m. kommen vor (vgl. Arnold 1949, S. 389–390).

Die Angst wird unmittelbar aus dem Verhalten ersichtlich oder verbal ausgedrückt: Erschaudern vor einer vermeintlich bevorstehenden und unter Umständen todbringenden Katastrophe (oder vor einem sonstigen katastrophalen, tödlichen Geschehen). Hierbei können die verschiedensten Wahnideen – siehe auch oben – eine Rolle spielen: Die Angst scheint somit unveränderbar und schicksalhaft mit imaginären, unausweichlichen, ja tödlichen Drohungen unauflöslich verknüpft zu sein. Während Suizidgedanken eher selten vorkommen, werden Todesahnungen oft und explizit ausgedrückt:

„Es scheint mir eher, als würden sich die Kranken einem erahnten Schicksal willenlos fügen, ja sich förmlich in den Tod flüchten und ich muss dabei an die bekannten Berichte von Todesdämmerung bei Primitiven denken, wobei der Tod anscheinend nur auf suggestiver Grundlage eintritt." (Arnold 1949, S. 387)

Der Verlauf der Krankheit hat eine charakteristische Form mit vier Stadien (Mann et al. 1986):

(1) *Präpsychotisches Prodrom* von höchstens 6 Wochen mit durchschnittlicher Dauer von ca. 10 Tagen. Typische Symptome sind hier Schwäche, Kopfweh, Angst, schwankende Emotionen, Insomnie und Appetitlosigkeit (aber manchmal auch Heisshunger). Eine Tendenz zum Schwitzen und gewisse Zeichen der Zyanose kommen in dieser Phase auch vor. Der Betroffene ist während dieser Zeit in der Regel fähig, seiner Arbeit und weiteren sozialen Verpflichtungen nachzugehen.

(2) *Hyperaktive psychotische Erregungsphase* von Stunden bis mehrere Wochen mit durchschnittlicher Dauer von 4 bis 5 Tagen (Arnold 1949). Typisch ist hier ein extrem intensiver und zerstörerischer Erregungszustand, der Tag und Nacht anhält. Beginn der klassischen, vegetativen Symptome. Ferner motorische Symptome, vor allem Mutismus, Haltungs- und Bewegungsstereotypien, Katalepsie und eine verschiedene Grade durchschreitende Rigidität mit progredienter Ausprägung in den nächsten zwei Krankheitsphasen.

(3) *Erschöpfungsphase der „mutistischen, stumpfen Erregung"*. Während dieser Phase (ca. 2 bis 3 [Arnold 1949], höchstens 8 [Schmitz 1941] Tage Dauer) tritt die Hyperaktivität über mehrere Stunden bis Tage langsam in den Hintergrund und wird durch einen stumpfen oder brutalen und selbstzerstörerischen Erregungszustand mit extremer Hyperthermie ersetzt. Die somatischen Symptome dieser „febrilen zyanotischen Episode" werden durch die Trias: Fieber, Zyanose ohne Dyspnoe und Tachykardie beherrscht (siehe oben). Die schizophrenen Symptome treten in den Hintergrund, die Bewusstseinstrübung in den Vordergrund; die Schlaf- und Appetitlosigkeit besteht fort. Der Anfang dieser Phase kennzeichnet den Wendepunkt der Krankheit. Falls nicht vor oder zu Beginn dieses Stadiums massive Interventionen, wie z.B. eine intensive Elektroschockbehandlung (von Braunmühl 1947) in Angriff genommen werden, mündet diese Phase unwiderruflich in die nächste, die Terminalphase, und der Patient gilt als verloren. Laut ARNOLD ist der Patient zum Tode verurteilt, falls diese Massnahmen nicht spätestens am zweiten bis dritten Tag nach Ausbruch der vorangegangenen, hyperaktiven Erregungsphase eingeleitet werden (Arnold 1949, S. 392). Auch bei den Naturvölkern muss ein überzeugendes Ritual oder ein heilbringender Zauberer vor oder zu Beginn dieser dritten Phase eingreifen, um einem psychogenen Tod, der durch Voodoo, Tabubruch, Verwünschung o.Ä. heraufbeschworen wurde, Einhalt zu gebieten.

(4) *Stuporische Terminalphase* der fortschreitenden körperlichen und geistigen Starrheit bei bestehender Schlaf- und Appetitlosigkeit mit Koma und kardiovaskulärem Kollaps, in dem die Temperatur auf normale Werte absinkt, während der Puls schnell bleibt. Während dieser Phase (1.5 bis höchstens 5 Tage Dauer (Arnold 1949, Schmitz 1941)) wird die Skelettmuskulatur verschiedenartig von schlapp bis rigide beschrieben. Jegliche Lebenskraft des Betroffenen versiegt; die Remissionen der Erregtheit dehnen sich aus auf mehrere Stunden, die nur sporadisch von exzitatorischen Ausbrüchen unterbrochen werden. Die schizophrenen Symptome treten noch weiter in den Hintergrund, die vegetativen Symptome der dritten Phase, vor allem die Symptomtrias und die Bewusstseinstrübung, stärker in den Vordergrund bis hin zum Exitus letalis.

ARNOLD berichtet anhand einer Studie (Arnold 1949) von 142 Patienten (Durchschnittsalter 35 J.; keine Information über die Geschlechterverteilung), dass die letzten zwei Phasen zusammengenommen im Schnitt 8 Tage dauern und der Gesamtverlauf 16.3 Tage.

Je älter der Betroffene beim Ausbruch ist, desto länger dauert der Gesamtverlauf. In einer Studie (Schmitz 1941) mit 20 Patienten wurde eine Durchschnittsdauer von 15.3 Tage für die 10 jüngsten Patienten (Durchschnittsalter 26.2 J.) und eine Durchschnittsdauer von 21.7 Tage für die 10 ältesten Patienten (Durchschnittsalter 40.1 J.) gefunden. Für die 12 Verläufe mit einer kurzen Durchschnittsdauer von 11.7 Tagen (3 bis 15 Tagen insgesamt) fand er ein Durchschnittsalter von 30.6 Jahren und für die 8 Verläufe mit einer langen Durchschnittsdauer von 28.8 Tagen (17 bis 62 Tagen insgesamt) fand er ein Durchschnittsalter von 37.0 Jahren.

Nach derselben Studie ist der Verlauf für Frauen fast doppelt so lang wie der für Männer desselben Alters: durchschnittlich 24.3 Tage für 10 Frauen (Durchschnittsalter 33.3 J.) verglichen mit 12.7 Tage für 10 Männer (Durchschnittsalter 33.0 J.).

Es ist nicht schwierig, zwischen den Merkmalen der perniziösen Katatonie und denen der psychogenen Todesfälle sowie ihren jeweiligen Verläufen Ähnlichkeiten und gewisse Gemeinsamkeiten zu entdecken. Zum Vergleich erinnere ich, dass die klassischen psychogenen Todesfälle Verläufe haben, die mehrere Stunden bis mehrere Tage dauern (Stumpfe 1973, S. 14–15). Im Gegensatz zur Katatonie (und Heimweh-Tod) ist es mir nicht bekannt, ob Erkenntnisse über Geschlechtsunterschiede im Verlauf beim Voodoo- und Tabu-Tod vorliegen. Insbesondere entziehen sich beide Prozesse, perniziöse Katatonie und klassischer psychogener Tod, jeglichem entgegenwirkenden Einfluss oder Appel von aussen, wenn der Verlauf einmal einen kritischen Punkt überschritten hat (Stumpfe 1973, S. 72; Schilling 1948).

Trotz der Unterschiede in Nosologie, Phänomenologie und Ätiologie in den obenerwähnten Studien blieben frühere klinische Beschreibungen der tödlichen Katatonie bis zur Neuroleptika-Ära ab ca. 1960 ziemlich konsistent. Seither dominieren psychopharmakologische Massnahmen die institutionalisierte Behandlung psychiatrischer Patienten. Vor der Entwicklung der Neuroleptika entsprach die perniziöse Katatonie schätzungsweise 0.25–5.5% aller Einweisungen in psychiatrische Kliniken mit einer Mortalität von 75–100% (Mann et al. 1986).

Das „klassische Bild" der perniziösen Katatonie ist seit 1960 fast gänzlich verschwunden. Dies hat einige Autoren zum Schluss gebracht, dass die „akute, lebensbedrohliche Katatonie" kaum mehr existiert (Häfner und Kasper 1982, Zusammenfassung; Hermle und Oepen 1986, S. 192). So zeigen Breitspektrum-, Langzeit-, epidemiologische und klinische Untersuchungen (Gabris und Müller 1983, Häfner und Kasper 1982) und umfassende Darstellungen der Weltliteratur zum Phänomen (Kellam 1987), dass die Prävalenz der perniziösen Katatonie in Nordamerika seit 1960 zurückgegangen ist. Es scheint, als wenn die tödlich verlaufende Katatonie – eher ein Syndrom als eine Krankheit, das sich im Zusammenhang mit funktionellen und organischen Krankheiten entwickeln kann – einfach nicht mehr als eigenständiges Krankheitsbild betrachtet wird, obwohl die Diagnose in der Literatur ausserhalb der USA immer wieder gestellt wird (Mann et al. 1986, S. 1374).

Eine mögliche Erklärung für die morphologische Änderung im klinischen Bild des Syndroms liegt wohl in Änderungen im institutionalisierten Behandlungskomplex seit 1960: Lebensbedrohliche Zustände, sogar solche, die im Zusammenhang mit endogenen Psychosen auftreten mögen, werden heutzutage weniger in der Psychiatrie sondern eher in Kliniken der Inneren Medizin oder Neurologie behandelt, die besser für intensivmedizinische Behandlungen ausgestattet sind. In diesem Sinne könnte die Behandlung einer perniziösen Katatonie, wie auch die Behandlung eines schweren Alkoholdelirs, in einer neurologischen Klinik mit einer Alternativdiagnose wie z.B. „nicht spezifische organische Enzephalopathie mit Fieber" (Mann et al. 1986, S. 1377; Häfner und Kasper 1982, S. 386) erfolgen, ohne dass ein Psychiater den Patienten je zu Gesicht bekommen hätte. Einzuwenden ist dagegen, dass Patienten in Erregungszuständen und noch dazu mit Neigung zu gewalttätigem Verhalten in der Regel auf internistischen oder neurologischen Stationen wohl notfallmässig versorgt werden, was eine sedierende Medikation beinhaltet, und diese anschliessend regelmässig an psychiatrische Kliniken weitergewiesen werden.

Die Häufigkeit der perniziösen Katatonie in der Bevölkerung wurde 1982 in Deutschland auf circa 5 Fälle pro Million Einwohner pro Jahr geschätzt (Häfner und Kasper 1982, S. 386) mit einer Mortalitätsrate von gut 60% trotz massiver, lebensrettender medizinischer Eingriffe wie z.B. Elektroschock (Mann et al. 1986). Die perniziöse Katatonie entsprach weniger als 1% aller Fälle, die während 6.5 Jahren zwischen 1975 und 1981 im Gebiet Mannheim, Deutschland (ca. 300.000 Einwohner) mit einer Schizophrenie diagnostiziert wurden (ICD-Nr. 295) und ca. $^1/_4$ derjenigen Fälle, die zusätzlich mit einer Katatonie (ICD-Nr. 295.2) diagnostiziert wurden (Häfner und Kasper 1982, S. 387). Zum Vergleich berichtet eine andere Studie auch von relativ kleinen aber nicht zu vernachlässigenden Häufigkeiten: 4.1 Fälle von perniziöser Katatonie pro 10.000 Fälle von Schizophrenie pro Jahr und 2.6 Fälle pro 1.000 Fälle von Katatonie in einer Schweizer Studie, die zwischen 1961 und 1981 1690 Patienten erfasste (Gabris und Müller 1983). Schliesslich fand eine Zusammenfassung der Weltliteratur zum Phänomen perniziöser Katatonie (Mann et al. 1986) eine Frequenz von 0.13% bis 0.50% der psychiatrischen Einweisungen ab 1960. Obwohl die Frequenz der diagnostizierten Fälle in der Ära der Neuroleptika kleiner als vor 1960 sein mag, ist die Mortalität der erkannten Fälle etwa gleich geblieben.

Diese Studien scheinen die Hypothese zu unterstützen, dass in Folge von Änderungen im institutionalisierten Behandlungskomplex seit 1960 weniger Fälle von perniziöser Katatonie im Bereich der psychiatrischen Versorgung erfasst werden. In der Tat zeigt die obenerwähnte Zusammenfassung, dass das klassische Bild des Syndroms auf ca. 88% der mutmasslichen Fälle von perniziöser Katatonie passt. Die übrigen 22% der Diagnosen können genauso gut unter der Diagnose „Malignes Neuroleptisches Syndrom" (MNS) untergebracht werden. Dieser „unerwartete neurolepsiebedingte Tod" wird auch „Phenothiazin-Tod" genannt, da die ihn hypothetisch begünstigenden Wirkstoffe in erster Linie dieser Medikamentengruppe angehören.

Die tödliche Katatonie im Zusammenhang mit Neuroleptika

„EIN 18JÄHRIGER PATIENT wurde wegen einer schizophrenen Ersterkrankung stationär aufgenommen. Er hatte keine körperliche Vorerkrankung und war nie einer Operation oder Narkose unterzogen worden. Wegen der Schwere seiner akuten Psychose wurde rasch eine hochdosierte Haloperidol-Therapie (mit max. 48 mg/die) eingeleitet. Ab dem 8. Tag des stationären Aufenthaltes entwickelte sich ein ausgeprägter Rigor, verbunden mit Akinese, grobschlägigem Tremor, Speichelfluss und profusem Schwitzen. Ab Tag 9 zeigten sich ein Temperaturanstieg auf maximal 38.2 °C, Puls- und

Blutdruckschwankungen (Höchstwerte 140/min, 220/130 mm Hg). Der Patient war zu diesem Zeitpunkt stuporös. Die CK betrug 210 U/l, vorausgegangen war allerdings eine i.m.-Injektion. Da Klinik und EEG, CCT und Liquor keinen Anhalt für andere Krankheitsursachen lieferten, wurde wegen des Verdachts auf ein MNS Haloperidol abgesetzt. Die orale Gabe von Dantrolen ergab keine wesentliche Besserung. 4 Tage Therapie mit Bromocriptin (max. 7.5 mg/die) führten zu einer kompletten Remission der geschilderten Symptomatik. Die neuroleptische Therapie wurde mit Clozapin erfolgreich fortgesetzt, erneute Anzeichen eines MNS wurden nicht mehr beobachtet." (Förstl und Hewer 1989, S. 117–118)

Eine andere mögliche Erklärung für die morphologische Änderung im klinischen Bild des tödlichen Katatoniesyndroms mag in der frühzeitigen neuroleptischen Behandlung aller endogenen Psychosen liegen. Einerseits behaupten mehrere Autoren, dass seit der Einführung von Neuroleptika in der Behandlung von schweren Psychosen um 1960 die akute, tödliche Katatonie mehr oder weniger verschwunden ist, im Sinne einer „pharmakologischen Formtransformation" (Hermle und Oepen 1986, S. 193 und Literatur). Andererseits gibt es seit der Einführung von Neuroleptika noch ein der perniziösen Katatonie ähnliches klinisches Bild, das pro Jahr zwischen 0,2 bis 1,0 Menschen pro Million Einwohner trifft und unter dem Namen „Malignes Neuroleptisches Syndrom" (MNS) bzw. „Neuroleptic Malignant Syndrome" (NMS) bekannt ist (Delay et al. 1960; Delay und Deniker 1968; Aya 1983a, 1983b; Levinson 1985; Abbott und Loizou 1986; Guzé und Baxter 1986; Levinson und Simpson 1986; Kellam 1987, S. 754). In der obenerwähnten Sichtung der Weltliteratur zu diesem Thema wurden 22.3% der perniziösen Katatonien identifiziert, die allein wegen ihrer klinischen Phänomenologie auch als MNS hätten diagnostiziert werden können (Mann et al. 1986, S. 1377).

MNS ist eine Nebenwirkung von Neuroleptika, die die Aktivität dopaminergischer Rezeptoren (Hirnzellen, die den Informationsbotenstoff Dopamin aufnehmen und Gedankensignale weiterleiten) verringern. In Abhängigkeit von der jeweiligen Studie ergibt sich eine Häufigkeit zwischen 0.02 bis 3.23% der mit Neuroleptika behandelten Patienten, vorzugsweise innerhalb der ersten Wochen nach Beginn der neuroleptischen Behandlung bzw. nach deutlicher Dosissteigerung (siehe z.B. Pelonero et al. 1998). Fallstudien weisen darauf hin, dass plötzliche Änderungen in der dopaminergischen Aktivität an sich das MNS induzieren können (Kellam 1987, S. 753).

Klinische Merkmale wie katatone Symptome, extreme psychomotorische Unruhe, zerebrale Vorschädigung und auch eine mechanische Bewegungseinschränkung (Fixierung) können das Risiko, an einem MNS zu erkranken, erhöhen (Hewer 1999). Weitere Risikofaktoren sind ein MNS in der jüngeren Anamnese, rasche Dosissteigerung und Flüssigkeitsdefizit (Hewer und Rössler 1998). Das MNS hat je nach Studie eine anscheinend rückläufige Mortalitätsrate, die sich zwischen 4 bis circa 20% bewegt (Röther et al. 1995; Kellam 1987, S. 755; Mann et al. 1986, S. 1377). Das Risiko für ein MNS kann möglicherweise durch die Anwendung präventiver Massnahmen, d.h. die Umkehr der Risikofaktoren, reduziert werden.

Charakteristische Symptome für das MNS sind Fieber, Bewusstseinsstörung, extrapyramidalmotorische Störungen und vegetative Entgleisung (Förstl und Hewer 1989; siehe auch Hewer und Rössler 1998, S. 509–513; Association 1994). Aufgrund der Gemeinsamkeiten der Symptomatologie der tödlichen Katatonie und dem MNS wird neuerdings auch erwogen, dass „es sich bei beiden Erkrankungen nicht um getrennte Krankheitsentitäten, sondern um Endstrecken eines Verlaufes mit gemeinsamen Pathomechanismus handeln könnte" (Topka und Buchkremer 1996, S. 413). Das komplexe „Zusammenwirken von individueller Disposition, morbogenen und phamakogenen Faktoren" macht das MNS zum „katatonen Dilemma" (Lausberg und Hellweg 1998, S. 818).

Kurz vor dem unerwarteten Neuroleptika bedingten Tod geben die Ereignisse der letzten Minuten wenige Hinweise auf seine Pathogenese: Der Betroffene wird zyanotisch; gelegentlich werden Krämpfe oder terminale Arrhythmien beobachtet. Auf jeden Fall überwiegt unter den Fällen, die mit plötzlichem Tod enden, der gespannte, unruhige, agitierte und aggressive Formenkreis, der auch bei der perniziösen Katatonie sowie bei gewissen Voodoo- und Tabu-Todesfällen bekannt ist (siehe S. 19).

Selbstverständlich sind die meisten psychotisch erkrankten Menschen – wie auch die Opfer von Voodoo und Tabu – intensiven Angstzuständen und Gespanntheit sowie vermeintlich ausweg-, hilf- und hoffnungslosen, unlösbaren, lebensbedrohlichen Situationen ausgesetzt, wobei die üblichen emotionalen Belastungen eine andere Qualität gewinnen und vor einem grundlegend veränderten psychophysiologischen Hintergrund zur Geltung kommen, in dem Umwelt und „Inwelt" ein unentwirrbares Geflecht bilden. Interessanterweise beinhaltet schon jede alltägliche Stress-Situation, die eine allgemeine psychische Belastung darstellt, immer dieselben vier Hauptkomponenten, die auch in der einem psychogenen Tod vorausgehenden Situation anzutreffen sind: 1. Sie ist mit einer intensiven emotionalen Belastung verbunden; 2. sie ist unausweichlich (Ausweglosigkeit); 3. der Betroffene ist ihr hilflos ausgesetzt (Hilflosigkeit); 4. sie ist hoffnungslos (Hoffnungslosigkeit).

Der grösste klinische Unterschied zwischen Malignem Neuroleptischen Syndrom und der perniziösen Katatonie ist die fehlende Dominanz der typischen Katatonie-Symptome bei einem MNS, nämlich der affektiven und Verhaltensanomalien, des typischen Haltungsverharrens (das nicht notwendigerweise mit einer Erhöhung des Muskeltonus einhergeht), der Hyperkinesen und der Extremzustände mutistischer, stumpfer Erregung; auch zeigt der Rigor beim MNS das Zahnradphänomen, das typisch für die Parkinson-Erkrankung ist, wohingegen der Rigor bei der Katatonie eher weicher (Flexibilitas cerea) ist. Im Gegensatz zu MNS- und Parkinson-Patienten nehmen katatone Patienten ihre Bewegungsstörungen nicht bewusst war. (Siehe z.B. Castillo et al. 1989, Northoff 1999 für weitere klinischen Einzelheiten.) Andererseits wird die Symptom-Triade: Fieber-Stupor-Rigor – im Zusammenhang mit neuro-vegetativen Dysfunktionen wie z.B. Tachykardie, plötzlichen Blutdrucksenkungen, akut auftretenden Fieberschüben begleitet von Schwitzen, Speichelfluss, Dehydratation und Inkontinenz – von beiden, MNS und perniziöser Katatonie, geteilt (Hermle und Oepen 1986, S. 192–193; Kellam 1987, S. 752). Die Differentialdiagnose wird noch komplizierter, da dieselbe Symptom-Triade auch bei zahlreichen anderen Erkrankungen vorkommt wie z.B. der Parkinsonschen Krankheit (neurologische Erkrankung mit extrapyramidalen Störungen), Hitzschlag, Meningoencephalitis etc. (Hermle und Oepen 1986, S. 193; Förstl und Hewer 1989, Tabelle 1, S. 119). Die Differenzierung zwischen einer zugrundeliegenden katatonen Störung, pharmakologischen Nebenwirkungen und Erkrankungen des neurologischen Systems gestaltet sich somit vielmals sehr schwierig, sodass jeweils die Anamnese – insbesondere die Medikamentenanamnese – und das klinische Gesamtbild herangezogen werden müssen, um die Behandlung besser planen zu können.

Das Problem bei der Differentialdiagnose „katatoner Störungen" liegt offenbar in der Tatsache, dass ein relativ unspezifischer Symptom-Komplex an der Schnittstelle zwischen endogenen, organischen und extrapyramidalen psychotischen Störungen entspringen kann (Hermle und Oepen 1986, S. 193; Häfner und Kasper 1982, S. 390–392): Katatone Symptome sind nicht spezifisch und werden bei den verschiedensten Formen von psychischen Störungen, insbesondere von schizophrenen, affektiven und organischen Psychosen gefunden (Hermle und Oepen 1986, S. 189); es scheint sogar, als wenn das kataton-schizophrene Syndrom, die Syndrome der anderen Schizophrenien und das MNS das gleiche Syndrom präsentieren (White 1992), wobei nichts über die Ursache dieser Störungen ausgesagt wird. Und so wurden schon Ausbrüche von perniziöser Katatonie versehentlich als MNS diagnostiziert.

Es liegt im Rahmen der obigen Überlegungen nahe, dass sämtliche erwähnten Syndrome wahrscheinlich von einer plötzlichen Störung in den dopaminergischen Systemen des Gehirns verursacht werden (Kellam 1987). Mit anderen Worten: Änderungen der dopaminergischen Funktionen finden wahrscheinlich beim MNS und der akuten tödlichen Katatonie statt und sind von fundamentaler Wichtigkeit in der Pathogenese beider Störungen (vgl. Hasan und Buckley 1998). Hier möchte ich den Leser auf die Diskussion eines möglichen Zusammenhangs zwischen dem Zustand des desynchronizierten Schlafes („D sleep"), dem mentalen Zustand der Schizophrenie und der „unneutralisierten psychischen Energie" (McCarley und Hobson 1979) aufmerksam machen. Klinisch gesehen tritt der Tod als Folge eines Adam-Stokes-Anfalls bzw. einer paroxysmalen ventrikulären Tachykardie ein (Goodfriend und Wolpert 1987; Pruit 1964, 1974). (Das ergotrope Nervensystem übt dabei eine direkte Wirkung auf die Repolarisation der Kammer aus [Abildskov 1975].)

Die Behandlung des Malignen Neuroleptischen Syndroms bedarf (1) des sofortigen Absetzens aller Neuroleptika; (2) zahlreicher allgemeinmedizinischer und pflegerischer Massnahmen; (3) Dopaminerger Substitution; (4) Muskelrelaxantien; (5) Benzodiazepine; (6) Elektroschock (Fröhlich und Fritze 1992, Tabelle 1.5.5, S. 47; siehe auch Weller und Kornhuber 1992).

Die obigen Exkurse können den Eindruck erwecken, dass wir es hier vor allem mit einer biologischen Störung und weniger mit etwas „Psychogenem" zu tun haben. Inwiefern das Unbewusste eine Schlüsselrolle für den Ausbruch einer tödlich verlaufenden Katatonie spielen kann, ist Thema des nächsten Abschnitts.

Die tödliche Katatonie im Zusammenhang mit dem Unbewussten

Die akute tödliche Psychose bricht nicht selten in Situationen hoher emotionaler Spannung wie z.B. in Haft aus (Farnham und Kennedy 1997). Somit liegt die Vermutung nahe, dass sie eine psychogene Komponente haben könnte, die einer Notwendigkeit zur Selbstvernichtung als Problemlösungsstrategie entspringt: Hierbei wären der extreme Erregungszustand und die ziellose Angriffsgewalt symbolische Mittel zur Erfüllung eines unbewussten Fluchtwunsches durch Selbstvernichtung (Adland 1947).

Dass die perniziöse Katatonie einen deutlichen psychogenen Faktor im Sinne eines latenten psychosomatischen Komplexes besitzt, der empfindlich auf Massensuggestion reagiert, hat ARNOLD in einer Arbeit 1949 gezeigt (Arnold 1949). Seine Daten basieren auf den monatlichen Aufnahme-Frequenzen und den Gesamtzahlen der allgemeinen Schizophrenien sowie den tödlichen Katatonien aus der Wiener Landes-Heil- und Pflegeanstalt „Am Steinhof" in Wien aus den Jahren 1935 bis 1947. Die Analyse zeigt im März 1938, Zeitpunkt des Anschlusses Österreichs an Nazi-Deutschland, einen epidemischen Ausbruch der tödlichen Katatonie; dieser Vorgang kann als Reaktion auf eine kollektive Todesdrohung verstanden werden, ähnlich der Reaktion eines Individuums auf den Todeswunsch eines Zauberers. Auf diese These werde ich im folgenden detaillierter eingehen.

Zunächst möchte ich noch einmal darauf hinweisen, dass bis heute die Schizophrenie keiner eindeutig erkennbaren psychogenen oder organischen Quelle entspringt: Und da die Wissenschaft keine unumstrittene Ursache für die Schizophrenie gefunden hat, d.h. keine biochemische (z.B. Vergiftung o.Ä.), keine biologische (z.B. Virus o.Ä.), keine genetische, keine psychologische (z.B. als Reaktion auf einen sexuellen Missbrauch oder auf eine Umweltkatastrophe o.Ä.) und auch keine soziologische (z.B. als Folge einer „schizophrenogenen Mutter" o.Ä.), wurde sie lange Zeit einfach als endogen, d.h. „von innen kommend" bezeichnet, was auch immer das heissen mag. Seit einigen Jahren nun wird eine soziopsychobiologische Vulnerabilität (= Verletzlichkeit) für die Schizophrenie postuliert, so dass je nach Fall mal diese, mal jene Faktoren für den Krankheitsbeginn und -verlauf verantwortlich sind, vielfach Einzelfaktoren einander potenzieren, ergänzen etc. Unter Berücksichtigung dieser Vulnerabilitätstheorie kann die perniziöse Katatonie tatsächlich eine Unterform der Schizophrenie sein. Wie der Voodoo-, Tabu- oder Heimweh-Tod – kann auch sie eine Reaktion auf Umweltereignisse zeigen. Nichtsdestotrotz ist die Wichtigkeit psychogener Faktoren für die Auslösung schizophrener Symptome weiterhin umstritten.

Bei der vermuteten engen Beziehung zwischen der Schizophrenie und der akuten tödlichen Katatonie wären ähnliche Gestalten der jeweiligen Häufigkeitskurven (Anzahl Hospitalisationen monatlich gemessen über eine grössere Zeitspanne) für die Aufnahmen in der obenerwähnten Landes-Heil- und Pflegeanstalt im besagten Zeitraum zu erwarten:

> „Angeregt durch die Berichte über Tod nach Suggestion und die Beobachtung, dass auch bei der akuten tödlichen Katatonie Todesahnungen nicht gar zu selten den Beginn bilden, habe ich nun versucht festzustellen, wie weit äussere Anlässe mit dem Beginn des Syndroms in Zusammenhang gebracht werden können. Ich darf hier, um die Dynamik der folgenden Kurven verdeutlichen zu können, vielleicht eine Zusammenstellung über das Ausgangsmaterial demonstrieren …

> Die Untersuchung über die monatliche Verteilung der akuten tödlichen Katatonie brachte ein völlig überraschendes Ergebnis …: wenn man die schwarze Linie betrachtet, die die jährliche Gesamtzahl an Fällen (perniziöser Katatonie, A.d.V.) bedeutet, so entspricht die Dynamik dieser Kurve eher den Gesamtaufnahmen als den Schizophrenieaufnahmen und trägt damit kaum den Charakter des rein Endogenen. Darüberhinaus zeigen die Säulen den geradezu frappanten Zusammenfall einer übergroßen Häufung tödlicher Katatonien mit dem Umbruchsmonat im Jahre 1938. Zu beachten ist, daß damit das Quantum der Fälle für längere Zeit erschöpft scheint. Mögen diesen Zahlen in ihrer Kleinheit Fehler anhaften, so bleibt für mich dieser Zusammenhang doch eindeutig und es scheint mir, als hätten wir hier nur einige jener Menschen vor uns, die an jenen Tagen in ihrer, ihnen erbmäßig mitgegebenen Reaktionsart einer allgemeinen Massenpsychose zum Opfer fielen, der sich damals ein Großteil der Bevölkerung nicht entziehen konnte.
>
> Abgesehen von massen- und völkerpsychologischen Erwägungen zeigt dieser Befund dem Mediziner so recht die ungeheure Bedeutung der Entladung einer durch bedenkenlose Massensuggestion erzeugten seelischen Spannung für das vegetative Lebensgeschehen, worauf *Kauders* (Kauders 1946) ja gleich nach Kriegsende in grundlegender Art hingewiesen hat." (Arnold 1949, S. 393–394, Tabelle 2 und 3, S. 393.)

Diese Beobachtung bestärkt die Vermutung, dass die perniziöse Katatonie wegen dieser ausgeprägten psychogenen Reagibilität keine Unterform der Schizophrenie ist. Natürlich ist die gegenteilige Annahme, dass dieses offensichtliche Reagieren auf Aussenreize eine psychogene Komponente der Schizophrenie insgesamt nahelegt, wenn schon bei einer Untergruppe die Psychogenität hervorsticht, ebenso berechtigt.

In der Sprache der Jungschen Psychologie entspricht die Entladung einer seelischen Spannung der Aktivierung eines Komplexes. Ein Komplex kann als ein Bündel von Gefühlen vorgestellt werden, die in einem gemeinsamen Bild, einem ähnlichen Gedanken, einer verwandten Idee oder einer Gestalt im Unbewussten „zusammengeschnürt" sind. Komplexe werden vom Individuum und seiner Umwelt als positiv oder negativ verstanden, je nachdem ob dieses Gefühlsbündel positive oder negative Konsequenzen nach sich zieht. Die eigentliche Konstellation, d.h. die Entstehung eines Komplexes im Unbewussten mag Tage, Wochen, Monate oder sogar Jahre zuvor durch ein dramatisches (meist negatives) Erlebnis ausgelöst worden sein. Und irgendwann später mag bloss das „falsche" Wort gesagt, die „falsche" Geste gemacht oder ein unglückliches, scheinbar triviales Geschehnis passiert sein, wenn plötzlich und unerwartet das ganze Spektrum der Gefühle von „damals" aus den Höhlenräumen des Unbewussten heraufbeschworen und auf das auslösende Agens projiziert wird, in voller Intensität und zur Überraschung des Betroffenen und seiner Umwelt.

Im somatischen Bereich kann ein Komplex mit einer schon lange bestehenden Störung mehrerer vegetativer Funktionen verknüpft sein. Die Störung bleibt völlig symptomfrei bis schliesslich irgendwann irgendein externes Ereignis stattfindet, das die eine oder die andere „Gestalt-Schnur" um das „Gefühlsbündel" plötzlich durchschneidet und der ganze Komplex wie „aus heiterem Himmel" herunter donnert, ähnlich wie bei einer posthypnotischen Suggestion.

In der Tat ist es gerade solch ein somatischer Komplex, den ARNOLD als Modell für die ungewöhnliche, plötzliche und unerwartete Erhöhung der tödlichen Katatonie-Häufigkeit im März 1938 postuliert. Darüberhinaus mag nach ARNOLD dieses Modell auch das Fehlen weiterer Fälle für eine gewisse Zeit (ca. 1 Jahr) unmittelbar nach der synchronen Auslösung dieses Komplexes in der Gesellschaft erklären: Die meisten potentiellen Fälle im Einzugsbereich der Wiener Landes-Heil- und Pflegeanstalt wurden durch den Schock des Anschlusses auf einmal ausgelöst und standen für spätere Ausbrüche sozusagen nicht mehr „zur Verfügung". Somit versteht ARNOLDS Modell das akute, tödliche Katatonie-Syndrom als Manifestation eines latenten psychosomatischen Komplexes, der zum Aufbau in Personen mit einer hinreichenden psychologischen-somatischen Verletzlichkeit circa ein Jahr braucht: Aus der zeitlichen Verteilung der tödlichen Katatonien (seine Tabelle 3) ist ersichtlich, dass nach dem Massenausbruch der tödlichen Katatonie im März 1938 bis Februar 1939 keine neuen Fälle vorgekommen sind.

In seiner anschliessenden Durchsicht der 18 individuellen Krankengeschichten nach hinreichenden Hintergründen für einen zusätzlichen oder alternativen Auslöser der katatonen Psychose, fand ARNOLD triftige Gründe in sechs Fällen – nur zwei dieser Personen waren jüdischer Herkunft –, triftige Gründe mit Vorbehalt in drei Fällen und in den übrigen neun Fällen konnten keine offensichtlichen lebensgeschichtlichen Gründe gefunden werden. Sein Befund deutet auf die wichtige Rolle, die unbewusste Prozesse bei der Auslösung der perniziösen Katatonie insbesondere und des psychogenen Todesprozesses im allgemeinen spielen mögen.

Plötzliche unerwartete Todesfälle: SUDS

„... AM BEISPIEL JENES von Brouardel stammenden Berichtes vom Tode einer alten Schweizerin, die entseelt zu Boden sank, als ein vom Spiel ihres Kehlkopfes faszinierter Junge diesen unversehens mit seinen Fingern berührte." (Berner 1940, S. 55)

Überraschende Todesfälle bei trivialen Berührungen des Kehlkopfes sind in der medizinischen Literatur bekannt (Bowden 1962). In diese Kategorie der plötzlichen, unerwarteten Todesfälle (SUDS – siehe unten) gehören der Tod durch Hemmung („la mort par inhibition"), auch reflektorischer Tod oder Reflextod genannt, und Paralleltodesphänomene, wie z.B. der Sekundenherztod (Hüssy 1945) und der sog. Thymustod. Hier hat man Todesfälle wie z.B. den „eines jungen gesunden Menschen, der bereits halb dem Wasser entstiegen, plötzlich und ohne jede ersichtliche Ursache starb" (Berner 1940, S. 56), der die überlieferte Gefahr eines kalten Bades unmittelbar nach dem Essen beleuchtet. (So wird folgende schwimmtechnische Regel empfohlen: „Energische Einnässung des Körpers von oben her, dann schnell und ganz in das Wasser hinein, möglichst mit Kopfsprung!" [Klotz 1934, S. 1651]) Bei Tieren ist der reflektorische Stillstand von Herz und Atmung wohl bekannt, z.B. Stillstand des Froschherzens bei Beklopfen des Bauchs; Stillstand sowohl der Atmung wie auch aller übrigen motorischen Äusserungen bei Reizung des zentralen Vaguskerns der Ente; plötzlicher Tod des Kaninchens durch Einblasen von Zigarettenrauch in die Nase (Berner 1940, S. 55). Weil hier eindeutige, physiologische Erklärungen der Todesfälle vorliegen, werden sie aus den weiteren Betrachtungen ausgeschlossen.

Wie steht es nun mit überraschenden Todesfällen nach nicht erkennbaren Berührungen der Seele? Ein plötzlicher, unerwarteter, „unnatürlicher" Tod war bei den Menschen seit eh und je gefürchtet und wurde als Unglück betrachtet, weil er dem Betroffenen keine Zeit zur Vorbereitung auf das jenseitige Leben lässt, z.B. im katholischen Glauben, keine Zeit für das Sakrament der Letzten Ölung. Es herrscht z.B. der Volksglaube, dass solche Todesarten vom Teufel stammen könnten, der die Betroffenen wegen ihres lasterhaften Lebens hole. In diesem Abschnitt möchte ich jene plötzlichen und unerwarteten Todesfälle erwähnen, die schon seit 1701 in der medizinischen Literatur bekannt sind (White und Boursy 1971) und im Englischen mit „fulminating death", „sudden death in the hyperreactor state" (Bohrod 1963b, S. 25), „*S*udden *U*nexplained *D*eath *S*yndrome" oder „*S*udden *U*nexpected *D*eath *S*yndrome" (SUDS) bezeichnet werden (Stowens 1956).

Es gibt ungefähr so viele verschiedene Definitionen des SUDS wie es Studien zum Thema gibt. Ich biete hier eine einfache, typische Definition an:

> Der plötzliche, unerwartete Tod ist der nicht-traumatische Tod eines Individuums, der sich innerhalb Sekunden, Minuten oder weniger Stunden nach dem Ausbruch der finalen Krankheit oder ictus vollzieht. Das Individuum

war bis anhin entweder relativ gesund oder von einer Krankheit betroffen, die normalerweise nicht bzw. sehr unwahrscheinlich im abrupten Ableben mündet. Pathologische Untersuchungen mögen zwei Untergruppen des SUDS identifizieren: Die ohne und die mit anatomischem Befund (vgl. Jay und Leestma 1981, S. 6; siehe auch die WHO-Definition weiter unten im Unterkapitel „Definition des psychogenen Mortalitätssyndroms", S. 145).

Beim Menschen haben Forschungsarbeiten gezeigt, dass chronische Krankheit (Leary 1940), lange Isolation (Maizler et al. 1983, S. 358), berufliche Enttäuschungen, nicht ausgedrückte Gefühle, Depression und Wut nicht nur jederzeit eine katastrophale Reaktion hervorrufen können, sondern langfristig sogar die Wahrscheinlichkeit des plötzlichen Todes erhöhen. Arbeitsstellen, an denen aggressiver Druck und sich monoton wiederholende Tätigkeiten vorherrschen, über die ein Mensch wenig Eigenkontrolle hat, wie z.B. das Autofahren, und die wenig Aufstiegschancen bieten, erhöhen das Risiko für einen plötzlichen unerwarteten Tod. „So verursachen zum Beispiel zermürbende Arbeitszeiten und der hektische Verkehr vermutlich die bei Busfahrern überhandnehmende Hypertonie" (Monagan 1989, S. 19). Der plötzliche Herztod ist auch auffallend häufig unter ehemals Internierten nach dem Zweiten Weltkrieg gewesen, z.B. bei ehemals in der Schweiz internierten Polen (Schär 1990).

> „Ungefähr die Hälfte der Todesfälle (exkl. Spitaltodesfälle, A.v.Th.H.), die dem Pathologen zur Aufklärung zugeleitet wird, gelangt zu ihm, weil die Todesursache unbekannt ist und nicht wegen eines positiven Nachweises auf Gewalt oder eines Hinweises auf einen mutmasslichen Mord oder Totschlag. Sie beinhalten nicht nur Todesfälle bei denen der letale Anfall plötzlich und unerwartet war, sondern auch die Fälle, in denen die Todesursache verschleiert ist, weil kein begleitender Arzt während der tödlich verlaufenden Krankheit vorhanden war."[43] (Moritz 1940, S. 798)

Die interessantesten aussergewöhnlichen Todesfälle oder „AGs", wie sie im deutschen Fachjargon genannt werden, liefern einerseits keinen somatischen Befund bei der Obduktion und andererseits keinen Hinweis auf eine unmittelbare psychische Ursache wie beim üblichen psychogenen Tod. (Siehe das Unterkapitel „Definition der Todesursache und des Zeitpunkts des Todes", S. 136ff.) Die Häufigkeit solcher AGs in der Allgemeinbevölkerung lässt sich nur ungefähr einschätzen.

Manche statistischen Zusammenstellungen von rechtsmedizinischen Berichten zeigten, dass ungefähr 1% aller Personen, die unerwartet sterben, auch nach der rechtsmedizinischen Untersuchung keine erklärbare Todesursache haben (Laurén 1937; Locher 1940; Weyrich 1931, 1933; Wilson und Reece 1964). Zum Beispiel: In einer

Studie von 403 aussergewöhnlichen Todesfällen in der Allgemeinbevölkerung im Zeitraum 1900–1935 und im Alter über 15 Jahre, wurde berichtet, dass in ungefähr 1% der Fälle die Obduktionsbefunde keine Erklärung für die „Plötzlichkeit" des Todes oder für irgendeine Primärkrankheit liefern (Laurén 1937, S. 48–49). Andere Studien kommen zu ähnlichen Ergebnissen: Eine umfasst 2668 Erwachsene, die andere 1022 Kinder und Jugendliche bis zum Alter von 21 Jahren: in beiden Gruppen zeigte sich, dass in ungefähr 1% der Fälle bei der Obduktion keine Todesursache nachweisbar war (Weyrich 1931, 1933).

Die Ergebnisse gründlicher post-mortem Studien bei 1000 anscheinend gesunden US-Soldaten im Alter zwischen 18 und 40 Jahren, die plötzlich unerwartet verstorben waren, zeigten, dass in 10% der Fälle die Soldaten ursächlich aus „obskuren Ursachen" starben, d.h. bei 10% der Verstorbenen konnte trotz sorgfältiger pathologischer und toxikologischer Studien kein Befund erhoben werden (Moritz und Zamchek 1946). Bei 33 Soldaten fehlten sogar die unspezifischen agonalen Zeichen. Interessant ist die Tatsache, dass bei 8 dieser Soldaten dem Tod eine akute Psychose unmittelbar vorausging – siehe oben. In Berichten über eine jeweils grössere Anzahl von Fällen aus der US-Armee zeigte sich, dass der Tod einmal in 10% und in einer anderen Studie in 15% aller Fälle durch den Obduktionsbefund nicht erklärt werden konnte (Wilson und Reece 1964, S. 380). Andere Studien stimmen mehr oder weniger überein und schätzen den Anteil der unergiebigen Obduktionen auf ungefähr 10% (Schleyer 1965).

Es sind sogar noch grössere Statistiken in der Literatur zu finden. Es wurde behauptet, dass z.B. in den USA SUDS die führende Todesform in der Altersgruppe der 20–64jährigen sei (DeSilva und Lown 1978, vgl. Kuller 1966) und dass es für mindestens 25% aller Todesfälle verantwortlich gemacht werden kann (Jay und Leestma 1981, S. 6).

Die Bedeutsamkeit einer psychischen Verursachung plötzlicher, unerklärlicher Todesfälle scheint mir somit unbestritten. Und dies steht keinesfalls im Widerspruch zu Autoren, die behaupten:

> „Jedenfalls ist eines sicher: jeder unerwartete Tod hat seine ‚organische' Ursache, oder vielleicht besser: seine organische ‚Bahnung', nur läßt sie sich bisweilen nicht ‚nachweisen'. Denn der Obduzent kann nur eine *Zustandsdiagnositk* betreiben, während das Sterben ein *Vorgang* ist, der ‚mehr zur pathologischen Physiologie denn zur pathologischen Anatomie' gehört (Derrick, E.: Med. J. Austral. 3 (1948) 757)." (Schleyer 1965, S. 1226)

Es ist möglich die Obduktionsbefunde in sieben Gruppen zu ordnen, „die allerdings zum Teil offensichtlich ineinander übergehen und deren Trennung mehr oder weniger künstlich ist" (Schleyer 1965, S. 1226):

(1) Tod „nur“ durch Schreck und Angst;
(2) neurogener Herzstillstand (siehe Meier 1988);
(3) Todesfälle bei minimalen morphologischen Herzveränderungen;
(4) akutes Herzversagen im Zustand der allgemeinen Erschöpfung;
(5) Herzversagen durch extremen Blutdrucksturz;
(6) Tod im Hyperreaktor-Zustand;
(7) Hypoglykämie.

Beim SUDS können u.a. intrakranielle Prozesse als akute Todesursache eine Rolle spielen (Oehmchen und Gerling 1992). Und es gibt einen direkten Weg vom Grosshirn und von den limbischen Strukturen zum Hypothalamus und weiter bis zum Herz mittels des autonomen Nervensystems. Die Beziehung zwischen Mitralprolaps und malignen Arrhythmien, auch „torsades de pointes“ genannt, die mit dem plötzlichen Herztod in Zusammenhang stehen, ist auch in der neueren Literatur unbestritten, obwohl klare morphologische Hinweise für den Mechanismus fehlen (Schneider 1992; vgl. Schmieder und Messerli 1993; Wyss 1993, S. 336). Auf jeden Fall kann eine besondere Empfindlichkeit des Nervus vagus (10. Hirnnerv) bzw. der Verbindung zwischen Hirn und Herz für viele überraschende Todesfälle als mitverantwortlich angenommen werden. Die entsprechenden zugrundeliegenden physiologischen Mechanismen könnten auch für den Voodoo-, Tabu-, Heimweh- und Seelentod von Bedeutung sein – siehe unten S. 131ff, 169. Im Gegensatz aber zum klassischen psychogenen Tod findet man beim SUDS noch eine vererbte Vulnerabilität (Wendkos 1979, Kapitel 14, S. 253–280).

Ungefähr 20% jener Menschen, die am plötzlichen Herzstillstand starben oder nach einer Tachykardie wiederbelebt wurden, standen in den vorangegangenen 24 Stunden unter akutem psychischem Stress.

> „SO STARB ZUM Beispiel der Vater des Flugingenieurs Benjamin Zimmermann einen Tag nach der Entführung des TWA-Flugzeugs, auf dem sein Sohn Dienst hatte. Er war schon seit längerem herzkrank.“ (Monagan 1989, S. 19)

Forschungsarbeiten weisen darauf hin, dass bei manchen Menschen auch Wutausbrüche plötzlichen Herztodesfällen vorausgehen können (Monagan 1989). Hier möchte ich auch die Möglichkeit psychogener Todesfälle von Asylbewerbern unmittelbar vor oder während Zwangsausschaffungen erwähnen:

> „AM 3. MÄRZ STARB der Ägypter Khaled Abuzarifeh in einem Lift im Flughafen Kloten (Zürich, Schweiz, A.d.V.), als er von Polizeibeamten zur Ausschaffung in ein Flugzeug gebracht wurde. ... Der Mann war mit verklebtem Mund, Fesseln an Händen und Füssen sowie einem Helm über dem Kopf ins Flugzeug ‚gesetzt‘ worden.“ (Ernst 1999)

Der plötzliche unerwartete Tod tritt nicht selten in hoch emotional beladenen Situationen ein. Dass Gevatter Tod schon alleine durch die psychische Belastung einer lebensbedrohlichen Käfigsituation heraufbeschworen wird, ist mindestens seit dem Zweiten Weltkrieg durch die tragischen Erfahrungen der Lagerärzte bekannt geworden, die ihre ausweg-, hilf- und hoffnungslosen Kollegen in Kriegsgefangenschaft ohne zwingenden physischen Anlass aber in akut exzitatorischen, psychischen Zuständen sterben sehen mussten. Somit sind Zwangsausweisungen und dann noch mit „unmenschlichen" Ausschaffungspraktiken geradezu prädestiniert für die Auslösung eines psychogenen Todes. Hier zwei aktuelle Beispiel:

> „BEIM START IN Frankfurt hatten drei deutsche Grenzschutzbeamte den Kopf des an Händen und Füssen gefesselten Sudanesen Aamir Omar Mohammed Ahmad Ageeb, 30, ‚zur Fixierung nach unten gedrückt' (offizielle Erklärung). Als sie ihn wieder aufrichteten, atmete Ageeb nicht mehr.
>
> Der abgewiesene Asylbewerber trug einen Motorradhelm, damit er seine Begleiter nicht beissen und sich selber keine Kopfverletzungen beibringen konnte. Wiederbelebungsversuche durch Ärzte blieben erfolglos. Die Obduktion wies auf keine ‚anatomisch eindeutig nachweisbare Todesursache' hin." (Hartmann 1999)

und

> „OMOFUMAS HÄNDE WURDEN per Klettverschluss nach vorne gebunden. Sobald er zu protestieren versuchte, fesselten sie seinen Oberkörper mit weiteren Klebebändern und verschlossen ihm den Mund mit breitem Leukoplast.
>
> Im Flugzeug der Balkan-Air nach Sofia wurde Marcus Omofuma zudem mit Riemen an der Sitzlehne festgebunden. Er wehrte sich verzweifelt. ‚Er hat gebrüllt, gestöhnt, tierartige Laute von sich gegeben', stellte ein Balkan-Air-Angestellter fest. Dann schien Omofuma in eine Art Trance zu fallen. Aufgefordert von Augenzeugen, fühlten ihm die Beamten mehrmals den Puls und konstatierten: ‚Er lebt.' Nach der Landung in Sofia untersuchte der Flughafenarzt den angeblich schlafenden Nigerianer. Omofuma war tot." (Santner 1999)

Es wurde auch schon vermutet, dass das Festbinden in Bauchlage, die Arme des Gefangenen hinter seinem Rücken an den Fussgelenken gefesselt, einen akuten exzitatorischen Zustand – mit Zerspringen des Respirationsapparats und Erschöpfung der Atemmuskeln – auslösen kann, der mit Tod wegen lagebedingter Asphyxie endet: „Ein Zyklus wechselnder kämpferischer Verzweiflung und passiver Entspannung wird häufig vor dem Kollaps und Herzstillstand beobachtet, insbesondere wenn die Person festgebunden war" (Farnham und Kennedy 1997). Das Resultat solcher Behandlungen ist für eine empfindliche, geängstigte Seele fast zwangsläufig ein plötzlicher unerwarteter Tod.

Der plötzliche unerwartete Tod (SUDS) tritt auch nicht selten im Zusammenhang mit gewissen psychologischen/psychiatrischen Krankheiten ein (siehe oben). Unter denen, die einem Sekundenherztod erlegen sind, ist die Zahl der psychiatrisch Behandelten auffällig hoch: Bei einer Analyse wurden z.B. unter 39 Patienten neun an einer Psychose erkrankte Personen ermittelt (Kuller et al. 1975). Eine entsprechende gerichtsmedizinische Studie über Patienten mit Essstörungen fand somatische Risikofaktoren wie Hypoglykämie, Hypokaliämie und Thrombozytopenie, die entweder als psychogen angesehen oder unterbewertet wurden (Rajs et al. 1986).

In einem Übersichtsartikel beschrieben die Autoren bei Magersucht eine Mortalitätsrate (einschliesslich Selbstmord) in einer Schwankungsbreite von 0 bis 25% (Backmund et al. 1990). In einer etwas früheren Arbeit wurde ausführlich über vier solche Todesfälle berichtet (Bruch 1971) und in noch einer anderen Veröffentlichung über einen Todesfall im Zusammenhang mit motorischer Überaktivität, die zu einer schweren Hypoglykämie beitrug (Ratcliff und Bevan 1985). Laut einer anderen Studie trat der Tod bei drei Patientinnen zwischen dem 4. und 7. Tag nach stationärer Aufnahme ein (Isner et al. 1985). In sämtlich erwähnten Untersuchungen brachte die Autopsie keine Klärung der Todesursache.

Auch über den sogenannten Pensionierungsbankrott, Pensionierungsschock oder Pensionierungstod gibt es mehrere Statistiken (Stauder 1955, Jores und Puchta 1959), die zeigen, dass die Pensionierung oder Berentung unter besonderen Bedingungen eine fatale Auswirkung haben kann (Fuchs 1969):

> „EINE GESONDERTE BEARBEITUNG der Beamten, die im Jahre 1945/46 aus politischen Gründen den Dienst verlassen mußten, ergab besonders katastrophale Ergebnisse: von 43 Beamten unter 60 Jahren waren nach 5 Jahren 32 gestorben. Eine Klärung der jeweiligen somatischen Todesursachen ließ keine Bevorzugung irgendeiner Krankheit erkennen. Jores schließt daraus, daß: ‚psychologische Faktoren vorhandene Bereitschaften zur Todeskrankheit auslösen und in Gang setzen.'" (Kächele 1970, S. 214)

Besonders im ersten Ruhestandsjahr steigen die Herztode bei Männern drastisch an und Witwer haben in der ersten Zeit nach dem Tod ihrer Frau eine Sekundenherztod-Rate, die um 40 Prozent höher liegt als bei verheirateten Männern gleichen Alters (Monagan 1989, S. 19; siehe „Nachzehrer"). Der allgemeine Verlust sozialer Rollen führt nicht selten zu einem Selbstwertmanko und zu einer Ausweg-, Hilf- und Hoffnungslosigkeit, die einem emotionellen Schock gleich kommen kann (Ciompi 1986). Dagegen kann im grossen und ganzen eine positive Korrelation zwischen Rollenbefriedigung und Lebensdauer erwartet werden, also je zufriedener desto langlebiger (Madigan 1962).

Zu den negativen Ergebnissen, also das nicht Auffinden pathologischer Organbefunde als Todesursache, die solche Statistik-Arbeiten so griffig machen, wird immer betont, dass „negativ" gleichbedeutend mit „nicht mit der angewendeten Untersuchungsmethodik festgestellt" zu verstehen ist, weil jeder auch plötzliche unerwartete Tod ein physiologisches Korrelat bzw. seine entsprechende organische Bahnung haben müsste. Mit KÄCHELE vertrete ich den Standpunkt, „daß das Ausmaß positiver Befunde proportional dem Ausmaß angewendeter Untersuchungsmethodik ist" (Kächele 1970, S. 111). Beispielsweise sind auch heute die anatomischen Spuren eines emotional, nämlich psychogen ausgelösten reflektorischen Herzstillstands kaum aufzufinden.

In diesem Zusammenhang möchte ich einen interessanten Bericht aus der Zeitung zitieren:

> „AM KENNEDY SPACE CENTER fielen in den Sechzigerjahren 50 Prozent mehr junge Raketeningenieure dem plötzlichen Herztod zum Opfer, als dies bei Männern ihres Alters üblich ist. ‚Die CIA dachte schon, die Ingenieure würden vergiftet', sagt Robert Eliot, ein ehemaliger beratender Kardiologe bei der Nasa und heute Leiter des National Center of Preventative and Stress Medicine in Phoenix. ‚Aber es gab bei ihnen auch viele Scheidungen, Alkoholismus und Selbstmorde. Das eigentliche Problem war, dass die Arbeitsplätze innerhalb von nur acht Jahren von 30.000 auf 14.000 abgebaut wurden und dass die Leute wussten, sie steuerten ins wirtschaftliche Abseits.' Die Autopsien ergaben, laut Eliot, dass über 80 Prozent dieser Männer die verräterischen Anzeichen einer stressbedingten Herzmuskelerkrankung aufwiesen." (Monagan 1989, S. 19)

Zum Abschluss dieses Unterkapitels erwähne ich noch die plötzlichen unerwarteten Todesfälle einzelner erwachsener Flüchtlinge aus Südostasien, die seit ihrer Immigration in die USA Mitte der siebziger Jahre beobachtet werden:

> „OHNE WARNUNG WURDE Neng Yang am 21. Dezember 1987 bewusstlos ... Er starb am Weihnachtabend am plötzlichen unerwarteten Todessyndrom, das dritte Opfer seiner Sippe und der 115. in den USA; eine geheimnisvolle Maladie, die junge, scheinbar gesunde aus Südostasien stammende Männer, insbesondere die Hmong, trifft. Neng Yangs Familie glaubt, dass eine Autopsie, die an einem anderen Sippenmitglied – ein anderes SUDS-Opfer – durchgeführt wurde, den Tod des 23jährigen Studenten verursacht hat. Nach der Hmong Religion kann der Geist eine offengelegte Leiche nicht verlassen und sich vor seiner Wiedergeburt zu seinen Vorfahren begeben. Er mag deshalb das Leben eines anderen Verwandten zu sich holen als Schrei nach Erlösung. ... Wie in der japanischen und philippinischen Medizinliteratur in den 50er und 60er Jahren berichtet wurde, tauchte SUDS in den USA

> nach der Übersiedlung von Flüchtlingen aus Südostasien schrittweise in der Mitte der 70er auf. 49 Fälle gab es während der Spitzenjahre 1981 und 1982, jetzt sind es nur noch eine Handvoll jährlich. Das Phänomen bringt US-Ärzte immer noch aus dem Konzept. Typische Opfer führen einen gewöhnlichen Lebensstil und haben keine offensichtlichen Krankheiten. Sie sterben im Schlaf, vielleicht mit einem vorwarnenden Röcheln oder angestrengten Atem, und Spuren von Drogen oder abnormalen Organen werden nicht gefunden. Chaotische kardiale Impulse zwingen dem Herzen einen erratischen Rhythmus auf, der die Blutversorgung unterbricht und dem Gehirn den Sauerstoff raubt, aber die zugrundeliegende Ursache bleibt Geheimnis. Forscher spekulieren, dass der Stress des Kulturschocks ein wesentlicher Faktor sein könnte. Die Statistik zeigt, dass je länger ein Einwanderer in diesem Land (USA, A.d.V.) lebt, desto geringer ist das Risiko, dass er am SUDS sterben wird."[44] (Hmong 1988, S. 607)

Die Hmong stammen aus Laos. Ihre historischen Wurzeln reichen zurück nach China, wo sie lebten, bis sie im frühen 19. Jahrhundert weiter nach Süden verdrängt wurden.

Der Bericht zeigt deutlich die Einflüsse eines Tabu-Bruchs (die vorangegangene, verbotene Autopsie eines ebenso plötzlich und unerwartet verstorbenen Stammesmitgliedes) und des Heimwehs, im Sinne eines Kulturschocks infolge überstürzter Übersiedlungen im Rahmen einer Rettungsaktion. Die Todesfälle haben nicht aufgehört, sicher auch deshalb weil die US-Behörde die von der Hmong-Religion verbotenen Autopsien weiterhin durchgeführt hat. Sogar im Fall Neng Yang ging es weiter:

> „DEN WÜNSCHEN NENG YANGS und ihren eigenen Überzeugungen folgend, wollten seine Eltern, You Vang Yang und Ia Kue Yang, keine Autopsie. Der betreuende Arzt versicherte ihnen, dass sie benachrichtigt würden, falls das Spital eine Obduktion benötigte. Als die Eltern beim Bestattungsunternehmen ankamen, um den Körper für die Beerdigung vorzubereiten, erfuhren die Verwandten zu ihrem Erschrecken, dass die staatliche Gerichtsmedizin schon eine Autopsie durchgeführt hatte, ohne vorher eine Zusage von der Familie eingeholt zu haben."[45] (Hmong 1988, S. 607)

Das schon erwähnte *Handwörterbuch des deutschen Aberglaubens* berichtet, dass sich der Glaube an die „Unvollständigkeit" eines Lebens vor allem auf solche Menschen konzentriert, die ihr Leben unnatürlich oder mindestens nicht im passenden höheren Alter beendet haben: Kinder, junge unverheiratete Männer oder Frauen, gebärende Frauen, Mordopfer, Selbstmörder, Unfallopfer, gefallene Soldaten, Wilddiebe usw. mögen nach dem Tod als „ruhelose Seelen" zurückbleiben und die Lebenden heimsuchen, und sie möglicherweise sogar zu sich ins Grab zerren.

Verwandt mit dem obigen Bericht ist die thailändische „Rätselkrankheit", die schon von 1983 bis 1990 800 Tote unter den 30.000

thailändischen Gastarbeitern in Singapur forderte. Offiziell unter die Bezeichnung „Sudden Unexplained Nocturne Death Syndrome" mit dem Kürzel SUNDS sind die Betroffenen – ausschliesslich Männer – ohne Krankheitssymptome im Schlaf einfach gestorben. Vermutet wird Herzversagen. Das thailändische Gesundheitsministerium nannte sechs Gemeinsamkeiten, welche die (männlichen) Opfer aufwiesen: (1) Sie assen geschälten Reis; (2) sie standen unter hohem Arbeitsstress, der wiederholt Erschöpfungsdepressionen verursachte – siehe die Diskussion über Karoshi auf S. 55; (3) sie schluckten regelmässig Amphetamine; (4) sie erlebten Überlebensängste; (6) sie hatten Kulturschocks hinter sich und lebten, bedingt durch kulturelle Verständigungsprobleme, isoliert. Aber die thailändische Volksseele hat noch eine eigene Erklärung für diese heimtückische Krankheit:

> „DER ‚GEIST DER einsamen Witwe', welche sich nachts der schlafenden Männer zum sexuellen Missbrauch bemächtigt. Deshalb wollen die Betroffenen den ‚Geist der einsamen Witwe' täuschen. Viele der verängstigten Männer gehen nur noch mit rot bemalten Fingernägeln und im Sarong, dem typischen thailändischen Frauenkleid, ins Bett." (Surbeck 1990)

Dieses Phänomen erinnert an den „Bangungut"-Tod gesunder Philippinen oder den „Pokkuri"-Tod gesunder Japaner, bei dem die ebenfalls ausschliesslich männlichen Opfer während eines Alptraums – aus dem der Betroffene weder befreit werden noch erwachen kann – grauenhaft schreien und dann plötzlich kollabieren und sterben (Cannon 1957, Kuller 1966). Hier hat man eine mögliche Korrelation zwischen Schlaf, emotionellem Stress und SUDS – siehe unten.

Unerklärte Todesfälle bei Kindern: SIDS

„Kei Muetter weis, was ihrem Chind wird gescheh, kei Muetter chann i d'Zuekumpft gseh.
Ob i – res Chind mues lii – de, o- der ob mer's gar wird be- – nii – de?
Kei Muetter weiss, was i – rem Chind wird gescheh.
„Kei Muetter weis, was ihrem Chind wird gescheh, kei Muetter chann i d'Zuekumpft gseh.
Wird i – res Chind riich är – be? O – der als ar – me Bättler schtär – be?
Kei Muetter weis, was ihrem Chind wird gescheh.
„Kei Muetter weis, was ihrem Chind wird gescheh, kei Muetter chann i d'Zuekumpft gseh.
Dient er emal am Böse oder chann er eus all' erlöse?
Kei Muetter weiss, was ihrem Chind wird gescheh."
(Burkard, unbekannt)

Dieses schweizerdeutsche Tauflied „Kei Muetter weis, was ihrem Chind wird gescheh" soll das Thema dieses Abschnitts einführen:

Wer hat nicht von den tragischen Fällen jener Säuglinge und Kleinkinder gehört, die nachts allein in ihren Wiegen irgendwann zwischen ihrem 8. Lebenstag und dem ersten Geburtstag plötzlich und unerwartet, ohne einen Laut von sich gegeben zu haben und ohne erkennbaren medizinischen Grund sterben?

Das Phänomen ist auf Englisch unter der Bezeichnung „*S*udden *I*nfant *D*eath *S*yndrome" mit dem Kürzel SIDS, zu deutsch *P*lötzliches *K*inds*t*odsyndrom mit dem Kürzel PKTS, auch *U*nerwarteter *S*äuglings*t*od mit dem Kürzel UST oder Krippentod (engl.: „crib-death", „cot-death"), bekannt (Beckwith 1973). Das Oxford Textbook of Pathology definiert SIDS wie folgt:

> „SIDS ist ein mysteriöses und ungelöstes Problem, das Kinder im Alter zwischen 1 Woche und 4 Monaten trifft und in Grossbritannien für mehr als ein Drittel aller postnatalen Todesfälle im ersten Lebensjahr verantwortlich ist. Es gibt Hinweise auf irgendeine virale Infektion in einer Minderzahl dieser Fälle, aber die mikroskopischen Veränderungen in den Lungen variieren zwischen Normalbefund und wohl etablierten Bereichen von interstitieller Pneumonie. Die kann mit einer alveolären Wandverdickung im Zusammenhang stehen; nichtdestotrotz scheinen diese Veränderungen nicht hinreichend ausgeprägt zu sein, um den Tod verursacht zu haben, und es wurde postuliert, dass eine Virusinfektion eine Apnoe oder eine anaphylaktische Reaktion begünstigt haben mag. Es scheint naheliegend, dass diese Krankheit multifaktoriell ist und dass eine virale Infektion nur eine aus einer Gruppe von Störungen ist, die den Tod verursacht haben mag."[46] (Schofield und Krausz 1992, S. 966)

Eine schlichtere Definition im Rahmen des allgemeineren Phänomens des plötzlichen, unerklärten Kindstodes (PUKT) (zu Englisch: *s*udden *u*nexplained *i*nfant *d*eath mit dem Kürzel SUID) lautet:

> „Fälle von plötzlichem, unerklärten Kindstod (PUKT) sind diejenigen, für die keine Todesursache vorgelegt werden konnte, als das Kind starb. Plötzliches Kindstodsyndrom (PKTS) (auch als Krippentod bekannt) ist die am häufigsten gefundene Ursache von PUKT. PKTS ist ‚der plötzliche Tod eines Säuglings unter 1 Jahr, der auch nach einer ausführlichen Falluntersuchung einschliesslich vollständiger Autopsie, Untersuchung der Todesszene und Durchsicht der klinischen Anamnese ungeklärt bleibt' (Willinger et al. 1991). PKTS sollte nicht diagnostiziert werden, falls diese Kriterien nicht erfüllt sind."[47] (Centers 1996)

SIDS betrifft am häufigsten Säuglinge im Alter zwischen 4 und 16 Wochen, in der Nacht während des Schlafes und in den Monaten Oktober bis Februar (vgl. Friedlander und Shaw 1975, Gruen 1987). Mit einer Häufigkeit von ca. 1 bis 3:1000 sterben Säuglinge ohne irgendwelche Krankheitssymptome zwischen der 2. und 52. Lebenswoche im Schlaf. SIDS ist „die häufigste Todesursache im ersten

Lebensjahr. 1996 starben (in der Schweiz, A.d.V.) von rund 82.000 Neugeborenen 70 Kinder, 60 Prozent davon zwischen dem zweiten und vierten Monat, zwei Drittel davon Buben (Kutschera 1997, S. 30, Zitat von Frau Dr. med. Daniela Ghelfi, Oberärztin am Zürcher Kinderspital). In den USA wird SIDS jährlich für 5.000–6.000 Säuglinge (Alter 0–364 Tage) als Todesursache in den Totenschein eingetragen und ist mit ca. 35% aller postnatalen Todesfälle die häufigste Todesursache bei Kindern im Alter von 28–364 Tagen (Centers 1996). (Siehe auch Stowens 1956 für eine 40 Jahre frühere Studie aus den USA.)

Anfang der 90er Jahre waren es in der Schweiz noch 100 Kinder von rund 82.000. In den Jahren 1985 bis 1987 haben diese Todesfälle um 21 Prozent zugenommen. 1988 starben 80 Kinder an SIDS, d.h. jedes dritte Baby in der Schweiz, das sein Leben lassen musste, starb auf diese Weise. In der Stadt Zürich machte der Plötzliche Säuglingstod von 1970 bis 1985 ein Drittel aller Todesfälle im 1. Lebensjahr aus, und von 1985 bis 1987 stieg der Anteil gar auf 52.3 Prozent (22 von 42 Todesfällen bei 8881 Lebendgeborene; Speich 1988).

Seit Anfang der 90er Jahre ist die Entwicklung rückläufig: In den USA z.B. ging die Häufigkeit von 1.5 Todesfällen auf 1.000 Geburten 1980 zurück auf 1.2 pro 1.000 im Jahre 1993 (Centers 1996) Der Grund hierfür ist bis jetzt im Grossen und Ganzen noch unbekannt, wobei Aufklärungskampagnen über die Gefahren der Bauchlage des Säuglings und die Rauchgewohnheiten der Mutter – siehe unten – eine gewisse Rolle spielen mögen (Dwyer und Ponsnby 1996). Trotz dieser Abnahme in den letzten zehn Jahren hat sich die SIDS-Rate bezogen auf 100.000 EinwohnerInnen in den letzten Jahren des 20. Jahrhunderts in den westlichen Industrienationen nicht wesentlich verändert und zählt zur häufigsten Todesursache während des ersten Lebensjahres.

Einige statistische Zusammenhänge, die seit 1963 weltweit, planmässig und von zahlreichen Arbeitsrichtungen erfasst werden, sind den Forschern aufgefallen (Kaada 1987, Speich 1988, Kruse und Oehmichen 1993, Bürkler 1995, Centers 1996). Sie stellen Risikofaktoren dar, d.h. Merkmale, die bei einer Gruppe von Verstorbenen häufiger gefunden wurden, verglichen mit dem Vorkommen im Durchschnitt der Bevölkerung. Die Reihenfolge der folgenden Auflistung ist willkürlich:

Das betroffene Kind scheint selber gewisse schicksals- und behandlungsbedingte Risikofaktoren einschliesslich biochemischen, anatomischen oder entwicklungsbedingten Eigenheiten oder Abnormalitäten mit sich zu bringen bzw. in sich zu haben. Beispiele sind:

- Kinder, die gar keine oder erst spät eine pränatale Betreuung bekommen haben, sind überzufällig häufig gefährdet, an SIDS zu sterben.
- Das Geschlecht ist bedeutend: Buben sind gefährdeter als Mädchen.
- Kinder, die nicht gestillt wurden, sterben häufiger an SIDS.
- Kinder, die in der Bauchlage oder auf der Seite bzw. nicht in der Rückenlage zu Bett gelegt werden, sind überzufällig häufig repräsentiert.
- Influenza-Virus-A-Infektionen treten bei an SIDS verstorbenen Säuglingen signifikant häufiger auf, als bei gleichaltrigen Neugeborenen.
- Längere apnoische Episoden (≥ 15 Sek.) werden zusammen mit einer schweren Bradykardie während des REM-Schlafs bei SIDS-Risiko-Kindern beobachtet.
- Kinder mit einem ungewöhnlichen, intensiven oder starren Blick („Radar-Blick", Gruen 1987) scheinen auch eine Risikogruppe zu bilden.

Auch der Zeitpunkt spielt eine nicht zu übersehende Rolle:

- Am gefährdetsten sind Säuglinge vom 2. bis 4. Lebensmonat: Fünfundsiebzig Prozent aller SIDS-Fälle ereignen sich in dieser Zeit.
- SIDS ist ungewöhnlich während des ersten und nach dem sechsten Lebensmonat und die erste Woche bleibt praktisch ausgespart.
- Circa 80% aller Todesfälle treten zwischen Mitternacht und 8 Uhr morgens auf.
- Frühgeborene sind wahrscheinlicher als termingerecht geborene Säuglinge betroffen.
- In der Nacht geborene Säuglinge ereilt SIDS häufiger als tagsüber geborene.
- SIDS trifft häufiger in den Wintermonaten als im Sommer auf. Besonders gefährdet sind die Oktobergeborenen: Bei diesen tritt SIDS statistisch gesehen doppelt so häufig auf wie bei den Märzgeborenen.
- Geschwister von SIDS-Opfern: Bei Zwillingen ist das Erstgeborene häufiger betroffen, bei Mehrlingen die Dritt- und Viertgeborenen.

Der Faktor „Raum" ist ebenfalls wichtig:

- Babys in fremder Umgebung scheinen eine Risikogruppe zu bilden. Von 185 in Zürich, Schweiz untersuchten Fällen von SIDS war jedes fünfte Kind schweizerischer Eltern zum Zeitpunkt seines Todes in fremder Obhut, von 64 Ausländerkindern sogar jedes zweite.
- Die Kinder sollten nicht zu warm angezogen sein und nicht bei zu hoher Zimmertemperatur schlafen.

Die Situation der Eltern ist nicht zu unterschätzen: Gefährdeter sind Kinder aus Familien mit belastenden Lebensgewohnheiten und in belasteten Lebensverhältnissen, insbesondere Kinder von

- ganz jungen Müttern (unter 24 Jahren),
- alleinlebenden Müttern,
- Müttern, die ihre Kinder nicht stillen,
- drogenabhängigen Müttern (starkes Rauchen oder Alkoholkonsum während der Schwangerschaft gehören dazu),
- Eltern aus sozial schlechteren Verhältnissen, insbesondere mit niedrigem Bildungsniveau.

Dank neuer diagnostischer Möglichkeiten konnten einerseits tückische Todesursachen, z.B. gefährliche Stoffe (Toxine), die von Bakterien erzeugt werden und bei Kindern einen tödlichen Schock auslösen können, erfasst werden und die entsprechenden Todesfälle aus der SIDS-Gruppe ausgeschlossen werden, wie z.B. Kinder, bei denen im Fall von Toxic-Shock-Syndrome ein Toxin nachgewiesen wird; andererseits konnten gewisse Hypothesen widerlegt werden, wie z.B. die Entstehung giftiger, tödlicher Gase in Kunststoffmatratzen (Molz 1999).

Aus den Statistiken, die zu der obenstehenden Liste von Risikofaktoren geführt haben, ist ersichtlich, dass obwohl die Ätiologie und Pathogenese von SIDS unbekannt sind, ein erhöhtes Risiko im signifikanten Zusammenhang mit mehreren objektiven, „leidenschaftslosen" Merkmalen des Kindes, der Eltern und der Umwelt steht. *Jegliche Hypothese, welche die Ursache von SIDS postuliert, muss mit diesen statistischen Eigenheiten des Syndroms übereinstimmen und diese erklären.* Diese Tatsache macht eine psychogene Ursache für SIDS höchst unwahrscheinlich, obwohl es an solchen, mit der Statistik in Einklang stehenden psychologischen Erklärungsmodellen in der wissenschaftlichen Literatur nicht fehlt, z.B. das eines atavistischen „Angst-Paralyse-Reflexes" (auch Totstell-Reflex genannt) (Kaada 1987). (Siehe auch Friedlander und Shaw 1975 oder Gruen 1987 für tiefsinnigere, wenn auch eher unwahrscheinlichere psychosoziale Deutungen.)

Obwohl die Autopsie beim SIDS per definitionem in 100% der Fälle keine Erklärung gibt, rätseln die Ärzte, ob Virusinfektionen, Sauerstoffmangel bzw. Störungen der Atemregulation oder Atemstillstand nach Rückfluss von Mageninhalt in die Speiseröhre, zuwenig Adrenalin, Veränderungen am Hirnstamm, zuviel Endorphine (körpereigene, dem Morphium ähnliche Stoffe) oder mangelnde körpereigene Abwehr die Todesursache sein könnten (vgl. Fraenckle 1942). Insbesondere haben Herzbefunde beim SIDS, unter besonderer Berücksichtigung des Erregungsleitungssystems (ELS), mässiggradige Veränderungen im Sinne von Variationen der Anlage des ELS gezeigt, die möglicherweise am Eintritt des Todes beteiligt waren (Schweitzer et al. 1996). Inwiefern solche Faktoren auch im allgemeinen mit dem Phänomen des psychogenen Todes im Zusammenhang stehen könnten, ist heute noch eine offene Frage.

Trotz des statistischen Nachweises von endogenen, familiären und umweltbezogenen Einflüssen auf SIDS wollen manche Autoren den plötzlichen Kindestod gar als „passiven Selbstmord" eines unter Beziehungsentzug leidenden Säuglings sehen:

„Das Kleinkind wie der Mensch der Frühzeit sterben gewissermaßen durch einen passiven Selbstmord, wie er übrigens beim rezenten Erwachsenen unter aussichtslosen seelischen Bedingungen auch vorkommt: Erinnert sei an die Massensterben in Konzentrationslagern und Kriegsgefangenenlagern etwa um die Weihnachtszeit oder an die an Heimweh („Nostalgie“) leidenden Schweizer Söldner oder napoleonischen und schottischen Soldaten, die massenhaft still dahinstarben.“ (Singer 1984, S. 50)

Selbstverständlich ist die fürsorgliche Eltern-Kind-Beziehung ein notwendiger Wirkfaktor, der das Kind vor Krankheit schützt und es am Leben hält. Der körperliche und seelisch-geistige Verfall beim Kind steht sogar im direkten Verhältnis zum Grad und zur Dauer des Liebesentzugs, dem der Säugling ausgesetzt ist und kann die gesamte Entwicklung auf allen Gebieten der Persönlichkeit zum Stillstand bringen: Ein langdauernder, völliger Liebesentzug könnte sogar hinreichend dafür sein, dass ein Säugling stirbt (Spitz 1973, Kapitel XII, Abschnitt 2), obwohl dies keineswegs zwangsläufig der Fall sein muss (vgl. z.B. Bartlett und Limsila 1992).

Wissenschaftliche Beobachtungen in einem hoffnungslos überlasteten Waisenhaus (1 Schwester für ca. 10 Kinder) belegten eine Sterblichkeit von 30% während des ersten Lebensjahres, obwohl die körperliche Fürsorge (Ernährung, Unterbringung, Hygiene usw.) so gut oder besser wie in anderen Heimen war (Spitz 1973, S. 112–117). Wie sehr Liebe Nahrung ist (Bilek 1997, S. 243) bzw. wie tödlich Beziehungsverlust sein kann, wurde schon vor Jahrhunderten in einem gut gemeinten, gleichzeitig besonders absolutistischen Experiment zur Ermittlung der „Ursprache des Menschen“ vom Hohenstaufenkaiser FRIEDRICH II. (1194–1250) deutlich aufgezeigt (vgl. Masson 1958, S. 233). Den Ausgang dieses umfassenden und sehr lang dauernden „Deprivationsexperiments“ beschreibt die mittelalterliche Chronik des italienischen Geschichtsschreibers SALIMBENE aus Parma im Jahre 1268:

> „ER WÄHLTE EINE Anzahl verwaister Neugeborener aus und befahl ... den Ammen und Pflegerinnen, sie sollten den Kindern Milch geben, daß sie an den Brüsten säugen möchten, sie baden und waschen, aber in keiner Weise mit ihnen schöntun und mit ihnen sprechen. Er wollte nämlich erforschen, ob sie die hebräische Sprache sprächen, als die älteste, oder griechisch oder lateinisch oder aber die Sprache ihrer Eltern, die sie geboren hatten. Aber er mühte sich vergebens, weil die Kinder alle starben. Denn sie vermochten nicht zu leben, ohne das Händepatschen und das fröhliche Gesichterschneiden und die Koseworte ihrer Ammen.“ (entnommen von Kempe und Gross 1980, S. 710, zit. nach Schmalohr 1968)

Trotz dieser überzeugenden und zum Teil wissenschaftlich belegten Beweise, dass eine dauerhafte, liebevolle Beziehung fürs Kleinkind lebensnotwendig ist, möchte ich – nicht zuletzt wegen der obenerwähnten statistischen Eigenheiten des Syndroms – die Ansicht, dass SIDS (mit Betonung auf dem „S" für plötzlich) eine Art passiver Selbstmord sei, wie auch die Auffassung, dass der *plötzliche* Kindestod der bewussten oder unbewussten elterlichen Ablehnung des Kindes entspringe, z.B. dem uneingesehenen, gefühlsbeladenen „Gespaltensein" der Eltern oder gar der Bindungs-/Beziehungsunfähigkeit der Mutter oder der bemutternden Person (Gruen 1987), entschieden zurückweisen:

- Erstens ist sich der Säugling wohl nicht der Seelenlage der Eltern ihm gegenüber bewusst, obwohl das Bewusst-Sein des Opfers über seine erbärmliche Situation aller seriös belegten Berichte von psychogenen Todesphänomenen im obenerwähnten Sinne vom Voodoo-, Tabu- oder Heimwehtod diese Bedingung erfüllen müssen. Und es gibt in der Tat keine wissenschaftlich fundierten Hinweise dafür, dass eine (bewusste oder unbewusste) ablehnende Haltung der Eltern ihrem Kind gegenüber für das *plötzliche, unerwartete* Ableben des Säuglings notwendig ist.
- Zweitens weiss man mindestens seit der Zeit Moses, dass das Aussetzen eines Säuglings bzw. die bewusste oder unbewusste Ablehnung eines Kleinkindes nicht für einen *plötzlichen, unerwarteten* Kindestod hinreichend ist. In der Tat hören wir auch heute immer wieder die haarsträubendsten Geschichten von ausgestossenen, missbrauchten und verhassten Säuglingen, die stundenlang in Abfalleimern überleben, bis sie endlich von irgendeiner fremden Person gerettet werden.

Wenn aber die Ablehnung des Kindes weder notwendig noch hinreichend für das SIDS ist, kann jede Behauptung des Gegenteils nur ein Unrecht den Eltern gegenüber sein. Und das Leiden kann auch die glücklichsten Eltern einer ganz normalen Familie treffen:

> „... DOCH SEIT DEM vergangenen 21. Juli ist es ruhig im Zimmer, wenn Larissa am Morgen ihre blauen Augen öffnet. An diesem Tag starb der kleine Dario (ihr Zwillingsbruder, A.d.V.). Zwei Tage zuvor waren die Schmidlis mit einem gemieteten Wohnwagen ins Tessin gefahren. Das Familienglück war perfekt: Vater Bruno, 35, Mutter Maria-Theres, 34, seit sechs Jahren verheiratet, freuten sich mit ihren Kindern Tamara, 5, Dominik, 3½, Dario und Larissa auf unbeschwerte Ferien auf dem Campingplatz Isola in Gudo. Zwei Tage nach der Ankunft sass die Familie mit Verwandten vor dem Wohnwagen und genoss den schönen Sommerabend: Die Väter grillten, die Kinder spielten auf dem Rasen.

> Kurz nach 19 Uhr brachte die Mutter ihre Zwillinge nach dem Schoppen ins Bett. Die beiden schliefen schnell ein. Auch nachher blieb das Babyphone still. Trotzdem stand Marie-Theres jede halbe Stunde vom Tisch auf und warf einen Blick ins Schlafzimmer. So auch kurz nach 22 Uhr. Doch die Mutter bemerkte, dass Dario nicht mehr im Bett lag, sondern im Schlaf auf die Decke hinübergerollt war, die die Eltern in den Spalt zwischen Bett und Wohnwagenwand gestopft hatten. Marie-Theres Schmidli ,Dario lag auf dem Bauch. Als ich ihn wieder ins Bett legen wollte, traf mich fast der Schlag: Dario lag wie leblos in meinen Armen.' Mund-zu-Mund-Beatmung und Herzmassage waren vergeblich: Der Notarzt konnte 45 Minuten nach Eintreffen des Rettungsdienstes nur noch Darios Tod feststellen. Bruno Schmidli, von Beruf Dachdecker: ,Plötzlicher Kindstod' lautete die medizinische Diagnose vor Ort, und so steht es auch im vorläufigen Obduktionsbericht.'" (Kutschera 1997, S. 28)

Es ist kaum zu glauben, dass die soeben beschriebene Familie und viele andere von SIDS betroffene Familien, die notwendigen und hinreichenden, totalitären „Hohenstauferschen" Bedingungen eines Deprivationstodes für ihren plötzlich und unerwartet verstorbenen Säugling dauerhaft und konsequent erfüllt haben könnten. Doch müssen die unschuldigen Eltern solcher Tragödien nicht selten noch Jahre nach dem Tod ihres Säuglings ein Wechselbad der Gefühle erleben, z.B. weil Zeitungen Falschmeldungen über den plötzlichen, unerwarteten Tod verbreiten, wie „von Tod durch Ersticken und dass die Eltern in einem Restaurant gegessen hätten" (op. cit.) o.Ä. Sie werden von Freunden und Bekannten auf den Tod angesprochen, die einfach nicht glauben können, was passiert ist. Quälende Selbstvorwürfe und manchmal der unausgesprochene Verdacht der Umgebung, doch schuld daran zu sein oder das Kind gar umgebracht zu haben, erhöhen die Belastung (vgl. z.B. Wottreng 1996). Auf jeden Fall sind Begriffe wie „unbewusste Ablehnung durch die Eltern" nicht beweisbar, bis heute noch unbewiesen und untauglich für jede Entwicklungspsychologie mit wissenschaftlichen Ansprüchen. (Für eine kritische Betrachtung der Deprivationslehre in der Frühkindheit siehe z.B. Ernst und von Luckner 1985, S. 155–156, und Langmeier und Matêjçek 1977).

Dennoch möchte ich hier nicht blauäugig übersehen, dass psychodynamische Faktoren eine ätiologische Bedeutung für das SIDS haben könnten: Eine sehr von Stress beherrschte Umwelt, z.B. eine chronische familiäre (Hoch-)Spannung könnte mehr oder weniger jeden Säugling in eine Art regressives, lebensbedrohliches Verhaltensmuster („Psychosozialer Dysfunktionalismus") bringen und bei einer bereits bestehenden organischen Verletzlichkeit das Kindesleben auf Dauer gefährden (Friedlander und Shaw 1975). Weil aber bis heute solch ein Muster weder notwendig noch hinreichend für das SIDS bewiesen werden konnte, möchte ich der mutmasslichen psychogenen Komponente des SIDS an Wichtigkeit eher einen Rang unter ferner liefen einräumen. Es scheint mir immer noch zweifelhaft, ob das SIDS im Gegensatz zum bekannten Deprivationstod in der Tat ein psychogener Tod durch die autonome Wirkung einer im Körperinnern unbewussten Aktivität im Sinne der Tiefenpsychologie ist.

Einladungstod: Das Drama des psychogenen Todes durch die intendierte Wirkung einer im Körperinnern bewussten Aktivität im Rahmen eines Weltenentwurfes

Die in diesem Abschnitt behandelten psychogenen Todesfällen unterscheiden sich massgeblich von allen obigen: Hier ist die Todesannäherung nichts Demoralisierendes, Feindschaftliches, Ausweg-, Hilf- oder Hoffnungsloses, Schreckliches, Schwächendes, Vergeltendes o.Ä.; im Gegenteil, sie enthält für den Betroffenen eine Erfüllung, eine Erlösung, eine Heimkehr, einen Ausweg, eine Hilfe und eine Hoffnung, eine Lösung, ja ein Versprechen. Das Entscheidende ist hier die positive Haltung des Individuums gegenüber dem Tode.

Die Wichtigkeit dieser Haltung konnte anhand einer Gruppe von fünf chirurgischen Patienten gezeigt werden, die ohne offensichtlichen Konflikt, ohne irgendwelche Panik, ohne Depression oder Suizidgedanken richtigerweise den eigenen Tod voraussahen und dann jeweils postoperativ zu einem Zeitpunkt starben, als vom medizinischen Gesichtspunkt aus keine Gefährdung mehr bestand (Weisman und Hackett 1961). Durch ausführliche psychiatrische Exploration wurde festgestellt, dass die Haltung der fünf Betroffenen, als der Tod heranrückte, in mehreren Punkten übereinstimmte:

(1) jede ahnte ihren Tod bei der Einweisung und war überzeugt, bald sterben zu müssen (Todesahnung);
(2) jede Person sah ihr Leben als vollendet und war frei von moralischen Verpflichtungen (Übereinstimmung mit dem Ich-Ideal durch den Tod);
(3) jede akzeptierte ihren Tod als wünschenswert (Erfüllung von Fantasien oder Wünschen durch den Tod);
(4) jede Person war auf ihre eigene Art und Weise alleine, einsam und isoliert und stellte sich vor, durch den Tod wichtige Beziehungen aufrechterhalten oder wiedergewinnen zu können (Beziehungskontinuität durch den Tod);
(5) jede erwartete, durch den Tod Probleme zu lösen (Konfliktreduktion durch den Tod);

(6) vier Personen sprachen in einem angstfreien, gelösten Ton, ohne Depression, von ihrem erahnten Tod (Todesakzeptanz).

Es folgt nun ein typisches Beispiel.

> „DER PATIENT WAR ein 71jähriger Einwanderer aus Griechenland, ein Bauer, der seit 15 Jahren ein Magendarmgeschwür gehabt hatte. Eine Operation war schon bei zwei früheren Anlässen empfohlen worden, weil er sich als unfähig gezeigt hatte, eine medizinische Verordnung zu befolgen. Jedesmal lehnte er eine Operation mit der Erklärung ab, er ziehe einen Suizid der Chirurgie vor. Unbändige Schmerzen brachten ihn wieder ins Spital und machten eine chirurgische Behandlung unvermeidlich. Eine psychiatrische Untersuchung wurde angeordnet, weil der Patient als ‚depressiv' erlebt wurde. Erst im Verlauf des Interviews kam die Todesgewissheit als signifikanter klinischer Befund zu tage.
>
> Der Patient war ein liebenswürdiger und herzlicher Mann, der sich wegen seiner Schmerzen Sorgen machte, aber keine Zeichen oder Symptome von Depression zeigte. Auf eine selbstverständliche Art und Weise stellte er einfach fest, dass er nach der subtotalen Gastrektomie sterben würde. Er konnte seine Überzeugung nicht erklären, die er anscheinend mit völligem Gleichmut akzeptierte.
>
> Die kürzlich aufgetretene Verschlimmerung seines Magengeschwürs wurde von einem Misserfolg seines Ernteertrages ausgelöst, den er als Strafe Gottes deutete. Vor 20 Jahren wurde sein Kiefer während einer Schlägerei am Marktplatz, wo er Gemüse verkauft hatte, gebrochen. Er verlor eine grosse Menge Geld in den folgenden Gerichtsverhandlungen und bekam keine Genugtuung von seinem Gegner. Während seiner Beschreibung der Ereignisse wechselte seine Haltung schlagartig, und er verhielt sich so, als wenn er die Geschehnisse wiedererleben würde. ‚Die Freude am Leben ging aus.' behauptete er, und alle wendeten sich gegen ihn. Er ging nicht mehr auf den Markt. Dafür führte er sein Leben in bitterer Einsamkeit. Mit einem finsteren Wohlgefallen verfolgte er die aufeinanderfolgenden Tode derjenigen, die damals vor Gericht gegen ihn gehandelt hatten. Es war erst kurz nach der Beerdigung seines letzten Feindes, dass seine Ernte durch eine Dürre zerstört wurde und seine Magengeschwürschmerzen wieder anfingen. Dies sei die Rache Gottes, dass er sich den Tod seiner Feinde gewünscht hatte.
>
> Die Chirurgen gaben sich jede Mühe, den Patienten zu beruhigen, und der Psychiater versuchte die Realität des Patienten zu revidieren und neu zu deuten. Der Patient blieb freundlich, höflich und in der Vorahnung seines eigenen Todes unerschütterlich. Die subtotale Gastrektomie verlief ohne Komplikationen. Aber drei Tage später, während seiner unauffälligen Genesung wurde er plötzlich dyspnoisch, entwickelte unregelmässiges Herzklopfen und verstarb innerhalb weniger Stunden. Die Autopsie zeigte einen grossen Wandthrombus, der die Pulmonalklappe verschloss."[48] (Hackett und Weisman 1960, S. 279)

Die Autoren bieten folgende Deutung an: Der Patient litt unter einem Verfolgungswahn, in dem er jeden, der damals bei seiner unglücklichen Gerichtsklage mitwirkte, als Feind erlebte. Durch magisches Denken sah er einen kausalen Zusammenhang zwischen seinem Wunsch nach ihrem Tod und der Tatsache ihres Todes. Er fasste seine unaufhörliche Wut als Racheakt auf, die sich erst zufrieden gab, als sein letzter Feind unter der Erde lag. Aber als die Trockenheit seine Ernte zerstörte, deutete er dies als Zeichen für seine Bestrafung. Es ist ferner wichtig, den Gegensatz zwischen seinem früheren heftigen Widerstand gegen eine Operation und seiner diesmaligen gelassenen Hingabe zu betonen. Seine Todesgewissheit könnte als eine Erlösung von seiner Angst vor Strafe oder auch als Selbstmordwunsch gedeutet werden. Seine gelöste Haltung seinem eigenen unvermeidlichen Tod gegenüber stammte vielleicht aus dem Bekenntnis zum Pakt, den er mit dem Schicksal geschlossen hat. Er ergab sich seinem Untergang und Widerstand war undenkbar.

Psychogener Tod und Vorzeichen

> „ARIETI HAT VON verlässlichen Zeugen erfahren, dass in einem Dorf Pomarance in Italien ein älterer Mann zu sagen pflegte, er würde sterben, wenn der jahrhundertealte Dorfturm einstürze. Während eines Sturmes wurde der Turm vom Blitz getroffen und fiel ein. Kurz nachdem der Mann diese Neuigkeit erfahren hatte, starb er." (Zit. nach Kächele 1970, S. 202, bezogen auf Arieti 1959)

Menschen, die durch äussere Umstände im Sinne eines Vorzeichen den Zeitpunkt ihres Todes genau zu wissen glauben, werden weniger von panischer Angst, apathischer Depressivität oder anderen Affektäusserungen überwältigt (Bluestone und McGahee 1962); der alte Mann in der obigen Anekdote ist ein Beispiel dafür. Menschen hingegen, die pathopsychologischen Situationen ausgesetzt sind, wie sie sich bei Voodoo-Verwünschungen, bei Tabu-Brüchen, bei Hinrichtungen oder beim ärztlich vorausgesagten Todeszeitpunkt bei tödlicher Krankheit konstellieren, tendieren dazu den nahen Tod bis zur letzten Sekunde aus ihrem Bewusstsein auszuklammern und verarbeiten ihr düsteres Schicksal durch Abwehrmechanismen wie z.B. Verleugnung, Projektion und Zwangsgedanken gegenüber einer überragenden Angst, „die ausschliesslich in der Todesdrohung, nicht aber in anderen assoziierten Ängsten zu suchen sind" (Strian 1983, S. 327).

Vorzeichen und ähnliche Phänomene möchte ich hier aus einer Perspektive betrachten, die wohl mit dem klassischen psychogenen

Tod engverwandt ist, aber zugleich etwas ganz anderes ist: die Vorahnung des eigenen Todes (Jaffé 1958) – im Volksglauben verwandt mit Phänomenen wie Vorbedeutung, Vorgeschichte, Vorschau, Vorspuk, Vorzeichen, das Zeichensehen und das Zweite Gesicht (Bächtold-Stäubli und Hoffmann-Krayer 1987, Bd. 8, S. 993–1010).

Am Anfang der Menschheitsgeschichte wurden die Vorzeichen als nichts anderes als die Ursachen selber verstanden. Man stellt sich leicht vor, dass fast jedes ungewöhnliche oder unerklärliche Ereignis, z.B. das Erscheinen eines „Totenvogels" (Eule, Kauz, Uhu) oder ein Traum vom Zahnausfall, von trübem Wasser, von einem Schimmel, von einem verstorbenen Vorfahren u.a.m., irgendwo irgendwann einmal als Todesvorzeichen hätte gedeutet werden können, so stark war der Eindruck, den der Tod auf den Menschen machte (Bächtold-Stäubli und Hoffmann-Krayer 1987, Bd. 8, S. 995, 1006). Man könnte sich sogar wundern, dass überhaupt noch ein Mensch am Leben geblieben ist, wenn seit eh und je solche Vorzeichen psychogen tödlich auf unsere Urahnen gewirkt hätten.

Vermutlich wurde das Ereignis als Vorzeichen erst später im Verlauf der Entwicklung des menschlichen Bewusstseins in einen mystischen oder religiösen, vielleicht auch abergläubischen, dabei jedoch stets mythopoetisch sinnvollen Zusammenhang, z.B. als Todesbote, Engel, Traumerscheinung o.Ä. eingeordnet. Die psychogene Wirkung solcher Vorstellungen wurde wahrscheinlich noch verstärkt, in dem sie in inneren Bildern fassbar gemacht wurde, wohlgemerkt geschieht dies nur den Individuen, welche die todbringenden Bilder auf sich wirken lassen, wie ich am Beispiel des Italieners gezeigt habe.

Als Vorzeichen verstehe ich auch die Vorahnung des eigenen Todes, die im allgemeinen autonom und ungewollt auftaucht und die – jedenfalls im Volksglauben – nicht umgangen werden kann. Hierzu einige Beispiele:

> „EIN REGIERUNGSRAT AUS Siam (heute Thailand, A.d.V.) wurde in Bad Nauheim wegen einer leichten, tuberkulösen, einseitigen Affektion der Lungenspitze behandelt. ‚Die Kur verlief störungsfrei und erfolgreich; und um so mehr erstaunte meinen Freund (Dr. Hubert, später einer der bekanntesten Kreislaufspezialisten in Nauheim, Deutschland, der als junger Arzt an der Lungenheilstätte tätig war, A.d.V.), als der Herr aus Siam ihn etwa in der Weihnachtszeit bat, Ehefrau und besten Freund aus Siam telegraphisch herzurufen, denn er werde am soundsovielten April sterben. Begreiflicherweise dachte mein Freund an eine ihm in ihren Motiven unklare akute Depression; aber als er versuchte, den Patienten auf seinen guten Heilverlauf und die sichere Aussicht auf volle Gesundung hinzuweisen, lehnte der Kranke überlegen lächelnd ab, bestritt jede nervöse Gemütsverstimmung

> und wiederholte den Wunsch nach telegraphischer Herbeirufung von Frau und Freund so dringend, daß er erfüllt wurde. ‚Sie kennen den Osten nicht', meinte er zu meinem Freund. Die beiden Vertrauten erschienen und verlebten für den äußeren Beschauer ungetrübte Wochen mit dem Kranken, der am angesagten Tage außer den beiden Nächsten auch den Arzt in sein Zimmer rief, sich bei allen herzlich bedankte und starb. Auch in diesem Fall war keinerlei erklärender organischer oder pharmakologischer Befund zu erheben.'" (Schultz 1965, S. 91–92)

Solche Vorahnungen treffen nicht nur Fremde sondern auch die Einheimischen, wie die folgende Geschichte darlegt:

> „MEINER MUTTER URGROSSVATER war 96, als er gestorben ist. Er hat früh noch Gerste reingemacht. Da spricht er, wenn ich ock noch könnte die Gerste durch den Wind schlagen. Ich muß heut noch sterben. Da fragen sie ihn warum und wieso. Und er spricht: Ich krieg schon kalte Füße. – Wie er die Gerste fertig hat, geht er rein, setzt sich hinter den Ofen, und ist denselben Tag nachmittag tot." (Bächtold-Stäubli und Hoffmann-Krayer 1987, Bd. 8, S. 1686)

Hierzu noch ein Beispiel:

> „IN SÜDJÜTLAND BEGEGNET der Küster Peter einer Leichenschar und fragt einen im Geleit, wen man da bringe. Das ist der alte Küster Peter, erhält er zur Antwort. Er stirbt drei Tage darauf." (Bächtold-Stäubli und Hoffmann-Krayer 1987, Bd. 8, S. 1711)

Und es sind nicht nur sogenannte „einfach strukturierte" Menschen sondern auch sehr differenzierte und gebildete Menschen (siehe auch den Regierungsrat aus Siam), denen eine Vorahnung einfallen kann:

> „DER MUSIKER VON Hove soll seinen Tod vorgeahnt und seine Kapelle einen Trauermarsch haben spielen lassen, bei dessen letzten Tönen ihm der Taktstock entglitt." (Bächtold-Stäubli und Hoffmann-Krayer 1987, Bd. 8, S. 1687)

Selbstverständlich hat nicht nur der Alltag sondern auch der Krieg seine Opfer, die ihren Tod voraussehen:

> „MEIN VATER HATTE 14 Tage vor seinem Ableben, als er sich scheinbar noch recht wohl fühlte, die bestimmte Ahnung, dass er mich und meine Familie zum letzten Male sehe, als wir abreisen mussten. Zwei Wochen später war er bereits in der beginnenden Agonie und kannte mich nicht mehr. Auch im Kriege, der Millionen von Opfer nutzlos gefordert hat, gab es Offiziere und Soldaten, die mit Gewissheit den Tod voraussahen und dementsprechend Abschied für immer nahmen. Ein Verwandter von mir, aktiver Major in einem Nachbarsstaate, weissagte schon mehrere Monate vor Beginn der Feindseligkeiten den furchtbaren Kampf und war der festen Überzeugung, dass er nicht mehr heimkehren werde. Er fiel dann auch schon 1940 und ist in fremder Erde beerdigt." (Hüssy 1945, S. 252)

Und nicht nur reife Erwachsene oder Greise, wie der Mann aus Pomarance, sondern sogar Jugendliche und junge Erwachsene, die nach allen üblichen Zeichen noch ein verheissungsvolles Leben vor sich haben, können von einer vermeintlichen Vorahnung bis in den Tod heimgesucht werden, wie die folgenden zwei Beispiele belegen:

> „BEIM GRABSTEIN-MODELLIEREN ritzt angeblich ein Schüler seinen Namen auf dem Stein ein; wenige Zeit danach stirbt er." (Bächtold-Stäubli und Hoffmann-Krayer 1987, Bd. 8, S. 1687)

> „EINE JUNGE FRAU kam aus dem Elsass zur Geburt ins Frauenspital Basel, wo ich damals als Assistent tätig war. Sie eröffnete mir sofort nach Ankunft des Bestimmtesten, dass sie an diesem Partus, es war der zweite, sterben werde. Es waren aber keine alarmierenden Symptome vorhanden und alles sprach für eine leichte und normale Geburt. Ausser einer geringgradigen Wehenschwäche stellten sich zunächst nicht die geringsten Komplikationen ein und Kind sowie Plazenta wurden spontan geboren, scheinbar ohne Schwierigkeiten und Störungen. Auch die Blutung war mässig. Trotzdem verschlechterte sich der Zustand der Patientin mehr und mehr, sie verfiel zusehends. Weder der damalige Oberarzt, Prof. Labhart, noch der Chef, Hr. Prof. v. Herff, konnten eine sichere Diagnose stellen und vermuteten ein Versagen des Herzens aus unbekannten Gründen. Nach dem Verlaufe von etwa zwei Stunden verschied die Frau, nachdem sie vorher noch zu mir gesagt hatte, ihre Ahnung stimme also doch. Sie war aber absolut ruhig und gefasst und zeigte nicht die geringsten Spuren einer Furcht vor dem nahenden Ende. ... Auch der berühmte medizinische Schriftsteller LIEK soll seinen Tod schon einige Monate vorher vorausgesehen haben, wie BIER berichtet." (Hüssy 1945, S. 252–253)

Eine Eigenprophezeihung im Rahmen der Ausweg-, Hilf- und Hoffnungslosigkeit eines Konzentrationslagers kann die Widerstandskraft des Körpers dermassen absenken, dass eine im Gefangenen schlummernde Infektionskrankheit leichtes Spiel hat und den Tod des Betroffenen sozusagen „auf Bestellung" psychogen herbeiführen kann (vgl. Kornhuber 1961):

> „ANFANGS MÄRZ 1945 erzählte mir ein Lagerkamerad, er hätte am 2. Februar 1945 einen merkwürdigen Traum gehabt: Eine Stimme, die sich als prophetisch ausgab, sagte ihm, er möge sie etwas fragen – sie könne ihm alles sagen. Und er fragte sie, wann für ihn der Krieg zu Ende sein werde. Die Antwort lautete: am 30. März 1945. Dieser 30. März nahte heran, aber es sah keineswegs so aus, als ob die ‚Stimme' recht behalten sollte. Am 29. März wurde mein Kamerad febril und delirant. Am 30. März wurde er bewußtlos. Am 31. März starb er: das Fleckfieber hatte ihn hinweggerafft. Tatsächlich war am 30. März – jenem Tage, an dem er bewußtlos geworden war – ‚für ihn' der Krieg zu Ende." (Frankl 1961, S. 750)

Solch eine Eigenprophezeihung kann auch durch Aberglauben entstehen:

„*GOLDIE* ERZÄHLT DEN Fall eines Maori, welcher mit einem Weißen reiste. Unterwegs lief ihm eine Eidechse über den Fuß; der Maori inspizierte sie sorgfältig, ließ sie wieder laufen und erklärte darauf, er werde in 8 Tagen sterben. Die Eidechse sei die Seele eines bereits verstorbenen Ahnen gewesen, welche gekommen sei, um ihn darauf aufmerksam zu machen. Sie hatte acht schwarze Flecken, das bedeutete den Tod am 8. Tage. Der Maori lebte nun die nächsten 7 Tage wie gewöhnlich weiter, am Abend des 7. Tages legte er sich hin, wickelte sich in seine Decke, und am Morgen des 8. Tages wurde er tot aufgefunden." (Ellenberger 1952, S. 342)

Es gibt auch bestimmte Leute, die Todesfälle voraussehen. Im Volksaberglauben werden sie Wicker genannt (Bächtold-Stäubli und Hoffmann-Krayer 1987, Bd. 8, S. 1000–1001). Von ihnen sagt man, sie haben die Gabe des „Zweiten Gesichts", auch „Vorgesicht" und „Vorgeschichte" genannt.

Das Zweite Gesicht kann im Zusammenhang mit Träumen auftreten, wie folgende wohl auf ähnlichen Erfahrungen basierende Geschichte erzählt:

„IM STEDINGERLANDE DIENTE ein Knecht, der die Gabe hatte, Vorspuk zu sehen. Wenn ein Todesfall bevorstand, mußte er aus dem Bette und auf die Diele gehen, wo dann der Sarg stand, und jedesmal starb der, welchen er gesehen, in Jahresfrist. Als es ihn einmal wieder auf die Diele trieb, sah er den Sarg, aber den Toten, der darin lag, erkannte er nicht. Warte, dachte er, ich will dich schon wieder kennen, wenn ich dich antreffe, nahm ein Messer und schnitt dem Toten über der Stirn ein Büschel Haare ab. Als sie am nächsten Morgen beim Trinken saßen, sagte die Großmagd zum Knechte: Du, wer ist dir bei den Haaren gewesen? Der Knecht erschrak und sah, daß er selbst der Tote gewesen sei, dem er das Haar abgeschnitten. Er kündigte sofort den Dienst, denn der Tote muß in dem Hause sterben, wo er gesehen, – und verdang sich anderswo. Aber nach einiger Zeit fühlte er eine große Sehnsucht nach seiner alten Herrschaft und machte sich, da er sich ganz wohl fühlte, auf, um dieselbe zu besuchen. Wie er aber im Hause war, starb er. – In Butjadingen heißt der Schluß: Nach Jahren traf der Bauer seinen früheren Knecht in dem Wirtshause seines Dorfes, wo derselbe übernachten wollte, und lud ihn ein mitzugehen. Der Knecht nahm seine Einladung an und starb in derselben Nacht in dem Hause seiner alten Herrschaft. In Fladderlohausen stirbt der Knecht, als er am nächsten Sonntag nach seinem Abgange ein vergessenes Bündel Kleidungsstücke abholen will; in Altenoythe, als er im Hause der früheren Herrschaft einen Toten ansagen muß. Er will nicht bleiben, läßt sich aber herbei, einen Augenblick Platz zu nehmen, wird plötzlich unwohl und stirbt." (Bächtold-Stäubli und Hoffmann-Krayer 1987, Bd. 8, S. 1703)

Ich möchte diesen Abschnitt mit einem mutmasslich richtig beobachteten Todesvorzeichen abschliessen: „Läuft drum ein Hund aus der Stube eines Kranken fort, so stirbt der Kranke bald" (Bächtold-Stäubli und Hoffmann-Krayer 1987, Bd. 8, S. 994).

Bewusstes, psychogenes Sterben

> „WENN DER KOPFJÄGER alt geworden ist und bis dahin noch niemand seinen Kopf erbeutet hat, legt er sich einfach nieder, verweigert Essen und Trinken, um zu sterben."[49] (Schmidt und Schmidt 1964, S. 511)

Verwandt mit diesem Phänomen des bewussten, psychogenen Sterbens sind Geschichten z.B. vom alten Poeten, der sich erst nach der Vollendung seines Lebenswerkes hinlegt und stirbt – siehe die obenerwähnte Anekdote vom Musiker von HOVE, S. 124 –, oder die des todkranken Patienten, der sich wie ein Wunder gerade noch so lange am Leben hielt, bis eine von ihm geliebte Person endlich auf Besuch kam (vgl. Ellenberger 1973, S. 342). Nun stellt sich die Frage, ob solche und ähnliche Fälle des „Selbstauslöschens des Lebenslichtes", einem bewussten Entschluss in einer selbstbestimmten Zeit „dann oder dann" sterben zu wollen, folgen, oder ob sie eher Folge einer Gewissheit, im vorbestimmten Zeitrahmen sterben zu müssen, sind. Diese Frage lässt sich z.B. am Tod des grossen Weltenlehrer und Yoga-Meister Paramahansa YOGANANDA stellen:

> „AM 7. MÄRZ 1952 ging Paramahansa Yogananda in Los Angeles (Kalifornien, A.d.V.) in den *Mahasamadhi* ein (den endgültigen und bewußten Austritt eines Yogi aus seinem Körper, A.d.V.). Unmittelbar zuvor hatte er auf einem Bankett zu Ehren des indischen Botschafters, Seiner Exzellenz Binoy R. Sen, eine Ansprache gehalten." (Yogananda 1993, S. 185)

Das Sterben bei vollem Bewusstsein ist wohl eine Seltenheit, eher dem „Heiligen" als dem Normalmenschen vorbehalten. Menschen, die eine Todesgewissheit haben und bis zuletzt im Besitz ihrer geistigen Fähigkeiten bleiben, befinden sich meist in einem euphorischen Zustand gehobener Stimmung, ohne Todesfurcht (Hüssy 1945). Hierzu eine Geschichte von einem Nicht-Heiligen:

> „BELGRAD, 5. OKTOBER 1928 – Im Dorf Koprivnica sagte vor mehreren Monaten ein Bauer namens Ujseck, dass er am 4. Oktober 1928 sterben werde. Am besagten Tag rief er seine Familie zu sich, bestellte einen Sarg, verabschiedete sich von seinen Freunden und starb um die Mittagszeit an einem Schlaganfall, als er bei sich am Tisch sass. Das gemeine Volk war aufgeregt und meinte, ein Wunder sei geschehen (Neues Wiener Tagblatt, 6. Oktober 1928)."[50] (Menninger 1948, S. 35)

Solche Berichte kommen wiederholt vor und handeln in der Regel von Männern, selten von Frauen. Normalerweise gibt das „Opfer" noch Anweisungen, die nach seinem Tod durchgeführt werden sollen. Auf jeden Fall scheint der Mensch im allgemeinen fähig zu sein, an einem vorhergesagten Zeitpunkt zu sterben, ohne dass er irgendwelche Zeichen von Krankheit aufweist, die seinen nahenden Tod anzeigen könnten.

An dieser Stelle möchte ich eine Anekdote zum Thema „psychogene Unsterblichkeit" berichten, die den österreichischen Schriftsteller und Satiriker Karl KRAUS (1874–1936) betrifft:

> „Er pflegte zu sagen, er wolle immer leben, er glaube nicht daran, daß er sterben müsse ... Der Geist müsse die Macht haben, den Tod zu verhindern ... Er sagte wörtlich: ‚Nur im Zustand des Irrsinns kann ich dem Tod verfallen. Es ist nicht wahr, daß Goethe friedlich starb. Er schrie drei Tage und drei Nächte lang in Todesangst.'" (Kann 1944)

Bei der Nachricht vom plötzlichen Tod Samuel LUBLINSKIS rief er aus: „Gehirnschlag, das sollte es nicht geben!" Leider aber ist die psychogene Unsterblichkeit noch schwieriger zu erlangen als der psychogene Tod. Karl KRAUS ist am 12. Juni 1936 im Alter von 62 Jahren selber einem Hirnschlag erlegen (vgl. Schick 1965, S. 136).

Auch für den in der bulgarischen Stadt Rustschuk geborenen Schriftsteller und Nobelpreisträger Elias CANETTI (1905–1994) war der Tod eines der Grundthemen seines Lebens und Schreibens, und auch er wollte nicht an die Unvermeidlichkeit des Todes glauben. In einer frühen Aufzeichnung aus dem Jahre 1943 schrieb er:

> „Seit vielen Jahren hat mich nichts so sehr bewegt und erfüllt wie der Gedanke des Todes. Das ganz konkrete und ernsthafte, das eingestandene Ziel meines Lebens ist die Erlangung der Unsterblichkeit für die Menschen." (Jacobi 1994)

Zusammenfassung: Besessenheit und Exorzismus / Schicksal und Chance

Besessenheit und Exorzismus

> „SO ERKLÄRTEN MEHRERE Nonnen des Klosters Unterzell bei Würzburg 1749 durch die aus ihnen redenden Dämonen, die Subpriorin Maria Renata habe durch böse Praktiken den Teufel in sie gezaubert. Die Angeschuldigte wurde verbrannt." (Bächtold-Stäubli und Hoffmann-Krayer 1987, Bd. 1, S. 1152)

Die Besessenheit wird im katholischen Glauben von der eigentlichen Geisteskrankheit als etwas Grundverschiedenes betrachtet: Der Besessene weigere sich beharrlich, den Namen Christi oder Gottes auszusprechen, er wisse künftige und verborgene Dinge oder rede in Sprachen, die er nie gelernt hatte, er heule wie ein wildes Tier oder belle wie ein Hund, er habe übermenschliche Kräfte und könne an glatten Wänden hinauflaufen u.a.m. Nichtdestotrotz komme ein Geisteskranker, insbesondere ein perniziös-katatoner Mensch dem voreingenommenen oder naturverbundenen Mitmenschen, z.B. bei den Naturvölkern oder bei den Menschen des Altertums, wie jemand vor, von dem ein böser Geist, ein Teufel oder tödliche Zauberkräfte Besitz genommen hätten. Im Sinne dieser Metapher bezeichne ich in diesem Kapitel das Drama des psychogenen Todes durch die autonome Wirkung einer im Körperinnern unbewussten Aktivität im Sinne der Tiefenpsychologie als „Besessenheitstod", wobei der Mensch auch von einer fixen Idee, z.B. einer Todesvorahnung, „besessen" sein kann.

Das Verhindern eines solchen eingeleiteten psychogenen Todesprozesses wird im Volksaberglauben auch mit der Metapher der direkten, gewaltsamen Vertreibung der anwesenden bösen Geister oder Kräfte im Sinne des mittelalterlichen Exorzismus zur Beschwörung einer dämonischen Macht verstanden (siehe Bächtold-Stäubli und Hoffmann-Krayer 1987, Bd. 2, S. 1098–1107). Solche Beschwörungsformeln und Zaubersprüche sind sogar im uralten Zauberpapyrus zu finden:

> „Du aber beschwöre (ε ξοριχζε) ihn mit folgendem Spruch, damit er unentwegt bei dir bleibe." (Zauberpapyrus I 80, S. 6, zitiert in Bächtold-Stäubli und Hoffmann-Krayer 1987, Bd. 2, S. 1099)

Eine indirekte psychogene Vertreibung bzw. eine Übertragung des tödlichen Unheils findet z.B. mittels des Sündenbockes statt und ist hier auch von Interesse. Schliesslich erwähne ich noch den Abwehrzauber oder die Unheil abwehrenden und läuternden Riten, die vertreibend oder prophylaktisch wirken können, z.B. gegen den bösen Blick. Sogar in der heutigen Zeit wird in der modernen Psychiatrie die Hilfe von Geistheilern (Bösch und Kind 1998, Bösch 1998, Taverna 1998a) oder die Heilung durch Imagination (Benedetti 1994; Maass 1981; Schmid 1997a, 1997b; Schmid et al. 1997, 1998) oder durch Hypnose (Vas 1993) in Anspruch genommen.

Schicksal und Chance: Heiligtum und das Leben danach

Es bleibt noch eine offene Frage für die theologische Forschung, ob oder inwiefern die religiösen Himmelsfahrtslegenden doch nicht den psychogenen Tod des Gepriesenen in religiösen Bildern umschreiben.

Wichtige, mitwirkende pathogenetische Faktoren beim Seelentod

In diesem letzten Abschnitt des Kapitels „Seelentod: Das Drama des psychogenen Todes durch die autonome Wirkung einer seelischen Aktivität im Körperinnern" möchte ich nochmals eine eher medizinische Perspektive einnehmen. Wie oben fange ich bei den Neurosen an und komme rasch wieder zur Psychose. Im Grossen und Ganzen möchte ich zeigen, dass Todesängste ohne reale Bedrohung – ob eher diffus oder spezifisch-phobisch („Thanatophobie") – bei vielen neurotischen und psychotischen Störungen eine wichtige Rolle spielen (vgl. Strian 1983, S. 327–328). Zum Schluss kann ich sicher keine endgültige Erklärung abliefern, eher möchte ich Ihnen ein Gefühl vermitteln, wie schwierig das Problem sein kann, sogar dann, wenn unsere Aufmerksamkeit auf klare klinische Gegebenheiten beschränkt bleibt.

In einer Übersichtsstudie zur Beziehung zwischen dem autonomen Nervensystem und der Neurose (Ferris et al. 1937) wird einerseits betont, dass dieselben sensorischen Impulse in dem einen Patienten eine vegetative Funktion stimulieren, in einem anderen hingegen verhindern. Andererseits impliziert die Ähnlichkeit der verschiedenen Symptome des autonomen Nervensystems mit denen bei etlichen vegetativen Neurosen, dass gleichartige klinische Zeichen denselben efferenten Reflexmechanismus haben, und zwar bezogen auf den Karotissinus. Ob dieser Mechanismus auch bei den tödlich verlaufenden Geisteskrankheiten in irgendeiner Art und Weise mitspielt, bleibt blosse Spekulation. Es gibt immer noch sehr viele andere Möglichkeiten, die weiterer Abklärung bedürfen. Z.B. wurde in einer Studie über die posthumen Untersuchungen von 40 psychiatrischen Patienten, die an einer „akuten Erschöpfung durch Geisteskrankheit" plötzlich und unerwartet und ohne eine zufriedenstellende Erklärung gestorben sind, eine Dysfunktion des Hypothalamus als mitwirkende Todesursache vermutet (Thompson 1939).

Die ältere Literatur berichtet von mutmasslichen Gründen (Shulack 1938), die zu verschiedenen *Hypothesen zur Pathogenese der tödlichen Katatonie* im Rahmen mehrerer Modelle zusammengefasst werden, die bis zum heutigen Tag noch nicht endgültig bewertet werden können:

(1) Blutzerfalls-Modell (Scheid 1937, Scheid und Baumer 1937), z.B. kardiovaskulärer Zusammenbruch infolge einer schweren Septikämie oder Toxämie (Derby 1933, Davidson 1934) („autogener Blutvergiftungstod").

(2) Sympathikus-adrenales-Modell, d.h. eine plötzliche Atonie des Kreislaufsystems sowie aller innerer Organe infolge Adrenalinmangels (Stefan

1934), oder sogar eine Überaktivierung, die zum Tod im Schockstadium führen könne (vgl. Cannon 1957) („Adrenalin-Tod").

(3) Parasympathicus-Modell, d.h. eine Hypertonie im parasympathischen Vagusgebiet (in den Vaguszentren) (Laurence 1860, Stefan 1935, Richter 1958). Der Nervus vagus ist der Hauptnerv des parasympathischen Nervensystems. Er versorgt mit zahlreichen Verzweigungen Herz, Lungen und Eingeweide bis zum Dickdarm. Der Vagus-Tod kann als extremste Form der üblicheren „vagovasalen Synkope" oder Ohnmachtsanfall im Sinne eines situationsbezogenen Kollaps-Mechanismus (vgl. Bilz 1966) betrachtet werden („Vagus-Tod").

(4) Limbisches Modell, d.h. Tod durch psychische und emotionelle Spannung (Robertson 1923, Gregg 1936) („Tod durch Emotion").

(5) Dopaminergisches Modell (Mann et al. 1986, Kellam 1987) („autogener Gehirnvergiftungstod").

(6) Psychogenes Modell (Arnold 1949) („unbewusste Konstellation des Todesarchetyps").

Die meisten Autoren sind der Meinung, dass das perniziöse Katatonie-Syndrom von keinem eindeutigen und charakteristischen Symptom oder von keiner eindeutigen Änderung des einen oder des anderen Organs begleitet ist. Es gibt z.B. in der früheren Literatur auch Fälle, bei denen der gesamte klinische Verlauf der perniziösen Katatonie von katatonem Stupor und muskulärer Rigidität ohne Hyperaktivität dominiert wird. Auch terminale Krankheiten, falls sie denn aufgetreten sind, waren weder in ihrer Dauer noch in ihrer Ausprägung als Todesursache ausreichend. In den Worten von ARNOLD:

> „Aus der Skizze der pathologisch-anatomischen Merkmale möchte ich betonen, dass sie aus dem Standpunkt eines dynamisch-holistischen Zugangs zum Todesprozess keineswegs befriedigend sind, und dass sie in der Tat nur das letzte, sichtbar gebliebene Glied darstellen, das uns bloss auf dem statischen Feld des Seziertisches zur Verfügung steht."[51] (Arnold 1949, S. 389–390)

Ein Vergleich mit ähnlichen Spekulationen über die Ätiologie des psychogenen Todes ist sehr interessant. Hierzu erwähne ich z.B. CANNONS Vorschlag

> „dass der ‚Voodoo-Tod' wirklich sein mag und dass er als das Resultat eines schockartigen emotionalen Stresses im Zusammenhang mit einem offensichtlichen oder verdrängten Schrecken erklärt werden mag."[52] (Cannon 1957, S. 189)

Er sieht im psychogenen Tod eine adrenale Reaktion des vegetativen Nervensystems: ein Zustand der chronischen Hyperaktivität des Sympathiko-adrenalen Systems. Dementsprechend erwartet er:

> „Der Puls wäre kurz vorm Ableben schnell und ‚fadenartig'. Die Haut wäre kühl und feucht. Eine Auszählung der roten Blutkörperchen oder sogar

> einfacher, eine Bestimmung des Verhältnisses der Blutkörperchen zum Plasma durch den Hämatokrit-Wert anhand einer kleinen Blutstichprobe aus den Blutgefässen der Haut würde helfen festzustellen, ob ein Schockzustand vorhanden ist; denn die ‚Rotzahl' wäre hoch und auch der Hämatokrit würde eine ‚Hämokonzentration' anzeigen. Der Blutdruck wäre niedrig. Der Blutzucker wäre erhöht, aber die entsprechende Messung wäre unter Umständen in der Praxis zu schwierig."[53] (Cannon 1957, S. 189–190)

Solche Störungen könnten nach seiner Auffassung durch Zustände der Schlaflosigkeit, Unterernährung und Flüssigkeitsmangel verstärkt werden, die den tödlichen Verlauf noch begünstigen würden.

STUMPFE, der den Vagus-Tod noch allgemeiner als einen psychogenen somato-kardialen Hemmungseffekt versteht, scheint diesem Modell den Vorrang zu geben und stimmt darin auch mit anderen Autoren überein (Obrist et al. 1969). Letztere bringen mehrere Argumente, die dieses Modell unterstützen. Insbesondere bei Organismen, die sich in Situationen akuter Bedrohung befinden, in denen kein Ausweg durch Flucht oder Kampf möglich ist oder als möglich erkannt wird, drückt der somato-kardiale Hemmungseffekt einen aktiven Versuch seitens des Bedrohten aus, Stress zu vermindern oder zu umgehen. In den akutesten Fällen mündet dieser Versuch in Betäubung, Unbeweglichkeit, Bewusstlosigkeit und schliesslich gar in den Tod.

Diese körperliche Bewältigung des Stresses wird beim plötzlichen, unerwarteten Tod, wie er bei Unglücksfällen, Naturkatastrophen oder akuten lebensbedrohlichen Erkrankungen wie Herzinfarkt oder anaphylaktischem Schock auftritt, überstrapaziert. Obwohl es gerade in solchen Fällen scheinen mag, dass eine psychologische Auseinandersetzung nicht mehr möglich ist, sodass Angst, Panik und Schrekken die Opfer schier überwältigen, berichten uns Menschen, die mit solch einer unvermittelten und als real und unwiderruflich erlebten Todesdrohung konfrontiert waren – Überlebende und durch Reanimation Wieder-ins-Leben-Zurückgerufene – „daß sich aber in der sekundenkurzen Zeit dieses Sterbens viele Aspekte der vom vorbereiteten Sterben her bekannten psychologischen Mechanismen abspielen, so daß Angst, Verleugnung, Widerstand und Ergebung wie in einer Zeitraffung komprimiert erscheinen" (Strian 1983, S. 325).

RICHTER schliesst sich dem Parasympatiko-Vagus-Modell an und findet hier zudem eine passende Erklärung für Fälle des psychogenen Todes, die durch „Schreck, Schmerz und eine grosse Vielfalt von anderen störenden Stimuli" (Richter 1958, S. 308) ausgelöst wurden. Er schlägt vor, dass die Opfer, im Falle einer Hemmung ihre Emotionen gegenüber der Umwelt auszudrücken (Richter 1958, S. 305),

„einen sogenannten Vagus-Tod erlitten haben mögen, der das Resultat einer Überstimulation des parasympathischen anstatt des sympathicoadrenalen Systems ist“[54] (Richter 1957, S. 196). Bei den von ihm als Arzt in Afrika beobachteten Voodoo-Todesfällen betonte ein Autor, dass weder auffällige affektive noch vegetative Symptome zu beobachten waren (Burrel 1963).

Psychopathologisch gesprochen ist das Opfer einer Todesverwünschung, eines „Boning“ eines Tabu-Bruchs, einer lebensbedrohenden, psychotischen Wahnvorstellung o.d.g. nicht zur „Flucht oder Kampf“ bereit: Es ist seinem vermeintlich unausweichlichen Schicksal ergeben (Ausweglosigkeit), resigniert, weil ihm seine hilflose Situation hoffnungslos erscheint. Demzufolge „mag der Tod aus den Wirkungen einer Kombination von Reaktionen resultieren, die zusammengenommen in ein- und dieselbe Richtung operieren und den Vagustonus erhöhen“[55] (Richter 1957, S. 197).

Das schon oben diskutierte, psychogene Modell von ARNOLD lässt sich ohne weiteres mit einem anderen Modell vereinbaren, das den psychogenen Tod als Ausbruch einer gravierenden psychosomatischen Krankheit ansieht, nicht ungleich einer Asthma- oder Zucker-Stoffwechsel-Erkrankung, die auch im tödlichen Asthma- bzw. hypoglykämischen Anfall enden kann (Mathis 1964). (Eine Hypoglykämie ist akut lebensbedrohlich!) Die zugrunde liegende Psychodynamik ist auch mit dem obendiskutierten „Sich-Aufgeben/Aufgegeben-Sein“ Komplex vereinbar: Es wurde z.B. vom unerklärten, psychogenen Todesfall eines fünfundzwanzigjährigen psychiatrischen Patienten berichtet (Hyland 1978). Nach Ablauf einer zweijährigen stationären Behandlung und kurz vor einer möglichen Entlassung, als er noch sagte: „Ich habe mich nie zuvor besser gefühlt“, wurde er tot im Bett aufgefunden, kurz nachdem sich sein Zustand plötzlich und unerwartet verschlechtert hatte. Der Obduktionsbefund war unauffällig. Im Rückblick findet der Autor, dass eine Art chronische „Gegenübertragungsfixation“ seitens des Patienten dessen psychogenen Tod hätte auslösen können, d.h. die emotionelle Trennung oder den Abschied des Therapeuten vom Patienten löste bei diesem eine akute Regression mit schliesslich tödlichen körperlichen Begleitsymptomen aus: der Therapeut gab dem Wunsch des Patienten nach häufigen und ausserterminlichen Sitzungen nicht nach, was der Patient evtl. als fehlendes Interesse oder gar Ablehnung deutete und ihn, den P. in einen „Sich-Aufgeben/Aufgegeben-Sein“ Komplex mit tödlichem Ausgang geschleudert hat.

Diese Modelle scheinen die Bedeutung fehlender Verhaltenskontrolle zu unterstreichen. Bis heute aber bietet kein einziges Modell eine hinreichende und notwendige Erklärung der tödlichen Katatonie oder des psychogenen Todessyndroms im allgemeinen. Beim Versuch den Sekundenherztod zu verstehen, stösst man z.B. auf ein kompliziertes Zusammenspiel mehrerer Körpersysteme, das noch weitgehend ungeklärt ist. „Nach den Erkenntnissen aus jüngerer Zeit – vor allem aus den CCU's („Coronary Care Units" bzw. Herzkranken-Intensiv-Stationen, A.d.V.) – dürfte zumindest dem akuten „psychogenen Tod" eine Herzrhythmusstörung im Sinne einer ventrikulären Arrhythmie zugrunde liegen ... Obschon in erster Linie Menschen mit koronaren oder myogenen Vorschädigungen gefährdet sind, können ventrikuläre Arrhythmien gelegentlich auch beim Herzgesunden beobachtet werden (Brodsky et al. 1977)." (Strian 1983, S. 333–334)

Möglicherweise sind Ausschüttungen im Gehirn ursächlich dafür verantwortlich, dass einander widersprechende Signale des Nervensystems den Herzrhythmus unterbrechen und so den plötzlichen Herztod auslösen. Ein nachvollziehbares Bild der komplexen Rückkopplungsmechanismen sieht etwa so aus (Monagan 1989):

> In Stress- und Wutsituationen signalisiert der Stirnlappen (der vordere Teil des Gehirns, wo das Gehirn Stress wahrnimmt und den Blutdruck kontrolliert) dem Hypothalamus (im Zentrum des Gehirns) und dem Hirnstamm, dass die Nebenniere (im hinteren Körperoberteil) und die sympathischen Nerven – das sympathische Nervensystem ist die für Antrieb sorgende, eher aktivierende Hälfte des vegetativen Nervensystems – Katecholamine ausschütten und zum Herzen befördern. Wenn der Körper richtig funktioniert und normal reagiert, wird gleichzeitig der parasympathische Vagusnerv – das parasympathische Nervensystem ist die für Ordnung sorgende, eher bremsende Hälfte des vegetativen Nervensystems – *de*aktiviert, um zu verhindern, dass das parasympathische System entgegengesetzte Botschaften aussendet und damit das Kammerflimmern auslöst.

Dass dieses Zusammenspiel gesund als „Tanz" und krank als „Marsch" funktioniert, haben schon empirische Analysen des Herzrhythmus gefährdeter Personen gezeigt. Solche Analysen basieren auf den mathematischen Methoden der Chaostheorie (Morfill und Scheingraber 1991; Wyss 1993, S. 336).

Das psychogene Todessyndrom

> „Wenn wir den Lebensvorgang als die Einheit von Werden und Entwerden verstehen, so ist der Tod ein Teil dieses Ganzen. Er ist also Mitgestalter der menschlichen Zeitgestalt: im letzten Schritt des Lebens aufs Ende zu erscheint der Tod als der die Gestalt des Menschen vollendende Schlußakkord, als das Austönen einer Melodie, die er mitgeformt hat, und die ohne ihn ein Torso bliebe, eine unvollendete Symphonie." (von Gebsattel 1954, S. 169)

Wir sind nun an dem Punkt angelangt, die Charakteristika des psychogenen Todes zu spezifizieren. Dazu ziehe ich die zahlreichen, obenzitierten Berichte heran, die aus Beobachtungen von Augenzeugen dieses Phänomens stammen und sich auf die medizinische Fachliteratur beziehen. Als Resultat dieses Studiums habe ich drei Merkmale identifiziert, die zusammen genommen eine hinreichende Definition des psychogenen Todessyndroms ermöglichen. Diese werde ich im Unterkapitel „Definition des psychogenen Mortalitätssyndroms" diskutieren – siehe S. 145ff. Zuvor möchte ich zwei semantische Fragen klären: Was verstehen wir unter dem Begriff „Tod" und was unter dem Begriff „Todesursache"?

Definition des menschlichen Todes

Im Volksglauben wird der Tod „meist als eine Trennung von Leib und Seele, als eine Abreise der Seele aufgefaßt" (Bächtold-Stäubli und Hoffmann-Krayer 1987, Bd. 8, S. 970). Aus einer philosophischen Sicht könnte man den Tod als den Grundzustand des Daseins definieren, aus dem sich Psyche und Materie gleichzeitig hervorheben und sich im gegenseitigen Zusammenspiel durch gemeinsame und an sich nicht feststellbare Ordnungsprinzipien zu lebenden Organismen selbst organisieren. In genau diesem Sinne ist der Tod gleich dem Vakuumzustand, aus dem sich – so wollen es die Physiker verstanden haben – die Elementarteilchen zeitgleich hervorheben und sich im gegenseitigen Zusammenspiel durch gemeinsame, an sich nicht feststellbare Ordnungsprinzipien zu Welten selbst organisieren.

Eine eingehende Diskussion dieser Definition würde den gegebenen Rahmen meiner Überlegungen zum „psychogenen Tod" sprengen. Wenn ich in diesem Buch vom Tod rede, meine ich der Einfachheit halber einen allgemein-biologischen Zustand, „der als irreversibler Stillstand des Stoffwechsels charakterisiert werden kann" (Kächele 1970, S. 108), und nicht eine Seinsebene im philosophischen, parapsychologischen, metaphysischen, mystischen, spirituellen, religiösen o.ä. Sinne. Zu begrifflichen Orientierung schliesse ich mich den Richtlinien der Schweizerischen Akademie der Medizinischen Wissenschaften (SAMW) an, die den Tod des Menschen folgendermassen definieren:

> „Der Mensch gilt als tot, sobald einer der folgenden Zustände eingetreten ist:
>
> a) Irreversibler Herzstillstand, der die Blutzufuhr zum Hirn beendigt (*Herztod*)
>
> b) Vollständiger und irreversibler Funktionsausfall des Hirns und des Hirnstamms (*Hirntod*)
>
> Herztod und Hirntod gelten als Tod schlechthin." (Hitzig et al. 1995, S. 869; vgl. Hitzig und Weibel 1999, S. 243)

Ich lasse hier die menschliche und psychologische (thanatologische) Komponente der Todesfrage beiseite, um den Umfang dieser Arbeit einzugrenzen (vgl. z.B. Weisman und Hackett 1961, S. 241–247).

Definition der Todesursache und des Zeitpunkts des Todes

> „Bewertet man die Obduktionsbefunde unter dem Gesichtspunkt, welche Rolle sie in der Entwicklung zum UST (unerwarteten Säuglingstod, A.d.V.) gespielt haben, so lassen sich drei Arten unterscheiden: Befunde, die den Tod nicht erklären, Befunde, die ihn nicht hinreichend erklären, z.B. ein katarrhalischer Infekt oder eine Mittelohrentzündung, und Befunde, die ihn erklären, z.B. eine massive Lungenentzündung oder eine Sepsis. Diese verschiedenartigen Befunde, als Gruppe 1, 2 und 3 bezeichnet, werden zur Klassifizierung der Todesfälle herangezogen; jeder plötzlich gestorbene Säugling wird nach Bewertung aller erhobener Befunde in eine der drei Gruppen eingestuft." (Molz 1999, S. 201)

Im Sinne des obigen Zitats unterteilt die Medizin die unerwarteten Todesfälle nach dem Grad des vorhandenen pathologischen Befunds, der als Todesursache in Betracht gezogen werden kann. „Klinisch verpasste" Todesursachen – wenn man so sagen darf – sind insbesondere eine Myokarditis (Strehler 1998) und Lungenembolien (Schnegg 1996); diese verlaufen einschliesslich der ursächlichen Thrombosen oft klinisch stumm (Hardmeier 1999).

Bei Patienten, die sich in einem chronischen Krankheitszustand befinden, welcher die Betroffenen erfahrungsgemäss für einen plötzlichen Tod prädisponiert, fällt es immer schwer eine Erklärung zu finden, warum der Tod gerade zu diesem und nicht zu einem anderen Zeitpunkt eingetreten ist.

Auf jeden Fall wird die Todesursache von der naturwissenschaftlichen Medizin als integraler Bestandteil der natürlichen Welt verstanden. Dies ist aber für den Volksglauben keineswegs so selbstverständlich.

Ursache

Der Volksglaube teilt die Todesursachen in natürliche und übernatürliche Arten. Zu den *natürlichen* Todesarten gehören Altersschwäche, Krankheit und gewaltsamer Tod (Totschlag, Unfall, Vergiftung usw.); zu den *übernatürlichen* gehören Tod durch Fernzauber, z.B. Mortbeten, das Nachgezogenwerden durch vorher Verstorbene – siehe den Nachzehrer oben – sowie die Begegnung mit Geistern und andere bereits genannte „unheimliche" Ursachen oder Verursacher: Voodoo, Tabu, Heimweh und Besessenheit.

Für die weitere Betrachtung unterteile ich die natürlichen Todesursachen in drei Arten. Ich nehme an: Das Sterben sei von einer oder mehrerer der drei Daseinsebenen – dem körperlichen, dem psychischen oder dem sozialen Sein – aus inszeniert worden und ende jeweils mit dem biologischen Tod. Die darüberhinausgehende durchaus berechtigte und wichtige Frage, ob das Sterben seinen Ursprung nicht doch in einer übernatürlichen, jenseitigen, d.h. spirituellen Seinsebene haben kann, sprengt den Rahmen dieser Arbeit. Auf jeden Fall, d.h. bei allen Arten, bleibt der ureigentliche Protagonist des Sterbens, die „Todesursache", verschleiert.

Dieser Schleier besteht unter anderem, weil die komplexe innere Vernetzung der physiologischen Prozesse im lebenden Organismus das Nachvollziehen einer lückenlosen Kausalkette, die zum Tode geführt hat, verunmöglicht. Sogar wenn solch eine Kausalität bis ins feinste Detail verfolgt werden könnte, gelangten wir irgendwann und irgendwo an die Grenze unserer eigenen Begrenztheit, diesseits welcher der Todesprozess vermutlich „automatisch" physiologisch abläuft, und jenseits welcher die ureigentliche Ursache des Todes geortet wird.

Um einen Rekurs ad infinitum zu vermeiden – jede Todesursache hat selbst eine Ursache usw. –, schlug der Mediziner J. ORTH vor, die Absicht, die hinter der Frage nach der Ursache eines Todes steht, in der Antwort mit zu berücksichtigen (Orth 1908): Für den Atomphysiker gibt es andere Antworten als für den Pathologen – siehe unsere Diskussion unten zum Thema „von Neumanns Zaun" im Unterkapitel „Psychophysikalischer Parallelismus", S. 171ff –, für den Pathologen noch andere als für den Kliniker, für den Kliniker andere als für den Richter, für den Richter andere als für den Philosophen, für diesen wiederum noch andere als für den Theologen. Der Gerichtsmediziner M.G. BOHROD hat das ganze Problem in einem originellen Satz zusammengefasst:

> „Die Todesursache ist die Aussage, die der Pathologe dem Kliniker oder der Behörde macht, und die letztere zwingt, zu sagen, ‚Tja, ich bin nicht weiter überrascht, dass der Patient gestorben ist.'"[56] (Bohrod 1963a)

Die psychogenen Todesfälle, die dem Bedürfnis nach Kausalität am ehesten Genüge leisten, sind diejenigen, die „nur" durch Schreck und Angst zu einem „emotional, d.h. psychogen ausgelösten reflektorischen Herzstillstand" führen (Schleyer 1965). Hier treffen sich Tod und Psyche gemäss eines einfach nachvollziehbaren psychosomatischen Modells in irgendeinem zentralnervösen Substrat.

Rein phänomenologisch und zwecks begrifflicher Differenziertheit können vier „magische" Dimensionen der Todesursache unterschieden werden, die beim psychogenen Todesprozess die zentralen Rollen spielen: in der Voodoo-Magie als ein interpersönlich-introvertierter, d.h. ein zwischen einer Drittperson (dem Magier) und der eigenen Person (dem Verzauberten) auf die eigene Person gerichteter, magischer Prozess; in der Tabu-Magie als ein interpersönlich-extrovertierter, d.h. ein zwischen einer Drittinstanz (der Sozialgruppe) und der eigenen Person (dem Tabubrecher) auf die Umwelt (das Tabu-Objekt) gerichteter, magischer Prozess; beim Heimweh-Tod als ein intrapersönlich-extrovertierter, d.h. ein zwischen der eigenen Person und der eigenen Person (in beiden Fällen der Heimweh leidenden) auf die Umwelt (die Heimat) gerichteter, magischer Prozess und schliesslich beim Seelentod als ein intrapersönlich-introvertierter, d.h. ein zwischen der eigenen Person (dem Besessenen) und der eigenen Person (dem Besessenen) auf die eigene Person gerichteter, magischer Prozess.

Die neuesten Forschungen im Gebiet „Todesursache" vermuten sogar ein Gen, dessen Wirkung eine deutlich unterschiedliche Lebenserwartung zur Folge hat (de Haan et al. 1998; siehe auch unten). Ob auch die Psyche diese Wirkung aktivieren oder sonstwie beeinflussen könnte, bleibt noch eine offene Frage.

Zeitpunkt

Der Todeszeitpunkt wird im Volksglauben oft als der Augenblick der Trennung von Leib und Seele angesehen, der sich durch das Aufhören des Atems oder der Herztätigkeit ankündigt. Der Mensch an sich hält sich nicht unbedingt an medizinische Erkenntnisse, „sondern auch Ohnmacht, Schlaganfälle und ähnliche Zustände dem Tode gleichsetzt, und dann ein Wiedererwachen aus dem Tode annimmt" (Bächtold-Stäubli und Hoffmann-Krayer 1987, Bd. 8, S. 970).

Weitverbreitet ist der Glaube, dass „frühzeitig" Gestorbene, z.B. Kinder und junge Leute umhergehen müssen, wie auch Ertrunkene, Hingerichtete, Selbstmörder, Verunglückte und Wöchnerinnnen. Alle diese Toten gingen ungern aus dem Leben und könnten sich nur schwer vom Diesseits trennen. Vielleicht herrscht hier das Gefühl, „daß diesen Toten noch ein gewisses Quantum Lebenskraft geblieben sei und daß sie darum umgehen müssen. Manche Fälle könnten auch so erklärt werden, daß Leute, die in einem besonders ‚machterfüllten' Zustand sterben (Wöchnerinnen, Krieger) von dieser Eigenschaft auch nach dem Tode noch etwas behalten. ... die vorzeitig Verstorbenen müssen umgehen bis zu der Zeit, da sie hätten sterben sollen" (Bächtold-Stäubli und Hoffmann-Krayer 1987, Bd. 8, S. 974).

Vor allem wegen der Transplantationsmedizin hat heutzutage die Frage nach dem Todeszeitpunkt gerade in den Industrieländern das Interesse der Medizin auf sich gezogen. „Sind Hirntote wirklich toter als Herztote? Transplantierte Organe können Leben retten. Doch ob die Spender schon tot oder noch am Leben sind, ist umstritten" lautet die Schlagzeile in einer Wochenzeitschrift (Nordmann 1999). In der Tat erleben viele Menschen, vor allem Pflegepersonal, einen grossen inneren Widerstand, einen Hirntoten als Leiche zu betrachten:

> „Ein Hirntoter wirkt nicht nur lebendig. In vielerlei Hinsicht ist er es auch. Zahlreiche Lebensfunktionen bleiben erhalten: Das Herz schlägt selbstständig, der Blutkreislauf ist aufrechterhalten, der Stoffwechsel funktioniert. Der Hirntote besitzt die Fähigkeit zur Verdauung und Ausscheidung. Auch die Atmung, im engeren Sinn, ist vorhanden, nur das Atemholen besorgt eine Maschine. Ebenfalls noch nicht verloren sind die sogenannten reproduktiven Vitalfunktionen: Hirntote Männer sind grundsätzlich erektions- und ejakulationsfähig, ebenso wie hirntote Frauen nicht nur gebär- sondern auch empfängnisfähig sind. Im weiteren sind das Blutgerinnungs- und das Immunsystem intakt. ... Denn trotz Hirntoddiagnostik können immer noch gewisse Hirnfunktionen vorhanden sein. So hat eine italienische Studie aus dem Jahre 1995 gezeigt, dass mit dem Elektroenzephalogramm (EEG) bei Patienten, die nach klinischer Untersuchung für hirntot erklärt wurden, noch beinahe bei der Hälfte der Untersuchten Hirnaktivität gemessen werden konnte. Bei einem Patienten war sogar noch nach einer Woche EEG-Aktivität festzustellen." (Nordmann 1999)

Als Reaktion auf die Organentnahme können sich ein Blutdruckanstieg, Schwitzen, Muskelbewegungen, spinale Reflexe und eine

Rötung im ganzen Gesicht entwickeln, d.h. autonome Verhaltensweisen aufkommen, welche die Medizin normalerweise als Zeichen des Schmerzes deutet. Es gibt sogar Horrorgeschichten, dass eine solche „lebende Leiche" einen Pleger oder eine Pflegerin umarmt oder anfängt, im Bett laufähnliche Bewegungen auszuüben. Diese und ähnliche Anekdoten hinterlassen solch einen starken emotionellen Eindruck, dass man sogar die Auffassung vertreten könnte: Der sogenannte „Hirntote" sei nicht ein toter Mensch, sondern ein lebender, der sich irgendwo im Sterbeprozess befindet. Und wenn erst das Hirn einen Menschen zum Menschen macht? Ist es doch ein toter Mensch in einem lebendigen und sterbenden Körper? Und „Spender" kann wohl nur derjenige sein, der zu Lebzeiten in Kenntnis aller Implikationen einer Hirntoddiagnose und einer Organentnahme seine Zustimmung schriftlich dokumentiert hat.

Der Tod bzw. das Sterben – ohne irgendwelche medizinische Interventionen – ist „kein punktuelles Ereignis, sondern entspricht vielmehr einem sich im Laufe einer gewissen Zeit entwickelnden Prozess. Wenn die *Herz*funktion versagt, erlöschen sehr bald und endgültig alle Lebenszeichen. Der *Hirn*tod dagegen tritt aufgrund versagender Aktivität des Hirnstamms und beider Hemisphären ein. Er kann Folge zahlreicher Affektionen sein, wie Schädel-Hirn-Verletzung, Hirnschlag, Anoxie usw. – Hirntod führt zwangsläufig auch zum Herztod" (Hitzig et al. 1995, S. 872; vgl. Hitzig und Weibel 1999, S. 247). Bezogen auf diesen letzten Satz möchte ich hier festhalten, dass der Hirntod erst zum Herztod *führt*, der Hirntote eigentlich doch nicht ganz, d.h. biologisch tot ist.

Der medizinisch unbeeinflusste Todesprozess hat zwei mögliche Verläufe: Vom Herztod zum Sauerstoffmangel, und dann über Bewusstlosigkeit schliesslich rasch zum Hirntod; vom Hirntod zur Kreislauf-Dysregulation, und dann über Atemstillstand schliesslich rasch zum Herztod. Anschliessend folgt auf jeden Fall und zwangsläufig der Zelltod. Der Hirntod als frühestmöglicher Todeszeitpunkt markiert *den* Punkt, an dem der Sterbeprozess in ein irreversibles Stadium übergeht und ist gleichbedeutend mit dem Tod des Menschen als Persönlichkeit. Im Vergleich dazu bedeutet der Herztod den Tod des Menschen als vegetatives Wesen, und der Zelltod besiegelt den Abschluss jeglichen biologischen Lebens des Menschen.

Ein medizinisches Problem mit dem Hirntod entsteht aus der Tatsache, dass der eigentliche Übergang vom tiefsten Koma zum Hirntod instrumentell lediglich mit einer kontinuierlichen EEG-Ableitung direkt fassbar ist, bzw. klinisch erst nach Eintritt des Hirntodes mit Sicherheit erkannt werden kann. Ein ethisches Problem mit dem Herztod ergibt sich daraus, dass er durch die heutige Intensivbehandlung mit Beatmung verzögert, wenn nicht gar aufgehalten werden kann. Mit dem Zelltod bzw. dem vollständigen biologischen Tod des Menschen gibt es meines Erachtens keine inhärenten rational-wissenschaftlichen oder ethisch-religiösen Probleme.

Wann das Leben eines Menschen beginnt und wann es endet, könnte auf die grundrechtliche Gewährleistung des Gesetzes bezogen werden und somit als eine verfassungsrechtliche Frage des jeweiligen Landes betrachtet werden. Laut den Richtlinien der SAMW (kein Gesetz!):

> „Es entspricht dem heutigen Stand des Wissens, dass die Feststellung des Hirntodes mit dem Tod des Menschen gleichzusetzen ist. (Diskussion siehe bei Frutiger in der Bibliographie unter 20.)
>
> Rechtlich muss als Zeitpunkt des Todes (Herz- oder Hirntod) der Moment der erstmaligen Diagnose des irreversiblen Ausfalls der Herz- oder Hirnfunktionen gelten. Für diese Bestimmung genügen klinische Zeichen. Im Totenschein muss diese Zeit eingetragen werden." (Hitzig und Weibel 1999, S. 248; vgl. Hitzig et al. 1995, S. 873)

Anzumerken ist hier, dass die Feststellung des Hirntodes in bestimmten Zeitabständen wiederholt erbracht werden muss. So gesehen ist der Zeitpunkt des Todes in Übereinstimmung mit der Rechtsprechung und in Anbetracht ethischer, medizinischer, philosophischer und religiöser Argumente extensiv auszulegen. Aber darf der Gesetzgeber, wie oben angedeutet, den Todeszeitpunkt einfach mit einer definitorischen Festlegung erledigen oder durch ein Mehrheitsvotum entscheiden? Darüber hinaus bleibt die Frage, ob ein eindeutiger, objektiver Nachweis über den Ausfall sämtlicher Hirnfunktionen zur langfristigen (ca. eine Generation) Zufriedenstellung der gesellschaftlichen und der medizinischen Mehrheit erbracht werden kann. Wie auch immer, laut Prof. Dr. Th. Hardmeier, der an der Überarbeitung der SAMW-Richtlinien massgeblich beteiligt war, haben alle Spezialisten, insbesondere Intensivmediziner und Anästhesisten, die mit diesen Fragen tätlich konfrontiert sind, diese angepassten Richtlinien begrüsst; sie kommen mit guten Erfahrungen zum Einsatz.

Sogar wenn das Problem des „Wann?" gesellschaftlich und medizinisch eindeutig gelöst werden könnte, z.B. indem die Medizin eins der sicheren Todeszeichen wie die Totenstarre oder die Leichenflekken als endgültigen Nachweis des Todes und somit als Todeszeitpunkt akzeptiert, wird trotzdem die Frage „Warum jetzt?" womöglich für immer und ewig ungelöst bleiben.

> „Zwar sind die Befunde sicher in der Mehrzahl der Fälle ausreichend, den Tod zu erklären, aber eine Frage bleibt hier sehr oft offen, die Frage, warum der Tod gerade zu jener Stunde und an jenem Tage eingetroffen ist ... Denken wir

z.B. an unsere Kranken mit Herzinsuffizienz. Über Monate, ja über Jahre kennen wir sie und behandeln sie erfolgreich mit Digitalis. Ohne sichtbare somatische Änderungen spricht der Kranke aus uns nicht erklärlichen Gründen mit einmal nicht mehr auf Digitalis an und stirbt innerhalb kurzer Zeit, ja mitunter sogar ganz plötzlich. Die Obduktion zeigt das schwer veränderte Herz, aber weder der Tod zu diesem Zeitpunkt noch der plötzliche Tod findet seiner Erklärung." (Jores 1959, S. 237)

Hierzu ein Beispiel:

> „AUCH DASS IN einer Seuche ein einzelner seelisch Erschütterter leicht ergriffen und dahingerafft wird, während andere immun bleiben, ist, besonders bei der Cholera, bekannt und anerkannt. Hegels und Niebuhrs Tod an dieser Krankheit folgte auf die Eindrücke der Pariser Revolution von 1831." (Weizsäcker 1936)

Sogar

> „DER SPANISCHE KÖNIG Philipp V. (soll) einen affektivbedingten Herzinfarkt mit nachfolgender tödlicher Herzruptur erlitten haben, als ihm die Nachricht von der Niederlage seiner Armee in einer wichtigen Schlacht überbracht wurde." (Kächele 1970, S. 113)

Der Todeszeitpunkt ist besonders bei eineiigen Zwillingen mit gewissen Eigenheiten behaftet. Oben im Unterkapitel „Angst, Grauen, psychischer Schock, Schrecken, Sorge, Stress, Wut usw." wurde der fast gleichzeitige Tod von Zwillingsbrüdern erwähnt (S. 53). Hier erzähle ich eine Geschichte aus der Psychiatrie vom plötzlichen, unerwarteten Tod 32jähriger schizophrener Zwillingsschwestern:

> „SCHON 6 JAHRE vor ihrer gemeinsamen psychiatrischen Hospitalisation fangen die Schwestern an, sich mit immer deutlicheren Zeichen eines Verfolgungswahns progressiv von der Umwelt zurückzuziehen. Im Verlauf ihrer dritten gemeinsamen Hospitalisation innerhalb von 16 Monaten wurden die Zwillinge aus therapeutischen Gründen während der Verschlechterung des Zustandes einer der Schwestern getrennt. Diese starb um Mitternacht aus unerklärlichen Gründen ca. 11 Tage nach der Aufnahme. Wenige Minuten darauf starb sodann ihre Zwillingsschwester, nachdem diese aus dem Fenster ihres Zimmers in das gegenüberliegende Zimmerfenster ihrer eben verstorbenen Schwester geschaut hatte. Dass die zuletzt gestorbene Schwester vom vorangegangenen Tod ihrer Zwillingsschwester Bescheid wusste, ist wohl auszuschliessen." (übernommen von Wilson und Reece 1964)

Obwohl eine manifeste tödliche Krankheit die Nähe des Todes vermuten lässt, bleibt der genaue Zeitpunkt von Gevatter Tods Ankunft ein Geheimnis, das gewisse statistische Auffälligkeiten zeigt.

„Ein statistischer Vergleich der Todesfälle in einer Lungenheilstätte mit anderen Mortalitätskurven zeigte, dass die Sterbefälle der Lungenkranken eine signifikante Häufung um das Wochenende aufweisen. Beim Vergleich der Wochenendtoten mit denen aus der Wochenmitte konnten keine Unter-

> schiede bzgl. Geschlecht, Alter, Diagnose ermittelt werden. Da auch alle ermittelbaren äusseren Einflüsse einkalkuliert wurden, kann die Verschiebung der Mortalitätsverteilung zum Wochenende hin statistisch nicht geklärt werden." (Hackl 1966)

Hier liegt die Vermutung nahe, dass psychogene, vor allem emotionale Faktoren eine ausschlaggebende Rolle spielen, zumal sich in diesen Fällen Familienbesuche an den Wochenenden häufen, wenn die Todesfälle auch in den Kliniken eine Häufung haben (siehe die oben diskutierten Jahrestagreaktionen, S. 47ff).

Der Tod des Menschen an inneren Krankheiten in seinen Beziehungen zu den Tages- und Jahreszeiten ist seit langem Ziel medizinischer Untersuchungen (vgl. z.B. Wigand 1934). In diesem Zusammenhang kann auch eine Chefarztvisite tödliche Konsequenzen für die Betroffenen haben, wie das folgende Beispiel von 6 von 84 Todesfällen in einem Kollektiv von 373 Herzinfarkt-Patienten zeigt.

> „Von 84 Todesfällen des Gesamtkollektivs ereigneten sich 45 in den ersten 7 Tagen post infarctum. Da diese Zeitspanne im allgemeinen als kritisch für das Überleben nach einem Infarkt angesehen wird, wurden aus diesem Teilkollektiv keine Schlüsse gezogen, selbst wenn der Tod mit einer Visite koinzidierte. 39 Patienten verstarben vom 8.–42. Tag. Teilt man die Tage in 6-Stunden-Perioden auf, so verteilen sich die Todesfälle ziemlich gleichmäßig über die 4 Perioden (11, 17, 23, 05). Da die Visite in dem Krankenhaus zwischen einer halben und einer Stunde dauert, hätten sich statistisch nur 0.8–1.6 Todesfälle während der Zeit der Visite ereignen dürfen, 5 Todesfälle aber standen in unmittelbaren zeitlichen Zusammenhang mit der Visite, der 6. begann während einer solchen, der Tod selbst trat 2 Stunden später ein.
>
> Zwei Patienten starben, als ihnen eröffnet wurde, daß der Zeitpunkt ihrer Entlassung, den sie sehnlichst herbeigewünscht hatten, gekommen war, zwei andere Patienten waren regelmässig während der Visite sehr erregt, drei der Todesfälle traten bei der nur einmal wöchentlich stattfindenden Oberarzt-Visite ein." (Järvinen 1955)

In einem anderen Bericht starb während der Chefarztvisite die Hälfte der rekonvaleszierenden Herzpatienten, die insgesamt in diesem Spital an SUDS – siehe oben – starben (Lown et al. 1977). Der zeremonielle Ablauf einer Chefarztvisite mit ihrem teils übertriebenen Massenaufgebot an weiss Bemäntelten und ihrem Nimbus eines zelebrierten Sakralaktes könnte den gleichen Effekt auf die Psyche des Patienten ausüben wie die rituelle Handlung eines Zauberers auf die Psyche eines Stammesmitgliedes.

> „EIN BUCHHALTER, 58 Jahre alt, wird 21 Tage nach einem Angina-pectoris-Anfall in die Klinik eingeliefert. Sein Zustand ist zufriedenstellend bis zur Chefarztvisite am 16. Tag. Während der Chefarzt sich mit seinem Gefolge langsam dem Zimmer nähert, wird der Patient unruhig, erbricht, und stirbt innerhalb von zwei Stunden an einem neuerlichen Anfall." (Werner 1955, S. 2088)

(Beabsichtigt sind selbstverständlich positive Effekte, die sicher auch infolge einer Chefarztvisite eintreten.)

Im allgemeinen kann das plötzliche (manifeste oder verdrängte, z.B. in Träumen) Auftreten einer Ängstlichkeit hilfreich zur Prognose eines bis anhin unerwarteten, bevorstehenden Todes sein (Biegler 1957). Die Frage nach der Bestimmung des Zeitpunktes des Todes bedarf neben dem medizinischen Gesichtspunkt auch grundlegender Überlegungen zu den philosophischen, psychologischen, soziologischen und theologischen Aspekten des Todes (Bron 1976).

Im krassen Gegensatz zur Idee, dass der Todeszeitpunkt unter der Regie der Psyche läge, berichtet die moderne Wissenschaft von einem einzelnen Gen, dessen Wirkung eine deutlich unterschiedliche Lebenserwartung zur Folge haben soll (de Haan et al. 1998). Im konkreten Fall handelt es sich zwar um Mäuse; das schwächt aber nicht die Hypothese, dass ein Gen die natürliche Länge des Lebens bestimmen soll, und bedroht somit die Idee, dass der individuelle Todestag von der genetischen Konstitution unabhängig sein soll.

Beim natürlichen Tod geht es weniger darum, dem Tode mittels der Vorstellungskraft anheimzufallen, sich dem Tode mit dem Gefühl zu opfern, den Tod mit dem Willen in Gang zu setzen oder die Lebenskraft mit dem Körper aufzugeben. Vielmehr handelt es sich darum, sich mittels einer innewohnenden Bereitschaft einem Rhythmus des Ganzen hinzugeben. Und diese Bereitschaft hat etwas mit der innigen Kenntnis der Eigenzeit zu tun.

In volksgläubigen und spiritistischen Kreisen ist es häufig das Bestreben der Angehörigen, dem Verstorbenen den Abschied aus dem Diesseits zu erleichtern. In Europa gehören dazu das Fensteröffnen und ähnliche Handlungen, damit die Seele hinausfliegen kann, und das Anhalten der Uhr, damit die Seele im Jenseits nicht aufgehalten werde. Es sollen alle Möbel und Geräte im Haushalt gerückt werden, u.a. „damit die Seele ungehindert entweichen könne" (Bächtold-Stäubli und Hoffmann-Krayer 1987, Bd. 8, S. 983). Vielleicht gehört auch das Verhängen des Spiegels sowie alles Glänzenden und Roten, aller Bilder usw. im Haus dazu, nämlich alles, was den soeben Verstorbenen noch sehnsuchtsvoll ans Diesseits fesseln könnte. In anderen Kulturen werden sehr differenzierte und ausführliche, religiöse Riten und Gebräuche ausgeübt, um den Verstorbenen den Abschied aus dem Diesseits und den Eintritt ins Jenseits zu ermöglichen, die z.B. im Totenbuch der Ägypter (Hornung 1990) und im Tibetanischen Totenbuch (Evans-Wentz 1960) festgehalten sind. Das Wissen soll den Menschen in die Lage versetzen, jenseitigen Gefahren erfolgreich zu begegnen, seine Urbedürfnisse zu befriedigen und sich im Jenseits, das der

Tod öffnet, zu regenerieren. Solche ritualisierten Aktivitäten helfen natürlich auch den Hinterbliebenen, ihre Trauer zu verarbeiten und den Nachzehrer abzuwehren – siehe oben – und fallen unter Vorsichtsmassnahmen, wie auch das Tod Ansagen (Bächtold-Stäubli und Hoffmann-Krayer 1987, Bd. 8, S. 985–991), um den Tod anzuhalten. Unsere heutigen Todesanzeigen haben ihren Ursprung im Brauch des Tod Ansagens: Wenn angesagt wird, dass Herr XY verstorben ist, wird die Gefahr umgangen, dass eine nicht informierte Person seiner Erscheinung versehentlich ins Totenreich folgen würde.

Definition des psychogenen Mortalitätssyndroms

Gegenstand dieser Definition ist „der plötzliche, unerwartete Tod ohne nachweisbare physiologische Ursache", der unter der Bezeichnung „psychogener Tod" bekannt wurde.

> „Der *psychogene Tod* repräsentiert jene besondere Situation der Ausweg- und Hilflosigkeit, in der entweder ein magischer, unausweichlicher Schuldspruch (Voodoo der Naturvölker) oder der Zusammenbruch letzter Widerstandskräfte unter existenzbedrohenden Verfolgungsereignissen zu einem widerstandslosen, raschen Sterben ohne erkennbare körperliche Krankheit führt." (Strian 1983, S. 324)

Leider wird die Definition des psychogenen Todes sowie die Definition des Begriffs „psychogen" in der medizinischen Literatur sehr unterschiedlich betrachtet (Kächele 1970). In den vorangegangenen Unterkapiteln habe ich die Probleme kurz diskutiert, die im Zusammenhang mit dem Unerwartetsein und mit dem Ohne-Ursache-Sein des plötzlichen, unerwarteten Todes auftauchen können und die mit den Begriffen „Todesursache" und „Todeszeitpunkt" in der medizinischen Literatur umfasst werden. Aber schon der einfach scheinende Begriff „plötzlich" variiert in der Literatur je nach Autor von 10 Minuten (Haerem 1978) bis zu 24 Stunden (Heinrich und Jansen 1977) vom Beginn der Symptome bis zum Todeseintritt. Hier z.B. die von der WHO 1976 veröffentlichte Definition von KAGAN und UERMA:

> „Friedlicher, unerwartet innerhalb von sechs Stunden eingetretener Tod bei einem offensichtlich gesunden Subjekt oder bei einem Kranken, dessen Zustand entweder stabil oder in Genesung war."[57] (Kagan und Uerma 1976)

Anstelle des plötzlichen Todes wird auch vom akuten Tod, der weiter in „unmittelbar" (bis 2 Minuten), „plötzlich" (bis 2 Stunden) und „früh" (bis 24 Stunden) unterteilt wird (Hecht und Loeffler 1983).

Andere Autoren haben diese Schwierigkeiten erkannt und eigene Lösungen angeboten (vgl. Kächele 1970; Stumpfe 1973, 1975; Wendkos 1979; Schweizer 1985). In der vorliegenden Arbeit werden psychogene Todesfälle subsumiert, die bei anderen Autoren nicht unbedingt als solche anerkannt wären, mindestens besteht in der Literatur meines Wissens keine klare, einstimmige Definition des psychogenen Todessyndroms, die ich für diese Arbeit übernehmen könnte.

Daher und wegen der allgemeinen Uneinigkeit in der Literatur bzgl. der Begriffe „plötzlich", „psychogen", „unerwartet", „Ursache" usw. möchte ich hier eine eigene Definition des psychogenen Todessyndroms vorschlagen, die zugegebenermassen auch ihre Schwachpunkte hat. Der psychogene Tod erfüllt die folgenden drei notwendigen Bedingungen, die gesamthaft hinreichend sind:

1. PSYCHOGENER AUSLÖSER: Eindeutig psychische Auslösung des Sterbeprozesses aus bewusstem oder unbewusstem Ursprung.

Ohne diese Bedingung wäre die Bezeichnung „psychogen" nicht gerechtfertigt und die weitere Suche nach der möglichen Erfüllung der nächsten zwei Bedingungen gar nicht notwendig. Hier können wir einerseits, einen gewaltsamen, intensiven Gefühlsausbruch mit einer besonders auffallenden physischen Erregung etwa im Sinne eines Schocksyndroms oder, andererseits, eine friedliche psychologische Regression in sich selbst und Auflösung der Weltzugewandtheit mit Aufgabe aller Auswege, Hilfen und Hoffnungen (Resignation) und Verlust jeglicher Gefühlsäusserung (Apathie) haben (vgl. Ellenberger 1952, Stumpfe 1975).

2. PSYCHOGENER VERLAUF: Tod im eindeutig und unbestreitbar definierten, vorgegebenen situativen Rahmen, der einerseits innerhalb von Minuten, Stunden oder wenigen Tagen nach emotional gewaltsamer Auslösung des Prozesses eintritt oder, andererseits, innerhalb des längeren zeitlichen Rahmens einer Vorahnung, einer Jahrestagreaktion, einer Prophezeihung, einer psychischen Belastung (Deprivation, Pensionierung, Überarbeitung etc.) o.Ä.

Ohne diese 2. Bedingung könnte der mutmassliche psychologische Auslöser des Todesprozesses (1. Bedingung) nicht hinreichend eindeutig gesichert werden, z.B. jeder Mensch stirbt irgendwann innerhalb von circa 100 Jahren, egal ob diese „Prognose" psychogen durch Voodoo, Tabu, Heimweh oder eine Katatonie ausgelöst wurde oder nicht! Ohne diese 2. Bedingung könnten also alle möglichen, verdächtigen, exogenen Todesursachen nicht hinreichend ausgeschlossen werden (3. Bedingung).

Natürlich möchte ich nicht ausschliessen, dass der psychogene Todesprozess im Umfeld von chronischen Extremsituationen, wie z.B. Gefangenschaft, psychische Erschöpfung oder das Erleiden schwerer körperlicher oder seelischer Verstümmelung über eine längere, schwer umgrenzbare oder überschaubare Zeitspanne stattfinden kann. Der zeitliche Verlauf solcher Fälle ist aber doch eindeutig und de facto zu identifizieren – ähnlich dem Verlauf bei den psychogenen Todesfällen im Rahmen einer Vorahnung, wobei vielleicht nur ein ungefähres Datum vorausgeahnt wird, oder im Rahmen einer Hilgard-Reaktion, wobei bloss das Alter gefürchtet wird, oder im Rahmen eines Deprivations-, Pensionierungs- oder Überarbeitungstod, wobei die Situation und die Zeitspanne der psychischen Belastung gross aber immerhin klar umgrenzt sind.

Mit dieser Bedingung versuche ich wie auch mit der 3. Bedingung mühsame philosophische Diskussionen zu vermeiden, wie z.B. ob jeder Suizid oder jeder Herzinfarkt usw. psychogen sei.

3. AUSSCHLUSS DER ÜBLICHEN EXOGENEN TODESURSACHEN MIT ODER OHNE ORGANBEFUND

Nur durch diese 3. Bedingung ist die durch die 1. und 2. Bedingung gerechtfertigte Bezeichnung „psychogen" sichergestellt.
Insbesondere werden u.a. folgende Faktoren als mögliche Todesursachen ausgeklammert: (1) Karenz von lebensnotwendigen Substanzen (Flüssigkeit, Nahrung etc.); (2) Vergiftung oder Infektion durch invasive Stoffe, elektromagnetische oder andere Felder oder Organismen; (3) Verletzung, z.B. in Folge von Unfall oder Totschlag; (4) genetischer, thermodynamischer oder mechanischer Zusammenbruch eines lebensspendenden Organs oder Prozesses; (5) physiologischer Schock (z.B. nicht vorwiegend psychologisch ausgelöster Sekundenherztod).

Selbstverständlich nehme ich gleichzeitig an, dass psychische Faktoren nicht die einzigen sind, welche zum Exitus letalis des betroffenen Menschen geführt haben, sondern dass auch irgendwelche multifaktoriellen, zellularbiochemischen Mechanismen einschliesslich psychischen und neuronalen, im komplexen, dynamischen Zusammenspiel am Sterbeprozess beteiligt sind. Ich möchte hier keineswegs jegliches physiologische Korrelat zum Todesprozess ausschliessen. Prozesse, die in Frage kommen, sind z.B. die psychologische Hemmung der Herz-Kreislauf-Funktion, die tödliche Wirkung psychologisch freigesetzter Viren oder der tödliche Einfluss einer psychologisch bedingten Schwächung des körpereigenen Autoimmunsystems, die tödliche, psychologische Verhinderung lebensspendender Prozesse, z.B. diejenigen des Kreislaufs- oder des Stoffwechselsystems usw.

Ohne die Annahme irgendwelcher somatischen Korrelate zum psychogenen Sterbeprozess ginge unser Weg mühsam bergauf über die Landschaft schwieriger philosophischer Diskussionen zum Thema „Körper-Geist-Problem", die das Ziel des geplanten Ausfluges sprengen würden. Durch diese Annahme werden auch bestimmte Todesphänomene, die z.B. im Rahmen eines Suizids willentlich oder wahnhaft in Gang gesetzt werden, aus der vorgeschlagenen Definition ausgeschlossen. (Sonst wäre jeder Suizid irgendwie „psychogen", wenn man so will, da der „tödliche Auslöser" per definitionem immer „im eigenen Kopf" entstanden ist!)

Die erste Bedingung lenkt unsere Perspektive auf ein beschränktes Umfeld von Todesphänomenen; die zweite Bedingung setzt den Fokus nur auf gewisse Fälle in diesem Bereich; die dritte Bedingung schaut, dass das ausgewählte Objekt im Blickfeld unseres Interesses sich eindeutig von seiner Umgebung abgrenzen lässt. Die ersten beiden Bedingungen schliessen mehrere Fälle von SUDS – die wohl die 3. Bedingung klar erfüllen müssen! – aus unserer Definition aus. In dieser Arbeit bin ich aber ausschliesslich am psychogenen Auslöser und Verlauf des plötzlichen, unerwarteten Todes interessiert. (Ein plötzlicher, unerwarteter Tod kann viele, komplex miteinander verwobene Ursachen haben – siehe oben –, vor allem organische wie z.B. die fulminante Form der Hirnhautentzündung, die allein in der Schweiz jährlich über hundert Menschen attackiert [Frey 1998] und manchmal schon innerhalb weniger Stunden im Exitus letalis endet.)

Abschliessend möchte ich noch betonen, dass meine Definition im Gegensatz zu der STUMPFES den psychogenen Todesprozess nicht als vorwiegend „langsam und friedvoll" versteht (Stumpfe 1973, S. 14). Es gibt viele Berichte von psychogenen Todesprozessen, insbesondere im Rahmen von Schwarzer Magie, Tabu und perniziöser Katatonie, die von Zuständen extremster physischer Erregung begleitet werden. Diese von mir empfohlene Definition macht mit den Bedingungen 1, 2 und 3 keine eingrenzenden Aussagen darüber, ob das psychogene Sterben friedvoll oder gewaltsam, langsam oder plötzlich vor sich geht, oder ob irgendwelche physiologischen Korrelate am psychogenen Sterbeprozess beteiligt sind oder nicht.

Mitwirkende pathogenetische Faktoren beim psychogenen Tod

> „UM KRANKHEIT ZU verursachen, bläst ein Schamane einen der Geister, die er kontrolliert mittels Tabakrauch (Stirling 1938) in sein Opfer hinein, oder er schickt mit Hilfe seiner Geister einen magischen „Dorn" oder einen magischen ‚Pfeil' (Tessmann 1930, Karsten 1935) in ihn hinein. (Der Schamane soll dafür sorgen, dass dieser Dorn oder dieser Pfeil im Körper des Opfers bleibt und der Dorn oder der Pfeil soll zum Schamanen zurückkehren, wenn sein Opfer gestorben ist, A.d.V.) ... Um eine Heilung herbeizuführen, singt der Schamane, spielt seine Trommel, nimmt Datura, Tabak und Cayapi, und saugt den ‚Dorn' heraus. Schamanen können auch die Identität eines Zauberers aufdecken. (Die Droge hilft dem Schamanen, den Zauberer erkennen, A.d.V.)"[58] (Steward und Métraux 1945, S. 626)

Es ist klar, dass der Betroffene sich aufgeben und sein Schicksal bzgl. Gesundheit und Krankheit dem Schamanen völlig übergeben muss. Zahlreiche Beispiele solch eines „Sich Aufgeben" sind in der Fachliteratur zur Alterspsychiatrie zu finden und werden unter der Rubrik eines „psychogenen Mortalitätssyndroms" zusammengefasst: „der psychologische Zustand des Patienten löst physische Wirkungen einer pathologischen Natur aus, die schlussendlich in den Tod des Patienten einmünden (Maizler et al. 1983, S. 353)".[59]

Das psychogene Mortalitätssyndrom umfasst fünf grundlegende Elemente (Maizler et al. 1983, S. 355), welche auch die Grundelemente des Sich-Aufgeben/Aufgegeben-sein-Komplexes sind (Schmale und Engel 1967, Engel 1968):

(1) Ausweg-, Hilf- und Hoffnungslosigkeit;
(2) herabgesetztes Selbstwertgefühl;
(3) soziales Ausgestossensein, Verlust der Sicherheit/Befriedigung aus Beziehungen oder sozialen Rollen;
(4) Verlust der Zuversicht in das gegenwärtige Leben sowie in den normalen Sinn der Kontinuität zwischen Vergangenheit, Gegenwart, und Zukunft;
(5) Wiederaufleben von Erinnerungen an frühere Erlebnisse der Elemente (1) bis (4).

Im Grossen und Ganzen zeigen diese Punkte eine starke Verwandtschaft mit Einzelheiten der Selbstaufgabe in der Käfigsituation.

> „DER ENDGÜLTIGE TOD aber setzt das Jawort zu ihm bzw. die Selbstaufgabe voraus, die sich im tiefst Unbewussten abspielt und vom Bewusstsein gar nicht oder mehr oder weniger – im Selbstmord ganz – ausgesprochen wird. Bei manchem wurde gesagt: ‚Der macht nicht mehr lange mit, der hat sich selbst aufgegeben.' Der Instinktlosigkeit vieler Kranker, dem Überwiegen der selbstzerstörerischen Kräfte, dem Sieg schädigender Krankheitssymptome und Triebe konnte man dauernd begegnen; ... Die Grenze zwischen Todeszwang, Spiel mit der Gefahr und dem Willen zum Tode war stets unscharf und keines vom anderen zu trennen. Eines grausigen Falles erinnere ich mich deutlich, als ein ehemaliger Inspektor – völlig haltlos geworden – Ohnmachten, Schwächeanfälle und regelrechte Verrücktheiten mit schauspielerischer Sicherheit markierte, und wenige Tage später – ohne objektive Krankheitssymptome – starb. ... Andererseits war die todbrechende Macht des Willens unverkennbar. Wer nicht ‚wollte' (in dem gezeigten schicksalhaften, weiten Sinne), starb nicht." (Schilling 1948, S. 65–66)

An diese Beobachtungen schliessen zahlreiche Berichte von Soldaten in Kriegsgefangenschaft an, die den Verlust des Lebenswillens (oder den Verlust des Willens, nicht zu sterben) für den psychogenen Tod voraussetzen und ihn in der Volksseele, d.h. im Kollektiven Unbewussten orten. Die Lagerärzte hatten sogar einen eigenen Namen für das Phänomen erfunden: „give-up-itis", zu Deutsch „Aufgeb-itis".

Die Lagerhäftlinge, die infolge einer Selbstaufgabe, eines völligen Sichfallenlassens und Erlöschens aller Selbsterhaltungsinstinkte untergegangen sind, wurden (hauptsächlich in Auschwitz) „Muselmänner" genannt. Es ist unbekannt, wieso und seit wann diese Bezeichnung geprägt wurde: Vielleicht deutet sie auf den vermeintlichen Fatalismus von Muselmännern oder auf die typische rudernde Auf-und-Ab-Bewegung des Oberkörpers der Betroffenen, die mit islamischen Gebetsritualen in Verbindung gebracht wurden (Kogon

1946). Der Zustand der Muselmänner stellte nicht nur eine Selbstaufgabe dar, die zum Tode führte, nicht nur den Vorläufer und Auftakt des Todes durch Hunger und Entkräftung, sondern auch den eigentlichen Prozess des Sterbens eines Menschen (Bronisch 1995):

> „IM ENDSTADIUM DER Auszehrung war das Knochengerippe von welker, pergamentartiger Haut überzogen, an Füßen und Schenkeln hatten sich Ödeme gebildet, die letzten Muskeln am Gesäß waren eingefallen. Der Schädel schien in die Länge gezogen. Nasenfluß lief über das Kinn herunter. Die Augäpfel waren tief in die Höhlen eingesunken, der Blick war stumpf. Die Glieder bewegten sich langsam, stockend, fast mechanisch. Ein penetranter Gestank ging von der Gestalt aus, Schweiß, Urin, flüssiger Kot, der die Beine herunterrann. Die Lumpen, in die sie sich frierend einhüllten, waren voller Läuse, die Haut war von Krätze befallen. Die meisten litten an Durchfall. Sie aßen alles, wessen sie habhaft werden konnten, verschimmeltes Brot, Käse mit Würmern, rohe Rübenreste, Abfälle aus den Kübeln.
>
> Die zunehmende Auszehrung tilgte die Trennlinie zwischen Leben und Tod. Nicht zufällig erinnern die Muselmänner an ‚lebende Leichen'. Die Menschen waren nur mehr Schatten ihrer selbst. Ihr Handeln war unter das animalische Minimum abgesunken. Sie sahen und hörten kaum etwas, reagierten nur, wenn sie angebrüllt oder angeschrien wurden." (Sofsky 1993, S. 229)

In der Regel traten Apathie und innere Unruhe, Verweigerung von Nahrung und Flüssigkeit ein; der Gefangene liess sich auf keine Art und Weise helfen, starrte entseelt in die Ferne hinein und starb schliesslich (vgl. Ritter von Baeyer et al. 1964, S. 17, 18). Dies elende Bild ist uns auch aus den verschiedensten Schilderungen des psychogenen Todes durch Voodoo, Tabu, Heimweh und „Entseelung" bekannt. Von der allgemeinen Situation her kommt der Tod in Gefangenschaft wahrscheinlich am ehesten dem Heimweh-Tod nahe.

Das Gefangensein ist aber nur eine von vielen möglichen Lebenssituationen, in der sich der psychogene Tod ereignen kann. Es wurden z.B. acht Lebenssituationen klassifiziert, in denen der plötzlich-unerwartete Tod stattfindet (Engel 1971). Ich gebe sie hier zusammen mit einer kleinen Auslese von Beispielen wieder:

(1) Horror, z.B. unmittelbar im Zusammenhang mit der Vorstellung des bevorstehenden Verlustes einer wichtigen Bezugsperson.

Die typische Geschichte erzählt von einer Person, die innerhalb weniger Minuten oder Stunden zusammenbricht und stirbt, nachdem sie plötzlich und unerwartet von der schweren Erkrankung, Verletzung oder anderen lebensbedrohlichen Gefahr oder vom Tod einer geliebten Person, normalerweise Ehepartnerin, Kind, anderer enger Verwandter oder Freund unmittelbar betroffen ist.

> „EIN 40JÄHRIGER VATER fiel tot zu Boden, als er dabei war, den Kopf seines Sohnes, der verletzt auf der Strasse neben seinem Motorrad lag, auf einer weichen Unterlage zu plazieren."[60] (Engel 1971, S. 775)

„EIN 43JÄHRIGER VATER starb 4 Stunden nachdem ihm sein 15jähriger Sohn die eigene Entführung vorgetäuscht hatte, indem er seinem Vater am Telefon sagte ‚Falls Sie Ihren Sohn jemals wieder lebend sehen wollen, rufen Sie keine Polizei!'"[61] (Engel 1971, S. 775)

(2) Schock, z.B. unmittelbar nach dem Eindruck oder der Mitteilung vom Tod einer wichtigen Bezugsperson.

Die typische Geschichte erzählt von einer Person, die innerhalb von wenigen Minuten oder Stunden zusammenbricht und stirbt, sobald sie vom Tod einer geliebten Person, normalerweise Ehepartnerin, Kind, enger Verwandter oder Freund erfahren hat.

„EIN 88JÄHRIGER MANN ohne bekannte Herzbeschwerden wurde verwirrt und erregt und rang mit den Händen, als ihm gesagt wurde, dass seine Tochter plötzlich gestorben ist. Er weinte nicht, aber fragte unaufhörlich, ‚Warum ist dies mir passiert?' Während er mit seinem Sohn telefonierte, entwickelte er ein akutes Lungenödem und starb gerade in dem Moment, als der Arzt ihn zuhause erreichte."[62] (Engel 1971, S. 774)

Dramatische Beispiele sind im Zusammenhang mit dem Tod einer verehrten Heldenfigur bekannt, mit der der Betroffene in dem einen oder anderen besonderen Zusammenhang kurz vor dem Tod des Helden gestanden war. Hierzu ein Beispiel:

„DIE FRAU DES BESITZERS des Motels, in dem Martin Luther King ermordet wurde, brach am selben Tag mit einer Gehirnblutung zusammen und verstarb am folgenden Tag."[63] (Engel 1971, S. 774)

(3) Akute Trauer, z.B. gleich zu Beginn der Verarbeitung des Todes einer wichtigen Bezugsperson.

Der typische Auslöser ist ähnlich dem in Klasse (2), nur die Zeitspanne des Verlaufs ist länger. Die Geschichte erzählt normalerweise von einer Person, die innerhalb weniger Tage oder Wochen zusammenbricht und stirbt, nachdem sie vom Tod einer geliebten Person in Kenntnis gesetzt wurde.

„EINE 31JÄHRIGE FRAU litt seit kürzerer Zeit unter Kopfweh, Übelkeit und Sehschwierigkeiten, als ihre Nachbarin und enge Freundin, auch 31jährig, plötzlich starb. Zwei Tage später fiel die Patientin ins Koma und verstarb. Die Autopsie entdeckte einen Gehirntumor des rechten Frontallappens."[64] (Engel 1971, S. 774)

Dramatische Beispiele sind auch hier im Zusammenhang mit dem Tod einer verehrten Heldenfigur bekannt, mit der der Betroffene kurz vor dem Tod des Helden in der einen oder anderen besonderen Verbindung gestanden hatte. Hierzu ein Beispiel:

„... DER TOD DES 27jährigen Hauptmanns, der die zeremoniellen Truppen bei der Bestattung von Präsident Kennedy befohlen hatte. Er verstarb 10 Tage nach dem Präsidenten an ‚einer kardialen Irregularität und einem akuten Blutandrang', laut medizinischem Befund im Zeitungsbericht."[65] (Engel 1971, S. 774)

(4) Jahrestagreaktion.
Die typische Geschichte erzählt von einer Person, die am Todestag einer geliebten Person, normalerweise die Ehepartnerin, sonstige enge Verwandte oder Freund, zusammenbricht und stirbt.

„... EINES 70JÄHRIGEN MANNES, der während der Eröffnungsnoten eines Konzerts zu Ehren des fünften Todestages seiner Frau tot umgefallen ist. Sie war eine bekannte Klavierlehrerin, und er hatte ein Musikkonservatorium in ihrer Erinnerung gegründet. Das Konzert wurde von Konservatorium-Studenten gegeben."[66] (Engel 1971, S. 775)

„EIN 17JÄHRIGER JUNGE kollabierte und verstarb um 6.00 Uhr am 4. Juni 1970; sein älterer Bruder war um 5.12 Uhr am 4. Juni 1969 an den multiplen Verletzungen verstorben, die er Stunden zuvor bei einem Autounfall erlitten hatte. Die Todesursache des jüngeren Jugendlichen war eine massive Subarachnoidalblutung, die durch ein geplatztes sackförmiges Aneurysma der vorderen kommunizierenden Hirnbasisarterie verursacht wurde."[67] (Engel 1971, S. 775)

(5) Enttäuschung / Demütigung / Statusverlust o.Ä.
Die typische Geschichte erzählt vom plötzlichen, unerwarteten Tod einer Person, die ihren Status verliert, gedemütigt, herabgewürdigt oder enttäuscht wird.

„EIN 56JÄHRIGER MANN starb eine Woche vor der Schliessung des sehr erfolgreichen Geschäfts, das er und sein Bruder 32 Jahren zuvor mit ausgeliehenen $ 500 gegründet hatten."[68] (Engel 1971, S. 775)

„EIN 52JÄHRIGER UNIVERSITÄTSREKTOR, der auf seine Unterstützung schwarzer Studenten stolz war, starb, als eine Gruppe schwarzer Studenten die Verwaltungsgebäude besetzte."[69] (Engel 1971, S. 775)

„EIN 57JÄHRIGER STAATSMANN starb 48 Stunden, nachdem er wegen Bestechung überführt und zu einer unbedingten Gefängnisstrafe verurteilt worden war."[70] (Engel 1971, S. 775)

(6) Gefahr, reale oder symbolische.
Die typische Geschichte erzählt von einer Person,

- die eine natürliche oder eine vom Menschen verursachte Katastrophe (Aufruhr, Erdbeben, Explosion, Feuer, Operation, Schiffbruch, Sturm etc.) mitansieht oder erlebt,

„... EIN 3JÄHRIGES KIND, das in einem schweren Regenguss gefangen wurde und starb, und ein erschrockenes 4jähriges Mädchen, dem einige Milchzähne gezogen werden mussten und starb."[71] (Engel 1971, S. 776)

- die persönlich bedroht wird (Raub, Überfall etc.),

„EIN 63JÄHRIGER WÄCHTER starb, währenddem er vom Räuber gefesselt wurde."[72] (Engel 1971, S. 776)

- die blossgestellt wird, z.B. vor dem Gericht,

„EIN 35JÄHRIGER MANN, der wegen Diebstahl verurteilt wurde, sagte seinem Anwalt ‚Ich habe eine Todesangst!'; dann brach er zusammen und starb."[73] (Engel 1971, S. 776)

– oder die sich sonstwie, wenn auch nur trivialerweise, bedroht fühlt,

> „EIN 45JÄHRIGER MANN starb, als er das Podium betritt, um eine Rede im Rahmen eines offiziellen Abendessens zu halten."[74] (Engel 1971, S. 776)

und sodann stirbt.

(7) Entlastung / Erleichterung / Befreiung o.Ä.
Die typische Geschichte erzählt von einer Person, die erst stirbt, wenn eine akute reale oder vermeintliche Gefahr oder Stresssituation vorbei ist.

> „VIER MÄNNER STARBEN innerhalb von Minuten bis wenigen Stunden nach Autounfällen, in denen sie keine oder nur leichte Verletzungen erlitten hatten."[75] (Engel 1971, S. 776)

> „EIN MANN IST in einem Evakuierungszentrum gestorben, nachdem er aus einem Erdrutsch-Bereich ausgesiedelt worden war, und ein anderer Mann, 55jährig, brach sofort zusammen, nachdem er unverletzt aus einem Zugwagen weggelaufen war, der bei einem Zugunfall teilweise umgekippt war."[76] (Engel 1971, S. 776)

> „EIN 52JÄHRIGER STAATSBEAMTER starb, nachdem er in einem Hotel eine Rede gehalten hatte; sein Vorgänger war unter denselben Bedingungen im selben Hotel eineinhalb Jahre zuvor gestorben."[77] (Engel 1971, S. 776)

Das dritte Beispiel erinnert an eine Jahrestagreaktion. Siehe unter (4).

(8) Freude / Erfolg / „Happy End" / Triumph / Ekstase o.Ä.
Die typische Geschichte erzählt von einer Person, die während eines freudigen Wiedersehens oder Höhepunktes stirbt.

> „EIN 60JÄHRIGER EX-GEFANGENER brach zusammen und verstarb, als er nach einer 15jährigen Gefängnisstrafe wieder nach Hause kam."[78] (Engel 1971, S. 776)

> „EIN 55JÄHRIGER MANN starb, als er seinen 88jährigen Vater nach einer 20jährigen Trennung traf; der Vater fiel sodann auch tot zu Boden."[79] (Engel 1971, S. 776)

> „EIN 70JÄHRIGER MANN starb 6 Stunden, nachdem seine Frau, vermutlich erholt von einem Herzinfarkt, aus dem Spital zurückgekehrt war. Sie erlitt selber eine zusätzliche Herzattacke und starb 13 Stunden später."[80] (Engel 1971, S. 777)

> „EIN 56JÄHRIGER MANN kollabierte und starb, währenddem ihm beim Golfspiel zu seinem ersten „hole-in-one" gratuliert wurde."[81] (Engel 1971, S. 777)

> „EIN 75JÄHRIGER MANN, der den ‚twin double' für $ 1.683 auf eine $ 2 Wette getroffen hatte, starb, als er dabei war, das Gewinngeld abzuholen."[82] (Engel 1971, S. 777)

> „EIN 63JÄHRIGER OPERNSÄNGER starb während der Ovationen."[83] (Engel 1971, S. 777)

Es gibt noch eine neunte Lebenssituation, in welcher der plötzliche, unerwartete Tod stattfinden kann, nämlich Zorn. Hier zwei Beispiele aus der Menschheitsgeschichte:

> „DER KAISER NERVA starb an ‚einem gewaltsamen Übermass an Wut' gegen einen Senator, der ihn beleidigt hatte, sowie auch Valentinian, währenddem er die Abgesandten eines deutschen Stammes ‚mit grosser Leidenschaft tadelte'."[84] (Engel 1971, S. 771)

Nach unserer Nosologie ist auch dies eine Art Seelentod.

Klassen 1–5 stellen Verlusterlebnisse dar; Klassen 6 und 7 Gefahrerlebnisse, und Klasse 8, „Happy End". Nach der Gliederung der vorliegenden Arbeit wage ich – pauschal über den Daumen gepeilt und jeweils mit einem entsprechenden Vorbehalt – die Beispiele unter (1), (2), (4), (5) – nur das 2. Beispiel, (6), (7) und (8) sehr wahrscheinlich als Spezialfälle eines Tabu-Todes im Sinne „Das gibt's nicht!" / „Das darf nicht wahr sein!" oder im Sinne eines „verhexten" Datums anzusehen; die Beispiele unter (3) sowie das 1. und das 3. Beispiel unter (5) sind als Spezialfälle eines Heimweh-Todes im Sinne der Sehnsucht nach einer früheren Zeit zu verstehen. Eine genauere Zuteilung mit unserer Nosologie würde detailliertere Darstellungen der einzelnen Fälle benötigen, als in der Literatur angegeben. In der Regel behandeln einzelne wissenschaftliche Veröffentlichungen die eine *oder* die andere Art der vier möglichen psychogenen „Todesdramaturgien": Voodoo-, Tabu-, Heimweh- oder Seelentod.

Es ist interessant, die obenerwähnten neun Lebenssituationen mit den ersten drei der vier Faktoren zu vergleichen, die als charakteristisch für die Pathogenese beim Krebspatienten identifiziert wurden (Leshan und Worthington 1956):

(1) Verlust einer wichtigen Bezugsperson,
(2) Unfähigkeit, aggressive Gefühle und negative Emotionen auszudrücken,
(3) ungelöste Spannung in Bezug auf einen Elternteil und
(4) Sexualstörungen.

In den Beispielen geschehen Ereignisse, welche die Opfer kaum übersehen können, und auf welche die Opfer entweder mit überbordender Erregung oder mit dem Aufgeben des Lebenswillen (oder beidem!) reagieren. Man kann sogar einen einheitlichen psychologischen Prozess als Vorbedingung für diese psychogenen Todesfälle postulieren: ein schnelles Hin und Her zwischen Flucht–Kampf- (engl.: „flight–fight") und Konservation–Rückzug- (engl.: conservation–withdrawal) Zuständen, welches von einem genauso schnellen Kippen zwischen sympathischen und parasympathischen kardiovaskulären Effekten begleitet ist (Engel 1971, S. 780; vgl. Lex 1974; Hahn 1985, S. 182–183).

Die gemeinsame, extreme, emotionelle Aufregung der verschiedenen Lebenssituationen, in denen sich der psychogene Tod ereignet, mag uns im Rahmen des einen oder anderen medizinischen Modells genügen, den psychogenen Tod neurophysiologisch zu erklären. Aber was macht eine Situation eigentlich so aufregend, dass ein Mensch darin sogar sterben kann? Ich möchte noch tiefer gehen und Fragen nach der archetypischen Basis des psychogenen Todes stellen, d.h. nach einem möglichen phylogenetischen Grund des Voodoo-, Tabu-, Heimweh- und Seelentodes. Dieser Anspruch macht es noch einmal schwieriger, die allgemeinen Bedingungen des psychogenen Todes zu identifizieren. Ich werde in einem späteren Kapitel auf diese Frage zurückkommen („Darwinistische Perspektive", S. 192ff). Im folgenden möchte ich mögliche psychologische Mechanismen des psychogenen Todesprozesses näher untersuchen.

Käfigsituation-Modell zur Erklärung des psychogenen Mortalitätssyndroms

In seinem Buch über den psychogenen Tod analysiert STUMPFE verschiedene Beschreibungen des psychogenen Todesprozesses. Insbesondere vergleicht er Berichte über den psychogenen Tod bei den Naturvölkern mit Berichten aus Kriegsgefangenschaft (KG) (deutsche Soldaten in russischer KG und amerikanische Soldaten in japanischer und koreanischer KG) und aus deutschen Konzentrationslagern. Im letzten Kapitel (Stumpfe 1973, S. 70–76) zieht er allgemeine Schlussfolgerungen über die gemeinsamen psychologischen und organischen Grundlagen, denen Gefangene, Heimweh-Leidende, Tabu-Verletzer, abergläubische Opfer von Schwarzer Magie und andere Opfer des psychogenen Todes unterworfen sind:

(1) ERWARTUNGSVOLLE AUFMERKSAMKEIT AUF DIE BEDRÄNGNIS IN DER KÄFIGSITUATION *(Fesselung des Lebensarchetyps)*
Unter dem Begriff „Käfigsituation" versteht STUMPFE eine psychosoziale Situation der ausweg-, hilf- und hoffnungslosen Gefangenschaft oder Verstrickung analog der Netzverstrickung eines gefangenen Tieres – ob im konkreten physischen Sinn wie beim Kriegsgefangenen oder im abstrakten psychologischen Sinn wie beim Abergläubischen oder Geisteskranken. Dabei ist es keineswegs notwendig, dass der Betroffene sich in akuter Lebensgefahr befindet, oder dass er unter irgendeinem psychiatrischen Problem wie z.B. unter einer Psychose leidet. Er muss aber (1) vollumfänglich überzeugt sein, dass es absolut keinen Ausweg, Hilfe oder

Hoffnung gibt – weder konkret noch in der Vorstellung; (2) unter einem externen Stress materieller oder psychischer Natur stehen; (3) kein Ende für den Druck sehen oder sich vorstellen können. Praktisch jedes Opfer einer Verzauberung oder Tabu-Verletzung und jede ernsthaft an Heimweh oder unter Verfolgungswahn leidende Person fühlt sich in solch einem „Käfig" eingesperrt.

In der Käfigsituation erlebt sich der Mensch abgeschnitten von seiner persönlichen Lebensquelle, dem Selbst. Beim kataton erkrankten Menschen dürfte der Kerker der eigene Körper sein. Dies kann begünstigt werden durch die Gewissheit, sterben zu müssen, welche ihrerseits wiederum durch verschiedene psychologische Faktoren verstärkt werden kann wie z.B.

– *Ausweg- und Hilflosigkeit*
  Hier hat man die Ausweg- und Hilflosigkeit eines entkräfteten, entmutigten und entwerteten Selbst- und Weltbildes. Das Bild, das sich ein Mensch von sich und seiner Umwelt macht, verliert an Kraft, Sinn und Würde, und der Verlust ist so extrem geworden, dass der Mensch dieser Situation völlig ausgeliefert ist.

  Beispiele: Ein ausweg- und hilfloses Selbst- und Weltbild kann sich aus einer Situation des Unvermögens oder Misserfolgs entwickeln, z.B. aus dem hohen Alter, aus einer schweren körperlichen oder geistigen Krankheit oder aus Gefangenschaft.

  Ein ausweg- und hilfloses Selbst- und Weltbild kann seinen Ursprung in einer Verzauberung, Tabu-Verletzung oder in einer Sünde haben. Auch der Heimweh-Leidende fühlt sich seiner Situation ausweg- und hilflos ausgeliefert. Der kataton erkrankte Mensch ist ausweg- und hilflos seinem eigenen Unbewussten ausgeliefert.

  Ein ungelöster Objekt-Verlust, z.B. der Tod eines geliebten Wesens, kann ebenfalls zu einem ausweg- und hilflosen Selbst- und Weltbild führen. In diesem Fall nimmt der Geliebte lebendige Aspekte der Persönlichkeit, die während des Lebens vom Liebenden in ihn, das geliebte Wesen, hineinprojiziert wurden, mit seinem Tod ins Grab, bzw. die Gefühle, die der Heimwehleidende in die Heimat der Kindheit hineinprojiziert hat, bleiben nach dem Verlassen der Heimat dort zu hause zurück: der Zurückgelassene bzw. der Reisende ist ausweg- und hilflos, diese lebendigen Aspekte wieder zurückzuholen.

– *Sich Aufgeben („giving up") / Entmutigung / Hoffnungslosigkeit*
  Die Tendenz zum Aufgeben kann von einer Menge beschwerlicher Erinnerungen an frühere Episoden des Unvermögens, Misserfolgs, der Schuld oder des Verlusts verstärkt werden. Die Vergangenheit lastet auf der Ausweg- und Hilflosigkeit der Gegenwart. Vergangenheit und Gegenwart weisen darauf hin, dass der künftige Niedergang unausweichlich sei (Hoffnungslosigkeit). Ebenso können Beobachtungen von den Niederlagen der Kollegen, die bis jetzt ihr Schicksal mit dem Betroffenen geteilt haben, eine ähnliche Wirkung auf den Betroffenen haben.

  Zum Beispiel: Viele Mitpatienten im Pflegeheim oder Spital, Mitgefangene im Konzentrationslager, andere Zauber-Opfer, andere Tabu-Verletzer des Stammes, Sünder in einer religiösen Gemeinde oder andere

Heimwehleidende sind entmutigt und geben sich auf, was die eigene Tendenz zum Aufgeben ins Pathologische ausweiten kann. Der katatone Mensch mag sich auch in seinen furchterregenden Wahnvorstellungen höchst entmutigt und bereit zur Aufgabe fühlen.

Apriori können auch der Glaube an das eigene Ausgeliefertsein und die dazugehörende Angst eine entmutigende Wirkung haben.

Zum Beispiel hat keine Verzweiflung je eine gestorbene Geliebte zum Leben wieder erweckt oder ein Ticket für die Heimreise bestellt, sodass schliesslich der jeweils Betroffene sich selber aufgibt.

STUMPFE deutet die Situation der radikalen Ausweg-, Hilf- und Hoffnungslosigkeit und somit das Fehlen von Zukunft als eigentliche Ursache des psychogenen Todes schlechthin.

(2) EIN KONTEXTBEZOGENES, SOZIOLOGISCHES ZUSAMMENSPIEL MIT DEM ERSTEN PUNKT *(Verbannung des Lebensarchetyps)*

STUMPFE sieht auch eine soziologische Bedingung des psychogenen Todes im Zusammenhang mit den psychologischen und biologischen Bedingungen der Käfigsituation: Durch den Verlust letzter zwischenmenschlicher Bezugspunkte wird der endgültige Zusammenbruch aller Widerstandsmechanismen schliesslich vollzogen. Diese soziologische Bedingung kann nicht von abergläubischen und religiösen Überzeugungen losgelöst werden.

CANNON hat in seinem bekanntgewordenen Aufsatz über den Voodoo Tod (Cannon 1957) nebst einem psychologischen und biologischen auch eine soziologische Bedingung des psychogenen Todes betont. Er sieht zwei entgegengerichtete Bewegungen der sozialen Gruppe als mitverantwortlich für den Tod des Opfers einer Verzauberung oder eines Tabubruchs: Erstens, den völligen Rückzug der Gruppe, der das Opfer in der emotionalen Isolation zurücklässt. Zweitens, die Wiederkehr der Gruppe, um die Unausweichlichkeit seiner Situation mit einem Trauer-Ritual zu besiegeln und zu festigen. Praktisch jedes Opfer einer Verzauberung oder Tabu-Verletzung und jede ernsthaft an Heimweh leidende Person wird in seiner Käfigsituation mit einem kontextbezogenen, soziologischen Zusammenspiel konfrontiert.

Durch dieses „archetypische Mobbing" erlebt sich der Mensch abgeschnitten von seiner transpersonalen Lebensquelle, der Gruppe. Dies wird noch begünstigt durch die Gewissheit, sterben zu müssen, die ihrerseits durch verschiedene soziologische Faktoren verstärkt werden kann wie z.B.

– *Emotionale Isolation*

Hier hat man eine Situation der andauernden lieblosen Isolation, einen endlosen Zustand der Enttäuschung und des Verlusts jeglicher Befriedigung aus Beziehungen oder sozialen Rollen. Das Lebensinteresse des Betroffenen kann seine Projektionen in die Umgebung nicht mehr als nützliche Brücken zur Welt gebrauchen. Es gibt keine Möglichkeit mehr, das eigene Interesse am Leben auf irgendein Gegenüber zu übertragen, und es besteht von dritter Seite kein Interesse am Leben des Betroffenen. Der Mensch erlebt sich von der Welt bzw. vom Leben völlig abgeschnitten. Der Mensch fühlt sich emotional isoliert.

Beispiele: Eine lieblose Gegenwart ist allzuoft die übliche Situation in einer institutionalisierten Umgebung, z.B. in einem Altersheim, Spital, Gefängnis o.Ä. Oder für eine der zwei Personen eines Paares – z.B. Mann–Frau, Mutter–Sohn, zwei Schwestern, o.Ä. – das bis dahin symbiotisch in der sozialen Isolation überlebt hat, kann der Tod der geliebten Person die Verdammnis zu einer lieblosen Isolation bedeuten.

Jemand, der wegen einer Verzauberung, einer Tabu-Verletzung oder einem Sündenfall aus der Gemeinschaft verstossen wird, ist auch einer unaufhörlich lieblosen Gegenwart ausgeliefert. Und genauso fühlt sich auch der an Heimweh Leidende. In Bezug auf die perniziöse Katatonie sollten wir bedenken, dass kaum ein Zustand den Menschen mehr isolieren kann, als der Wahn.

– *Aufgegeben sein („being given up on")*
Das Individuum fühlt sich schon der Vergangenheit zugehörig, sodass es sein Selbst- und Weltbild nicht mehr mit Hoffnung und Vertrauen in die Zukunft hinein projizieren kann. Sein Sinn für die Kontinuität zwischen Vergangenheit, Gegenwart und Zukunft ist zerstört, und es deutet jedes negative Zeichen im Sinne seines unausweichlichen Niedergangs.

Beispiele: Der Greis im Altersheim, der Patient im Spital oder der Gefangene im Gefängnis wird von der Umwelt vergessen und sieht selber keine Zukunft.

Der Verzauberte, Tabu-Verletzer oder Sünder wird von der Gruppe ausgestossen; er wird von seiner Umwelt und von sich selber für den Tod aufgegeben; der überlebende Geliebte fühlt sich von der verstorbenen Geliebten hoffnungslos verlassen. Und der Heimweh-Leidende fühlt sich zuhause längst in Vergessenheit geraten. Der katatone Mensch spürt, soweit wir Aussenstehende dies eruieren können, keinen Hauch von Hoffnung und fühlt sich von seinen Mitmenschen gänzlich abgeschnitten und aufgegeben.

Falls der Betroffene beim Einsetzen des psychogenen Todesprozesses allein war, kann er sich immerhin eine Vorstellung davon machen, wie seine Bezugspersonen ihn aufgeben könnten, nachdem sie vom Geschehnis erfahren haben, das beim Betroffenen den psychogenen Todesprozess ausgelöst hat.

(3) DIE PSYCHISCHE HEMMUNG DER HERZ-KREISLAUF-FUNKTION *(Konstellation des Todesarchetyps)*
Die Möglichkeit einer psychisch aktivierten Störung der physiologischen Funktionen, die zum Tode führt, muss angenommen werden. Es gibt gute Hinweise auf einen somato-kardialen-Verzögerungseffekt, obwohl bis heute kein Modell der psychobiologischen Korrelation experimentell oder theoretisch bewiesen wurde. Ich stimme mit STUMPFE überein, wenn er schreibt

„Der Übergang zwischen den psychischen und organischen Ereignissen verläuft nahtlos. Es ist fraglich, wie weit von einem Nacheinander der Ereignisse die Rede sein kann, oder ob es sich nicht eher um ein Parallellaufen handelt." (Stumpfe 1973, S. 54)

Das Problem des psychophysikalischen Parallelismus wird von STUMPFE nicht näher erörtert und soll in einem folgenden Unterkapitel in dieser Arbeit wieder aufgegriffen werden (S. 171ff).

Der physiologische Sterbeprozess wird durch die erwartungsvolle Aufmerksamkeit auf den eigenen Tod begünstigt. Hier hat man eine gespannte Fixierung auf tödliche Erwartungen.

Die Psyche hat die Fähigkeit, ihren eigenen Zustand zu verstärken und zu beeinflussen, bis hin zur Entwicklung einer Eigendynamik. Ist diese Dynamik eine der Ausweglosigkeit, Hilflosigkeit, Hoffnungslosigkeit, Entmutigung, emotionellen Isolation und des Ausgestossenseins, besteht die Gefahr, dass alle lebenswichtigen Aspekte der Psyche ins Jenseits hinüber, d.h. auf den Tod, projiziert werden.

Beispiele: Ich denke an den Greis, den Schwerkranken, den Schwerbehinderten oder den Häftling: Jedes neue Versagen einer Körperfunktion des schon körperlich Betagten, jeder neue Schmerz des Kranken, jedes neue Missgeschick des Behinderten, jedes Zuknallen der Gefängnistür des Gefangenen, jedes zufällige Wiederhören eines Lieblingsliedes aus der Heimat des Heimwehleidenden bestätigt dem Betroffenen das Voranschreiten seines Niedergangs.

Das Selbstbild wird sozusagen zum Spiegelbild des Gevatter Tod, das Weltbild zu dem des Todesreichs. Der Tod starrt das unglückliche Opfer jetzt aus dem Spiegel seines eigenen Unbewussten an und „hypnotisiert" den Menschen mit allen seinen physiologischen Prozessen bis hin zum Exitus letalis.

Zusammenfassend ist zu sagen, dass dem Opfer jeweils der bevorstehende Tod bestätigt wird: Die ritualisierte Wiederkehr der Sippe zum Verzauberten oder zum Tabu-Verletzer, um um ihn zu trauern und von ihm zum allerletzen Mal Abschied zu nehmen, oder die Wiederauferstehung eines verstorbenen Geliebten im Traum, um den Zurückgebliebenen ins Jenseits zu rufen. Der katatone Mensch sieht nicht selten seinen bevorstehenden Tod voraus und bleibt auf die Idee seines unvermeidlichen Untergangs wahnhaft fixiert. Es kommt die Gegenübertragung des Todes auf ihn zu.

Hier handelt es sich um ein Syndrom, das drei verschiedene Dimensionen betrifft: Die *psychologisch-magische Auffassung* von gewissen Handlungen mächtiger Bezugspersonen, von gewissen Überzeugungen gegenüber tabuisierten Objekten, von Heimat usw. zusammen mit *Schlüsselbewegungen der sozialen Gruppe* konstituieren beim *psychosomatisch vorbelasteten Individuum* ein „psychogenes Todessyndrom" in der Zweieinigkeit von Körper und Geist, welche jedes Individuum ist.

Wir postulieren diese drei Dimensionen als hinreichende Bedingungen zur Auslösung des psychogenen Todesprozesses. Jede psychologische und soziologische Bedingung liefert jeweils ihren Beitrag zur definitiven Konstellation des Todesarchetyps im Körper.

Jetzt fasse ich die obigen Dimensionen mit der Metapher einer Käfigsituation zusammen:

- Ausweglosigkeit: Der Mensch findet sich gegen seinen Willen in einem Käfig ohne Ausweg eingeschlossen. Er selber sowie sein psychosoziales Umfeld können die Umstände, die zu seiner Gefangenschaft geführt haben, nicht wieder gutmachen.
- Hilflosigkeit: Die Tür des Käfigs hat er x-mal selber von Innen zu öffnen versucht. X-mal haben Drittpersonen dasselbe von Aussen versucht. Alle Versuche waren erfolglos. Er gibt sich und sein soziales Umfeld auf. Er selber sowie sein psychosoziales Umfeld sind hilflos.
- Hoffnungslosigkeit: Der Betroffene und sein psychosoziales Umfeld sehen, dass er der Verdammnis eines ewigen Käfig-Daseins anheimgefallen ist. Er kann sein lebendiges Dasein nicht mehr in die Zukunft hineinprojizieren, und seine Existenz ist von ihm selbst und von Drittpersonen in die Vergangenheit, d.h. in die Vergessenheit, geraten. Er ist hoffnungslos und gibt sich selber auf.
- Emotionelle Isolation: Die Wände des Käfigs sind undurchdringlich geworden. Er kann von innen nicht mehr mit der Aussenwelt kommunizieren, und keine Information kommt von aussen herein. Er wird von seinem sozialen Umfeld aufgegeben. Seine emotionelle Isolation ist total.
- Konstellation des Todesarchetyps: Die einzige Befreiung aus seiner Ausweglosigkeit, Hilflosigkeit, Hoffnungslosigkeit und emotionellen Isolation ist die Flucht nach innen: Das Bewusstsein (= „Bewusstsein von") zieht sich völlig in das Unbewusstsein (= das „Bewusstsein an sich") zurück.

„Eine analoge Situation in unserer Gesellschaft ist schwer vorstellbar. Wenn die ganze Verwandtschaft eines Menschen, sein Vater, seine Mutter, seine Brüder und Schwestern, seine Frau, seine Kinder, seine Geschäftspartner, seine Freunde und sämtliche Mitglieder der Gesellschaft sich plötzlich von ihm wegen irgendeines dramatischen Umstands zurückziehen, ihm jegliche Haltung ausser der eines Tabus verweigern, ihn nur als tot ansehen und dann nach etwas Zeit eine sakrale Zeremonie für ihn ausüben, die ihn mit absoluter Sicherheit aus dem Land der Lebenden ins Reich der Toten führt, erst dann kann die ungeheure suggestive Kraft dieser zweischrittigen Bewegung der Sippe, sobald sie ihre Haltung einmal konstelliert hat, irgendwie von uns verstanden werden."[85] (Cannon 1957, S. 185)

Das räumliche Bild der Käfigsituation hat eine gleichwertige zeitliche Auffassung:

Die Ausweglosigkeit zwingt das Opfer, mit seiner Vergangenheit abzuschliessen: Der Betroffene hat entweder selber erlebt, wie dieses oder jenes Sippenmitglied den psychogenen Tod erlitten hat, oder der Betroffene glaubt fest an entsprechende Überlieferungen von solchen vorangegangenen Tragödien.

Die Hilflosigkeit zwingt das Opfer, mit seiner Gegenwart abzuschliessen: Dem Betroffenen wird weder aus seiner eigenen noch aus der Vorstellung anderer eine Chance zum Überleben gegeben, nachdem der Todesprozess einmal psychogen ausgelöst wurde.

Die Hoffnungslosigkeit zwingt das Opfer, mit seiner Zukunft abzuschliessen: Der Betroffene sieht keine Lösung, weder in sich selbst noch in seinem sozialen Umfeld, die ihn je aus seiner tödlichen Situation befreien könnte.

Diese Zeitlosigkeit schliesst das Opfer in eine totale soziale Isolation ein, in der es seine Lebenskraft nicht mit dem notwendigen subjektiven Zeitgefühl nähren kann. Es ist gerade das persönliche Zeitgefühl, das Beziehung zu sich und zur Umwelt vermittelt. Und ohne Beziehung stirbt der Mensch. Ich werde auf diese Idee „Beziehung als Nahrung" später zurückkommen (S. 181ff).

Die raum-zeitliche Auffassung der Käfigsituation hat auch einen philosophischen Aspekt. Der Mensch kann sein Leben nicht mehr in den Raum oder in die Zeit hineinprojizieren, und er erlebt aus seinem psychosozialen Umfeld keine Gegenübertragungen der Raum-Zeit auf ihn projiziert. Seine Existenz ist raum- und zeitlos geworden. Er kann sich sein Dasein nur noch jenseits allem Räumlichen und Zeitlichen vorstellen: Dort drüben in der puren Raum-Zeitlosigkeit, im Reich des Todes.

Jetzt ein allzubekanntes Szenario – eine Art moderne Käfigsituation, um uns die konkreten Auswirkungen dieser Metapher in ihrem Sinnzusammenhang besser vorstellen zu können:

Ein moderner, intelligenter und durchaus rational denkender junger Man in der Blütezeit seiner körperlichen und psychischen Kräfte erfährt (irrtümlicherweise?) von seinem Arzt, dass er HIV-positiv ist. „Wenn ein Arzt dem Patienten die Diagnose bekanntgibt, beginnt die Angst zu wuchern" (Honauer 1992). Allmählich und gegen seine willentliche Anstrengung und die professionellen Anstrengungen seiner Ärzte schleicht ein unbewusstes Gefühl der Ausweg- und Hilflosigkeit auf ihn zu „denn je tiefer man geht, desto mehr kommt hoch" (Honauer 1992). Er wird entmutigt durch den Tod von Freunden, Bekannten und Unbekannten, die auch mal HIV-positiv waren, bis einer nach dem anderen schliesslich und ohne Ausnahme an AIDS zugrunde gegangen ist, und bis auch er endlich hoffnungslos verstrickt in seiner Situation da steht. Als eine Reaktion darauf, dass er AIDS habe, ziehen sich sein Freundes- und Bekanntschaftskreis, seine Arbeitskollegen und die Gesellschaft nach und nach von ihm zurück, bis er sich völlig verstossen fühlt und einer lieblosen emotionellen Isolation ausgesetzt ist. Die ersten konkreten Erscheinungen der AIDS-Krankheit brechen aus und werden vom Arzt bestätigt. Ein ritualisiertes gesellschaftliches Hilfesystem wird in Gang gesetzt, das ihm seinen sicheren Tod erleichtern soll: Sozialarbeiter, Psychologen und Seelsorger kommen jetzt auf ihn zu. Freunde und Bekannten rufen wieder an, um ihm ihr Mitleid zu zeigen und von ihm einen höflichen sanften Abschied nehmen zu können. Er wird von sich selbst sowie von seiner Umwelt für den Tod aufgegeben.

Aus seiner ausweg- und hilflosen Situation des immer grösser werdenden Unvermögens und unaufhaltsamen physischen Verfalls wird jedes neue Versagen einer Körperfunktion des schon körperlich Geschwächten, jeder neue Schmerz des vom Schmerz Geplagten, jedes neue Missgeschick des Behinderten, jedes Zuknallen der emotionellen Tür im seelischen Gefängnis des Einzelhäftlings eine Bestätigung und Verstärkung der Unausweichlichkeit seines Niedergangs, das unmittelbare Bevorstehen seines Todes. Seine hoffnungslose, einsame Situation zieht ihn aus seiner eigenen Raum-Zeit-Wirklichkeit: Er wird in den Tod entrückt.

Selbstverständlich möchte ich hiermit nicht sagen, dass AIDS eine psychogene Erkrankung ist. Doch zeigt das Beispiel deutlich, dass gewisse psychologische und soziologische Bedingungen, die uns vom Studium des psychogenen Todes wohl bekannt sind, auch wichtige Rollen im Verlauf dieser viralen Krankheit spielen können: Weil der AIDS-Kranke sterben muss, ist er „tabu", und weil er „tabu" ist, muss er sterben. Diesselben Bedingungen dürften eine ähnliche Wichtigkeit im Verlauf anderer mehr oder weniger somatischer Leidensgeschichten haben. Das „unbeabsichtigte Voodoo" (vgl. Cappannari et al. 1975, S. 940; auch Hackett und Weisman 1961) des medizinischen Betreuungssystems darf nicht übersehen werden. Im Fall des Nachzehrers sahen wir z.B. was für verheerende Konsequenzen eine zu starke Projektion in der Liebe haben kann. Ähnliches mag auch für eine „Überdosis" an Heimweh gelten.

„Auf die Dauer hoffnungslos unglücklich zu sein, konnte sich wohl niemand leisten, der überleben wollte." (Ritter von Baeyer et al. 1964, S. 16) Was es heisst, ständig im vollen Bewusstsein tödlicher Bedrohung zu leben, hat auch Theodor STORM (1817–1888) in seinem erschütternden Gedicht „Beginn des Endes" geschrieben.

„Ein Punkt nur ist es, kaum ein Schmerz,
Nur ein Gefühl, empfunden eben;
Und dennoch spricht es stets darein,
Und dennoch stört es Dich zu leben.
Wenn Du es anderen klagen willst,
So kannst Du's nicht in Wórte fassen,
Du sagst Dir selber: „Es ist nichts!"
Und dennoch will es Dich nicht lassen.
So seltsam fremd wird Dir die Welt
Und leis verläßt Dich alles Hoffen,
Bis Du es endlich, endlich weißt,
Daß Dich des Todes Pfeil getroffen."

Um diese Zeit, im Frühjahr 1886, als der Dichter diese Zeilen niederschrieb, erkrankte er selber in seinem 69. Lebensjahr an Magenbeschwerden. Nach Mitteilung der genaueren Diagnose, Magenkrebs, versank er in Depressionen, brach seine Arbeit am „Schimmelreiter" ab und wurde für sich und seine Familie eine Last. Erst als seine Angehörigen ihm mit einem „frommen Betrug" zu helfen versuchten und einen anderen Arzt beauftragten, dem Dichter zu versichern, dass seine Krankheit völlig harmlos sei, konnte er seinen

Lebensmut wiedergewinnen und den „Schimmelreiter" 1888 vollenden. Einige Monate nach seinem 70. Geburtstag starb er.

Übergreifende Gedanken zum Käfigsituation-Modell des psychogenen Todes

> „IN DER VOODOO-ZIVILISATION ist die Gottheit das imponierende, übermächtige Wesen, dem das Subjekt in der Schuld-Angst stirbt. Man ist in den Maschen des Gesetzes gefangen. Dieses Bedeutungserlebnis wirkt genauso tödlich, als ob es wirkliche Netze wären." (Zitat n. Kächele 1970, S. 209)

Es muss wohl zugegeben werden, dass die meisten anerkannten Beweise für den psychogenen Tod, z.B. die früheren Fälle von MAUSS (Mauss 1926) und die oben angeführten Fälle von ENGEL – siehe „Mitwirkende pathogenetischen Faktoren beim psychogenen Tod" (S. 148ff) –, anekdotischer Natur sind (Lewis 1977). Trotzdem habe ich den Versuch gewagt, aus der Fülle der obenzitierten und glaubwürdigen Berichte Einsicht in gewisse Bedingungen des psychogenen Todes zu gewinnen, und ein übergreifendes Modell für den Entstehungsprozess des psychogenen Todes aufzustellen.

Es ist auch klar, dass das Modell eher auf diejenigen Beispiele anwendbar ist, in denen die jeweiligen Lebenssituationen subjektiv als negativ erlebt werden, und weniger auf diejenigen Beispiele, in denen die jeweiligen Lebenssituationen subjektiv als positiv zu bewerten sind, wie Entlastung / Erleichterung / Befreiung / Freude / Gelächter / Erfolg / „Happy End" / Triumph / Ekstase / o.Ä. bis hin zum Einladungstod. In diesen positiv besetzten Situationen sind – wie in der Käfigsituation – psychologische, soziologische und biologische Faktoren an den jeweiligen psychogenen Todesprozessen beteiligt. Der grundsätzliche Unterschied zu den negativ erlebten Situationen mag darin liegen, dass bei den subjektiv als positiv erlebten Situationen, die „Käfig-Tür" schlagartig *auf* statt zu gemacht wird, was für den Betroffenen ein ebensolches Tabu darstellt wie etwas Negatives. Auch beim Einladungstod kann man sich einen Käfig vorstellen, in dem die einsame und isolierte Person sich in der Vollendung ihres Lebens gefangen sieht.

In diesem Unterkapitel möchte ich das oben eingeführte Käfigsituation-Modell unter Berücksichtigung allgemeinerer psychologischer, soziologischer und biologischer Faktoren weiter diskutieren. Die Suche nach einer umfassenden These für die Entstehung oder Begünstigung des psychogenen Todes, die diese verschiedenen Faktoren gleichzeitig für sich in Anspruch nimmt – eine „soziopsychobiogenische These", sozusagen, ist nicht neu (siehe z.B. Hahn 1985, bes. Abb. 9–3, S. 185; Hahn und Kleinman 1983). Solche Versuche, die krankmachende Wirkung von schädlichen Glaubenssystemen zu erklären, d.h. die Nozebo-Wirkungen, sind mit Versuchen, die heilende Wirkung von helfenden Glaubenssystemen zu erklären, d.h. die Plazebo-Wirkungen, eng verwandt (vgl. z.B. White et al. 1985).

Psychologische Faktoren

> „Zwei Dinge, die ich schon früher erwähnte, schienen bei jedem Fall von Zauberei, den ich beobachtet hatte, vorhanden zu sein. Erstens lebt der primitive Mensch in einer Harmonie von zwei Welten, die ihm gleichermaßen natürlich erscheinen – die Welt der alltäglichen Wirklichkeit und die Welt der Geister, welche dieses Alltagsdasein für ihn bevölkern. Zweitens hat er den absoluten Glauben an die Kräfte des Zauberdoktors. ... Der Prozeß der primitiven ‚Gehirnwäsche' ist im wesentlichen die Anwendung der psychologischen Prinzipien von Suggestion und Bekenntnis auf ein Subjekt, um einen Zustand absoluter Bereitwilligkeit herbeizuführen." (Wright 1958, S. 51–52)

Am ehesten denkt man hier an die „Appellkrankheit" Hysterie: Verdrängte Vorstellungen und Gefühle – normalerweise sexuelle Traumata aber auch der Glaube an die Zauberkraft böser Geister – bilden die krankmachenden Grundlagen von intrapsychischen Spannungen, aus denen mittels „Konversion" (Umwandlung seelischer Energie in körperliche Beschwerden) die Symptome entstehen (Mentzos 1997). Elias CANETTI hat zum Thema Hysterie eine literarische Beschreibung geliefert: „Der Reichtum der Verwandlungen, die dabei versucht werden und von denen viele nur in ihren Ansätzen manifest werden, ist erstaunlich. Eine der häufigsten ist die Verwandlung in *Tote;* sie ist altbewährt und schon von vielen Tieren her bekannt. Man hofft, daß man als Toter losgelassen wird. Man bleibt liegen, und der Feind geht weg." (Canetti 1983, S. 395) Aber die Medizin kennt in der Tat eine akute tödliche Hysterie (Rosenfeld 1925) und zweifelt nicht daran – wie die vorliegende Arbeit ausführlich belegt –, dass starke Gefühlsbewegungen als Todesursache in Frage kommen (vgl. Bloch 1921; vgl. auch die Diskussion über den Totstell-Reflex in Kaada 1987).

Einmal eingeleitet, lassen sich die tödlichen Vorgänge kaum mehr aufhalten: eine Verschlechterung der allgemeinen Körpertrophik kommt zustande, die sich kaum beheben lässt und in der Regel zum allmählichen Siechtum mit tödlichem Ausgang führt. Aber woher kommt es nun, dass der klassische psychogene Tod, ausgelöst z.B.

durch Voodoo, Tabu oder Heimweh, durch Beseitigung des Auslösers, z.B. mit Hilfe eines mächtigeren Weissen Magiers, durch ein überzeugendes Zurücknehmen des Tabus bzw. mit einer Heimreise, doch relativ leicht und sicher psychogen geheilt werden kann, selbst wenn der Kranke gerade am Rande des Grabes steht? Beim Besessenheitstod wie auch bei den meisten anderen psychischen Beeinträchtigungen und Störungen, z.B. Depression, Manie oder Schizophrenie, hat die Entfernung jeglicher mutmasslichen Ursache in der Regel keinen Einfluss auf den weiteren Verlauf.

Die üblichen Geistesstörungen laufen mehr oder weniger autistisch durch die autonome Wirkung einer im Körperinnern unbewussten Aktivität im Rahmen einer Tiefenpsychologie ab, d.h. mehr oder weniger immun gegenüber psychologischen Appellen und sonstigen helfenden Bemühungen oder Einflüssen von Drittpersonen. Im Fall von Depression, Manie oder Schizophrenie redete man lange in der älteren Literatur von einer endogenen Störung, um dieser Ratlosigkeit in einem terminus medicus Ausdruck zu verleihen. Egal wie berühmt oder charismatisch ein Psychotherapeut sein mag, kommt es äusserst selten vor, dass er auf Anhieb und mit nur ein paar Worten oder ritualisierten Gesten einen Kranken von seiner Depression, Manie, Schizophrenie, Zwängen oder sonst einem seelischen Leiden abbringen kann.

Beim klassischen psychogenen Tod ist dies nicht der Fall: Das todbringende Voodoo-Wort eines bösen Zauberers kann durch das Wort eines noch mächtigeren und guten Magiers vernichtet werden; der einsetzende psychogene Todesprozess, der durch einen vermeintlichen Tabu-Bruch ausgelöst wurde, wird durch Richtigstellung gestoppt; der begonnene Heimwehtod wird durch eine unerwartet angebotene Rückfahrkarte beendet. Doch gibt es bis heute keine Formel, die den Verlauf einer perniziösen Katatonie rückgängig machen kann: In diesem Sinne scheint der Besessenheitstod hier eine Ausnahme zu sein. Auf jeden Fall ereignet sich der psychogene Tod im Rahmen eines ihm eigenen aussergewöhnlichen Bewusstseinszustand.

Der psychogene Tod im Rahmen eines aussergewöhnlichen Bewusstseinszustandes

Nicht jeder Mensch, der sterben will oder glaubt sterben zu müssen, erleidet einen psychogenen Tod: Ein psychotischer, depressiver Mensch mag sich selber wahrhaftig längst als tot erleben und mit absolut überzeugender Plastizität halluzinieren, dass er den Verwesungsgeruch am eigenen Leib wahrnimmt, ohne dass er stirbt. Manche schizophren erkrankte Menschen erleben sich von feindlichen Mächten auf grausamste Art und Weise gnadenlos zu Tode gequält! Und doch können diese Patienten jahrelang in derartigen morbiden mentalen Zuständen weiterleben, ohne eine bedeutende Beeinträchtigung ihrer vitalen Lebensfunktionen zu erfahren. (Beim Besessenheitstod bzw. bei der perniziösen Katatonie stimmt dies eben nicht!)

Und noch ein Rätsel: Wenn die Vorstellungskraft töten kann, warum stirbt nicht jeder suizidale Mensch, z.B. gerade in dem Augenblick, wenn er abdrücken will? Also sobald er felsenfest entschlossen und auf dem Absprung ist, seinen Todeswunsch in die Tat umzusetzen? Der suizidale Mensch, der die fixe Idee des Todes einverleibt hat, wünscht sich sehnlichst und teils mit gewaltsam geballter Willenskraft den Tod und ein Neurotiker kann die schaurigsten Todesängste erleiden, ohne dass sie daran sterben.

Offensichtlich führt nicht jede schmerzhafte fixe Idee, egal wie morbid und quälend, zwangsläufig in den Tod. Wie können diese verwirrenden Tatsachen konzeptuell umschrieben und die tödliche von der nicht tödlichen Vorstellungskraft begrifflich differenziert werden?

Die ersten westlichen Denker, die sich mit der Vorstellungskraft abstrakt auseinandergesetzt haben, waren vermutlich die Gnostiker des Altertums. Aus gnostischer Sicht können vier Hierarchien von Bewusstsein unterschieden werden, die vom Standpunkt der modernen Psychiatrie als verschiedene aussergewöhnliche Bewusstseinszustände verstanden werden können. Sie rangieren von „niedrig" bis „hoch", wobei eine metaphysische Nähe zum Dämonischen auf dem tiefsten Niveau und zum Göttlichen auf dem höchsten angenommen wird. Auf der niedrigsten Stufe befinde sich *der Wahn oder die Psychose,* beide werden laut christlicher Mystik vom Teufel eingegeben. Die Psychiatrie kennt durchaus mehrere Ausprägungen dieser gnostischen Kategorie, z.B. Formen der Wahnstimmung, des Beeinflusstwerdens, des Stimmenhörens oder des Sendungsbewusstseins (wahnhafte Bestimmung). Auf der nächsthöheren Stufe liege *der Tagtraum und der gewöhnliche Nacht- oder Alptraum,* welche aus weltlichen Ängsten oder Wünschen geboren werden (bei suizidalen Menschen z.B. Ängste oder Wünsche zu sterben). Als noch eine Stufe höher stehend wird von den Gnostikern *die Imagination* betrachtet, die nach gewissen religiösen Auffassungen (z.B. im orthodoxen Islam und Christentum) sogar zur Kategorie des Gebets gehört und laut anderen Auffassungen (z.B. im Buddhismus, Hinduismus und Sûfîtum) dem

Bereich der Meditation zugeordnet wird. Die Imagination ist dieselbe Vorstellungskraft, welche die Psychologie so unterschiedlich bezeichnet: aktive Imagination, katathymes Bilderleben, geführte Bilderreisen, Hypnose, u.a. (Auf dieser Stufe läuft meines Erachtens der psychogene Todesprozess ab.) Die vierte und höchste Stufe der Vorstellungskraft ist aus gnostischer Sicht die *Inspiration*, welche laut dem Alten und Neuen Testament von den Engeln oder gar von Gott selber stammt und die auch zur Kategorie des Wahrtraums, des Zweiten Gesichts, der Vision usw. gehört. Aus meiner Sicht steht das todbringende sowie das lebensrettende „AHA!", das den psychogenen Tod initiiert bzw. das einen schon begonnenen psychogenen Todesprozess zunichte machen kann, auf dieser herausragenden Bewusstseinsstufe.

FAZIT: Aus psychologischer Sicht wird der psychogene Tod durch die aktive Imagination einer auf das eigene Sterben und den eigenen Tod bezogenen erwartungsvollen Aufmerksamkeit vollstreckt, die durch eine persönliche und tödliche „Inspiration" im sozialen Rahmen eines Voodoo-Akts, eines Tabu-Bruchs, eines Heimwehs oder eines seelisch-pathogenen autonom verlaufenden Prozesses heraufbeschworen wurde. Offensichtlich spielen hier auch gewisse Reaktionen des sozialen Umfeldes zusammengenommen eine entscheidende Rolle in der Verstärkung sowie in der Entmächtigung eines schon eingetretenen psychogenen Todesprozesses. In diesem Kontext möchte ich noch erwähnen, dass auch eine Selbstheilung durch einen aussergewöhnlichen Bewusstseinszustand in Gang gesetzt wird. (Siehe das Unterkapitel „Psychogene Heilung" im Kapitel „Ausblick", S. 232.)

Soziologische Faktoren

> „... im wirklichen Zusammenleben der Menschen scheint es, daß die Einzelnen sowohl ‚ganze' Menschen sind, als auch – paradoxerweise – zugleich nur Teilfiguren und Gegebenheiten einer höheren symbolischen Ganzheit darstellen, die viele Individuen umfasst und sich in den seelischen Projektionen, welche die Menschen aneinander erleben, manifestiert ..."

hat Hedwig von BEIT in ihrem Buch *Symbolik des Märchens* einst geschrieben (von Beit 1952, S. 718). In diesem Sinne entsteht der psychogene Tod – tiefenpsychologisch gesprochen – aus dem „horror vacui" (= „Schrecken vor dem Nichts") eines Projektionsvakuums: Der Mensch kann sein Leben nicht mehr auf die Lebenden übertragen, d.h. er sieht keine Verbindung mehr mit ihnen, sondern identifiziert sich nur noch mit dem Tod. Gleichzeitig ist die einzige

Übertragung aus seinem psychosozialen Umfeld auf ihn eine Gegenübertragung des Todes, d.h. die Leute, die mit ihm zusammenleben, betrachten ihn schon als tot. Seine Existenz ist beziehungslos und dadurch lieblos und leblos geworden. Er kann sein Dasein nur noch jenseits aller lebendigen Beziehungen vorstellen: im Reich des Todes.

Es sind die eigenen inneren Bilder, die wir uns selber von unserer psychosozialen Situation machen, welche die Übertragungen und Gegenübertragungen, die wir erleben, aufrecht erhalten. Werden diese Bilder zum schrecklichen Nichts, wird unser psychisches Dasein – wegen der Rückwirkung der Psyche auf sich selbst – sogleich in dasselbe „schwarze Loch" mithinein gesogen. Und die physiologischen Prozesse werden nachgezogen: Der Mensch stirbt.

Im Zusammenhang mit der Hysterie hat der deutsche Psychosomatiker und Psychoanalytiker Alexander MITSCHERLICH gesellschaftliche Einflüsse betont: Wenn „der Anspruch der Gesellschaft so terroristisch in das Individuum hineingetragen wird, dass Abweichungen von Geboten und Verhaltensnormen permanente, intensive Angst erwecken", könne in einer Krisensituation eine starke hysterische Reaktion zu einer psychosomatischen Symptombildung führen, die in den Exitus letalis mündet.

An die Stelle der typischen, gesellschaftlich erwarteten hysterischen Reaktionen des 19. Jahrhunderts wie Ohnmachtsanfälle und seelische Taubheit oder Blindheit sind heutzutage Panikattacken, Nervenzusammenbrüche und Erschöpfungszustände getreten. Dass heute wie auch in biblischen Zeiten der Tod stets dazu gehörte, wurde oben schon diskutiert. Und bezogen auf den Voodoo-Tod wurde z.B. gesagt:

> „Wenn sich nicht nur das erste Liebesobjekt, sondern die ganze Welt als Muttterersatz abwendet, scheint der Mensch unfähig zu sein, mit dem Erlebnis der totalen Isolierung fertig zu werden. Ich nehme Bezug auf das Symptom der Thanatamonie. Unter gewissen Bedingungen kann die Trennungsangst so überwältigend werden, daß der Lebenswille ausgelöscht wird. Angesichts der Alternative zwischen völliger Isolierung oder dem Tod scheint der homo sapiens den letzteren zu wählen." (Muensterberger 1963, aus Kächele 1970, S. 129)

FAZIT: Soweit die Welt des Menschen mit dem Lebensraum seiner Sippe identisch ist, wählt der Betroffene unbewusst die einzige Alternative zur völligen diesseitigen Isolation, zu der das Voodoo, das Tabu, das Heimweh oder die autonome Wirkung einer im Körperinnern unbewussten Aktivität ihn scheinbar unvermeidlich, unwiderruflich, unerbittlich und grenzenlos zwingt, und sein Lebenswille erlischt zugleich. Offensichtlich spielen hier auch gewisse neurophysiologische Reaktionen des Körpers eine entscheidende Rolle in der Verstärkung sowie in der Entmächtigung eines schon eingetretenen psychogenen Todesprozesses.

Biologische Faktoren

„Ohne das, was wir gemeinhin ‚Psyche' nennen, sind viele Regelprozesse nicht vollständig beschreibbar. Und zwar spielt Psychisches immer dort in den Regelvorgang hinein, wo der Organismus mit seiner Umwelt zu tun hat, wo also seine Homoiostasis, sein Gleichgewicht, auf die Umwelt abgestimmt sein muß." (Schaefer 1957, S. 107; vgl. Jores und Droste 1956)

Das Zitat betont die Wichtigkeit des Zusammenspiels zwischen psychologischen, soziologischen und biologischen Faktoren.

Im allgemeinen sieht die moderne Medizin den psychogenen Tod vorwiegend als eine Art „Tod durch Emotionen", wobei die Idee, dass der Tod durch eine psychogen verursachte Hemmung der Herztätigkeit schlussendlich vollzogen wird, generell akzeptiert ist. Diese Hemmung wird einer Störung des zentralen Nervensystems oder einer Paralyse in der Medulla oblongata zugeordnet. Hier redet man auch vom Vagus-Tod (siehe oben S. 131f).

Insbesondere deutet die plötzliche Genesung nach aufgehobener soziopsychogener Ursache (z.B. Aufhebung einer Verfluchung, eines Tabu-Bruchs etc.) auf parallel aufgehobene dynamische Affektionen des Nervensystems. In diesem Zusammenhang ist es besonders interessant, die Erklärung vom Ursprung und Wesen der Nostalgie aus dem 17. Jahrhundert anzuschauen:

„Gehirn und Nervensystem werden als der Sitz von Lebensgeistern betrachtet, welche einerseits der Seele untergeordnet und dienstbar, das Vorstellen der Objecte im Bewußtseyn vermitteln, andrerseits durch das Nervensystem sich in dem ganzen Körper verbreiten, die Functionen aller Organe leiten und reguliren. Durch Bewegung der Lebensgeister in bestimmten Gehirnfasern (oder den Poren und Röhren derselben) werden bestimmte Objecte vorgestellt, und es bleibt eine Spur, ein Eindruck zurück, vermöge dessen die Gehirnfasern ihrerseits die Lebensgeister zur Wiederholung derselben Bewegung, und Reproducirung derselben Vorstellung veranlassen können. In der Nostalgie sind nun die Spuren der Ideen des Vaterlandes, durch häufiges Denken und Erinnern desselben, den Gehirnfasern so fest eingeprägt, daß sie unaufgefordert und von selbst die Lebensgeister zur Verfolgung dieser Spuren bestimmen, und auf diese Weise die Seele zur beständigen Betrachtung der Bilder des Vaterlandes anregen. Auf dieselbe Weise reproduciren sich oft widerholte Ideen und Bilder im Traum und im Wachen von selbst. Je mehr dies geschieht, desto weniger werden die Lebensgeister von anderen Objecten bewegt, oder wenn dies auch geschieht, so bleibt die Seele doch so sehr mit

> der Idee des Vaterlandes beschäftiget, daß sie jene Bewegungen gar nicht, oder nur flüchtig beachtet; auf analoge Weise, wie der durch tiefes Nachdenken in Exstase Versetzte weder sieht, noch hört, was um ihn vorgeht, obgleich die Sinne dadurch angeregt werden. Die auf diese Weise fixirten und zur steten Wiederholung derselben Bewegungen genöthigten Lebensgeister sind also zu sehr im Gehirn beschäftiget, um in hinreichender Menge und Stärke durch die Nerven strömen, und die Functionen aller Organe gehörig unterstützen zu können. Appetit, Verdauung, Blutbereitung werden deshalb gestört, die gehörige Wiedererzeugung der durch die fortdauernde Exstase im Gehirn consumirten Lebensgeister verhindert; die willkürlichen und natürlichen Bewegungen geschehen träge, der Blutumlauf stockt, das Blut wird verdickt, durch gestörte Circulation und Ausdehnung der Gefäße Beängstigungen erzeugt; endlich entstehen schleichende Fieber, Abstumpfung aller Tätigkeit und der Tod in Folge gänzlicher Erschöpfung der Lebenskräfte." (Hoferus 1677; Busch et al. 1841, S. 309–310)

Die erwähnten „Poren und Röhren" der Gehirnfasern, durch welche die postulierten Lebensgeister sich bewegen und so die menschliche Vorstellung ermöglichen, lassen an die Mikrotubuli der Gehirnzellen denken, die moderne Bewusstseinsforscher für den Sitz des Bewusstseins postulieren (vgl. z.B. Hameroff 1997b). Die „sich oft wiederholten Ideen und Bilder" erinnern uns an LEONARDS Bemerkung zur mentalen Situation eines Menschen, dem ein Voodoo-Tod bevorsteht: „eine unbewusste Haltung, welche sich selbst in fantastischen Eindrücken immerwährend erzeugt und wiedererzeugt, und die, obwohl sie subjektiv ist, dem Geist des Naturmenschen eine objektive Wirklichkeit überträgt".[86] So gesehen ist unser Zitat gar nicht so veraltet und befremdend, wie die Rede von Lebensgeistern u.Ä. auf den ersten Blick erscheinen mag.

Nun ist es unbestritten, dass beim psychogenen Tod gewisse letale physiologische Prozesse noch ungeklärten Ursprungs – durch die Vorstellungskraft in Bildern und Ideen unbewusst initiiert und verstärkt – in Gang gebracht werden können. Sind solche mit dem eigenen Tod besetzte Bilder und fixe Ideen vielleicht die eigentlichen Auslöser des Phänomens?

Wie ich schon oben diskutiert habe, sind innere Bilder, Ideen, Überzeugungen, nicht aber der Wille oder der Wunsch zu sterben, hinreichende Bedingungen dafür, dass ein psychogener Tod beim Menschen einsetzt. Da bei Tieren Heimweh und „Liebesweh", d.h. unbefriedigte Sehnsucht nach einem affektiv-fixierten Gegenstand, ähnliche und tödliche Wirkungen wie beim Menschen haben, schliessen wir, dass der psychogene Tod sein Wesen mit den primären, nicht dem Menschen eigentümlichen Denkprozessen teilt. Die Vermutung liegt somit nahe, dass der aussergewöhnliche Bewusstseinszustand, den ich oben im Zusammenhang mit dem psychogenen Tod postuliert habe, seinen Ursprung in anderen Hirnarealen und Bereichen des Nervensystems hat als diejenigen, die für die Willens- und semantische Vorstellungskraft zuständig sind, d.h. anderswo als im Grosshirn, dem Sitz der sekundären Denkprozesse.

FAZIT: Bedenken wir noch, dass beim psychogenen Tod wie auch bei der tödlichen Katatonie die allgemeine Sensibilität und Muskelkraft, die Respiration und Zirkulation, Verdauung und Ernährung usw. gleichzeitig brachliegen, können wir die alte medizinische Lehre von der Nostalgie annehmen und mit ihr vermuten, dass diese Symptome sich zunächst auf eine Störung der Funktionen des Rückenmarkes und der Medulla oblongata beziehen:

> „Das Rückenmark ist es, was in uns bewußtlos und instinctartig denkt, empfindet und handelt, und seine Actionen gelangen nur zum Bewußtsein, insofern sie sich auf das große und kleine Gehirn fortpflanzen." (Busch et al. 1841, S. 313)

(Diese Teile des Nervensystems sind in den gewöhnlichen Fällen von Depression oder Psychose nicht besonders affiziert.)

Nun und trotz dieser oder einer anderen Hypothese lässt es sich immer noch fragen: Wo soll eigentlich die Grenze zwischen Psyche und Soma lokalisiert werden, wenn solch eine Grenze überhaupt irgendwo im menschlichen Körper existiert: im Hirn, im Herzen, irgendwo entlang der Leitung dazwischen (im Rückenmark, im Nervus vagus) oder – wie es gewisse Mystiker gern wollen – in der Thymusdrüse? Diese Frage bringt uns in der weiteren Diskussion zu Gedanken über den psychophysikalischen Parallelismus.

Psychophysikalischer Parallelismus

> „DER TOD, WIE ich ihn meist sah, ist ein langsam kommender, der mit dem Einverständnis des Sterbenden beginnt. Er scheint mir eine mehr oder weniger zögernde, allmähliche, auch ruck- und stoßweise unter Kampf- und Gewaltanwendung oder ganz leicht und still vollzogene Trennungsbewegung zu sein, deren Anfangsstadien jeder mehr oder weniger schon erlebt hat (Schlaf, Krankheit, Wahnsinn und Ekstase mögen solche Zustände sein). Der endgültige Tod aber setzt das Jawort zu ihm bzw. die Selbstaufgabe voraus, die sich im tiefst Unbewußten abspielt und vom Bewußtsein gar nicht, oder mehr oder weniger – im Selbstmord ganz – ausgesprochen wird. … Sicher ist mir das Erlebnis einer ganz engen Zusammengehörigkeit von Körper, Seele und Geist, daß keines ohne das andere wirkt und seine Kräfte auf den gesamten Menschen ausstrahlt. Und doch habe ich auch erleben müssen, wie sehr die Seele im Körper ‚wie im Kerker gefangen' ist und zuweilen ohnmächtig gegen ihn anrennt. Der Mensch ist beides: Einheit und Zweiheit, einfaches und vielfältiges Wesen." (Schilling 1948, S. 65–66)

Wer könnte überzeugender über den Tod und über die Grenze zwischen Psyche und Soma reden, als jemand der am eigenen Leib und eigener Seele während einer $2^1/_4$jährigen Kriegsgefangenschaft und „über ihren unmittelbaren und nachwirkenden Niederschlag in meinem Denken und Verhalten" (ibid. S. 41) berichtet?

In diesem Abschnitt möchte ich eine schwierige Frage unter die Lupe nehmen: „Wo hört meine Aussenwelt auf bzw. wo fängt meine Innenwelt an?" bzw. „Wo hört mein Körper auf oder wo fängt meine Psyche an?" Irgendwo müssen wir eine Grenze ziehen, sobald wir zwischen einem „Mir" und einem „Dir", zwischen einem Ich und einem („meinem") Körper unterscheiden wollen. In den Worten des bekannten Mathematikers und Physikers Johann von NEUMANN:

> „Dass diese Grenze beliebig tief ins Innere des Körpers des wirklichen Beobachters verschoben werden kann, ist der Inhalt des Prinzips des psychophysikalischen Parallelismus. – Dies ändert aber nichts daran, daß sie bei jeder Beschreibungsweise irgendwo gezogen werden muß, wenn dieselbe nicht leer laufen, d.h. wenn ein Vergleich mit der Erfahrung möglich sein soll." (von Neumann 1932, S. 224)

Es handelt sich hier eigentlich um eine Sache des gesunden Menschenverstandes (Schmid 1990). Falls wir zum Beispiel einfach die Raumtemperatur messen wollen, müssen wir so und so viele Grade messen können, egal wo und wann wir die Trennlinie zwischen Objekt und Subjekt ziehen: im Raum bei der Skala des Thermometers; im Auge des Beobachters bei der Netzhaut, wo das von der Skala reflektierte Licht einfällt; beim Sehnerv des optischen Nervensystems des Beobachters, durch den die Information über die Skalenhöhe dem Grosshirn weitergeleitet wird; im Gehirn des Beobachters beim ersten visuellen Cortex, wo das innere Bild der Skala irgendwie ins Bewusstsein gelangt; oder anderswo. In den Worten von NEUMANNS:

> „Aber einerlei, wie weit wir rechnen: bis ans Quecksilbergefäß, bis an die Skala des Thermometers, bis an die Retina, oder bis ins Gehirn, einmal müssen wir sagen: und dies wird vom Beobachter wahrgenommen. D.h. wir müssen die Welt immer in zwei Teile teilen, der eine ist das beobachtete System, der andere der Beobachter. In der ersteren können wir alle physikalischen Prozesse (prinzipiell wenigstens) beliebig genau verfolgen, in der letzteren ist dies sinnlos. Die Grenze zwischen beiden ist weitgehend willkürlich ..." (von Neumann 1932, S. 223–224)

Die Idee eines psychophysikalischen Parallelismus hängt eng mit einem unausweichlichen, empirischen Grundlagenproblem zusammen: Die Unmöglichkeit nur anhand der *Resultate* einer physiologischen Messung eindeutig und empirisch nachweisen zu können, welchen Ursprung das Messergebnis hat: einen psychologischen oder einen physiologischen. Zum Beispiel: Eine Messung der Herzfrequenz, des Blutdrucks, des Adrenalinspiegels etc., ja sogar die objektive Feststellung eines Überschusses oder Mangels an einem Hirnbotenstoff gibt von sich allein keinen Hinweis darauf, ob das Messresultat in erster Linie auf psychologische oder physiologische Einflüsse auf den Organismus vor der Messung zurückzuführen ist. Man muss noch die äussere Situation des Organismus vor der Messung kennen. Mit einfachen Worten: Wenn ein aufgeregter Mensch mit Herzklopfen vor uns steht, können wir nicht wissen, ob er aufgeregt ist, weil er Herzklopfen hat, oder ob er Herzklopfen hat, weil er aufgeregt ist! Beide Phänomene, Herzklopfen und Aufregung, gehen gleichzeitig in einander über und vereinigen sich immerwährend aufs Neue in jedem Augenblick der Gegenwart.

Bei jedem Versuch eine Grenze zwischen Soma und Psyche, z.B. zwischen Herzklopfen und Aufregung zu ziehen, das Herzklopfen im Herzen und die Aufregung im Hirn zu lokalisieren, erzeugen wir – die Beobachter von Aussen – die Abgrenzung. Wichtig dabei ist nur, dass dadurch keine Tatsache verändert wird, egal ob wir diese Grenze hier oder dort festlegen. Mit anderen Worten, Herzklopfen und Aufregung werden nicht zum Verschwinden gebracht, egal wie nah am Herzen oder wie dicht am Hirn diese Grenze gezogen wird.

Die vermeintliche Grenze zwischen Soma und Psyche existiert erst, wenn wir sie gezogen haben, ihre Ortung ist mehr oder weniger willkürlich, während die Tatsachen an sich unverändert fortbestehen – wie die Temperatur bei von NEUMANNS Temperatur-Messung: Die Temperatur bleibt diesselbe, egal ob die Quecksilbersäule die Messung direkt im Thermometer macht (Grenze im Thermometer) oder ob die Messung mittels Fotografie innerhalb einer Kamera durch die chemischen Veränderungen auf dem Filmstreifen erfolgt (Grenze in der Kamera).

Wir können unsere menschlichen Erklärungen für die Tatsachen fast beliebig in die eine oder andere Richtung projizieren – tiefer in das zellular-biochemische Substrat des Körpers hinein oder weiter in das magisch-geistige „Superstrat" der Umwelt hinaus. Im ersten Fall werden die „Weltengeister" nicht einmal im Elektronenmikroskop gesehen und durch Missachtung als unnötig für das wissenschaftliche Verständnis zum Verschwinden gebracht. Im zweiten Fall verschwinden die „Lebensgeister" und mutmasslichen Krankheitserreger, die in den Blutbahnen, Lymphgefässen, Nervenleitungen und Mikrotubuli des Körpers „herumspuken" und geben den „Zaubereinflüssen" aus der Umwelt den bevorzugten Platz im Gedankengebäude. Die Symptome der Krankheit werden durch ihre Erklärung nicht geändert: Die Krankheit gibt den Geist so oder so nicht auf.

Stellen wir uns jemanden mit einer Warze vor. Ein Geistheiler ortet die Grenze zwischen krankmachendem Einfluss und Symptom an der Türschwelle der bösen Nachbarin, die eine Hexe sei, weshalb er mitten in der Nacht ihren Türrahmen mit Knoblauch einreibt. Ein Naturheiler sieht für die Haut ein Problem im Kontakt mit den schädlichen Umwelteinfüssen, weshalb er auf ihr eine Heilsalbe aufträgt. Der Chirurg weiss, dass Hautwarzen durch das HPV (= Human Papilloma Virus) verursacht werden und empfiehlt eine Operation. Die Dermatologin weiss auch vom HPV, interpretiert die Warze aber als Ausdruck einer psychosomatischen Störung und empfiehlt als Behandlung Besprechen oder Hypnose. Der Patient, der an seinen Heiler glaubt, wird vermutlich in jedem Fall geheilt: Dies wusste bereits GOETHES Doktor Faust: „Das Wunder ist des Glaubens liebstes Kind."

Nun erhebt sich die Frage, welche Behandlung die „richtige" sei bzw. das Mittel der 1. Wahl? Wenn jede Patientin mit einer Warze mit gleicher Intensität an ihre jeweilige Heilerin glaubt, stellen sich mehrere grundsätzliche Fragen: „mit welchem Mittel setzt die Besserung am schnellsten ein, verläuft die Behandlung am kürzesten, hält die Heilung am längsten an" und „bei welchem Heiler werden die meisten Patienten gesund"?

Es scheint so zu sein, dass die westliche und östliche Medizin mindestens im Fall von wohldefinierten, biologischen Krankheiten die Mittel erster Wahl besitzen; dabei wird immer angeführt, dass der Glaube an die Behandlung bzw. den Behandlungserfolg nicht im Vordergrund stehe. Jedes moderne Heilmittel wird in der Regel in einer sog. Doppel-Blind-Studie geprüft, die den Einfluss des Glaubens (Placebo-Effekt) ausschliessen soll. Trotzdem scheint es mir wahrscheinlich, dass z.B. Penicillin für die westliche Welt sehr wohl eine Art Wundermittel darstellt, an das stark geglaubt wird, in gleicher Weise wie irgendwelche Kräuter einem Eingeborenen den Zauber einer Heilung bedeuten. Nur wird der Glaube ans Penicillin nicht mehr als solcher benannt, sondern als Wahrheit verkauft: *Der Glaube ist vielleicht erst dann ein wirksames Heilmittel, solange er nicht als Glaube erkannt wird.* Oder, inwieweit kann Glaube eine reale Wirkung vielleicht erst möglich machen?

Hierzu ein Beispiel aus der Depressionsbehandlung. Die wesentliche Wirkung bestimmter Antidepressiva zeigte sich darin, dass die auf Antidepressiva ansprechenden PatientInnen (weit mehr als 30%) denselben Verlauf des Abklingens der depressiven Symptome aufwiesen wie die Patienten, die auf Plazebo ansprachen (ca. 30%). Es gibt also hinsichtlich des Besserungsverlaufs keine relevanten Unterschiede zwischen den Menschen, die auf Plazebo oder Antidepressiva reagieren: Die spezifisch antidepressiv behandelten PatientInnen heilen nicht schneller oder besser als die plazebo-behandelten Patienten, nur der Anteil der ansprechenden PatientInnen ist signifikant höher (Stassen et al. 1993); und es ist lediglich diese erhöhte Effizienz, welche dem Medikament den Vorzug gegenüber Plazebo gibt (vgl. Degrandpre 1999). In diesem Zusammenhang soll noch ein bis heute nicht erklärbares Phänomen der Behandlung mit Antidepressiva erwähnt werden: Obwohl der chemische Stoff bereits nach Stunden bzw. spätestens nach Tagen in der notwendigen Konzentration im Hirn vorliegt, tritt die spezifische antidepressive Wirkung in der Regel erst 1–3 Wochen nach Behandlungsbeginn ein. Muss das Medikament erst eine Zeitlang genommen werden, um in einem depressiv erkrankten Menschen den Glauben an die Wirkung bzw. an die Besserung der Symptome gedeihen zu lassen?

Also liegt es nicht am fehlenden Glauben, dass die aufgeklärte Medizin in manchen Fällen wirksamer ist als Plazebo, sondern an der Tatsache, dass der Verlauf der mit den Sinnen wahrnehmbaren Dinge die Glaubenssätze eher bestimmt, als die Glaubenssätze den Verlauf dieser Dinge bestimmen, d.h. dass der Inhalt nur gewisser Glaubenssätze ein Eigensein besitzt. So geht die Sonne wahrscheinlich auch morgen wieder auf, selbst wenn die eine oder der andere gerade nicht mehr so fest dran glaubt. Auf jeden Fall kann man nicht die Frage umgehen: Glaube hin oder her, welche Grenze zwischen Soma und Psyche ist die der ersten Wahl? Es scheint Krankheiten zu geben, für die die naturwissenschaftliche Medizin mit ihren Grenzziehungen eine effizientere Behandlungsmethodik jenseits der Grenze, d.h. im Körper, mit sich bringt, was zu einer erfolgreicheren Besserung der Krankheit diesseits der Grenze, d.h. im Geist, führt als eine Behandlung bei einem Geistheiler. Und vice versa.

Die Grenzziehung zwischen Soma und Psyche hat somit einen epistemiologisch-zweckgebundenen Sinn aber keinen Anspruch auf Wahrheit: In diesem Sinne ist es für einen Arzt sicher einfacher, das Fieber seines grippalen Patienten direkt am Thermometer abzulesen als die Temperatur indirekt aus dem entsprechenden Bild in seinem (des Arztes) eigenen visuellen Cortex ableiten zu lassen, d.h. die Grenze zwischen Soma und Psyche möglichst nah beim Patienten zu ziehen, aber immer noch ausserhalb von ihm. Für das Verständnis des psychischen Leids seines febrilen Patienten scheint er mir hingegen besser beraten, über das Thermometer hinweg zu schauen und die Seele des Patienten genauer unter die Lupe zu nehmen, d.h. die Grenze zwischen Soma und Psyche so tief wie möglich in den Patienten hinein zu projizieren. Und für den Betroffenen selber?

„Orte deine Schmerzen, um dein wahres Ich zu finden."

lautet ein passender mystischer Spruch (auch im Falle einer banalen Grippe).

Die Zweieinigkeit von Körper und Geist

Wir können das immerwährende Dilemma des psychophysikalischen Parallelismus noch anders umschreiben. Stellen Sie sich eine gewöhnliche Münze vor. Diese hat bekanntlich zwei verschieden geprägte Seiten: Kopf und Zahl. Es ist sogar so, dass dieses Gebilde ohne diese zwei gegensätzlichen Seiten gar nicht existieren würde: Es gibt keine Münze ohne zwei Seiten. Solch ein Ding nennt man eine Zweieinigkeit (engl.: „biunity" – siehe Schmid 1988). Eine Zweieinigkeit bedingt immer 3 Entitäten: Zwei Korrelate und den Verbindungsfaktor nach dem die Zweieinigkeit normalerweise benannt wird. Im Fall der Münze sind diese Korrelate die zwei entgegengesetzten Seiten und die Zweieinigkeit selber, den Verbindungsfaktor zwischen den beiden Seiten Kopf und Zahl, nennen wir „Münze".

Es ist klar, dass sich nichts an der Sache ändert, wenn wir die Grenze zwischen Kopf und Zahl von der Mitte des Querschnitts der Münze mehr in die eine oder mehr in die andere Richtung, d.h. mehr Richtung Kopf oder mehr Richtung Zahl, verschieben. Die Münze bleibt eine Münze, und keine Seite, weder Kopf noch Zahl, verschwindet. Genauso wollen wir nun das Leib-Seele- bzw. das Körper-Geist-Problem mit Hilfe des Begriffs Zweieinigkeit im Rahmen des psychophysikalischen Parallelismus gelöst verstehen. Stellen wir uns vor: Ohne Geist, keine lebende Seele; ohne Seele, kein lebender Körper; ohne Körper, kein lebender Geist. Hier haben wir stillschweigend die Annahme hereingebracht, dass es kein Leben ohne die drei: Körper, Geist und Seele gibt. Wenn wir diese Behauptung akzeptieren, kommen wir zum Schluss: Seele („Psyche") ist die Zweieinigkeit von Körper („Body") und Geist („Mind"); eine Lebensmedaille mit zwei epistemiologischen Seiten.

Im Bereich der künstlichen Intelligenz redet man sogar von der „verkörperten Intelligenz". Dieser Begriff soll zum Ausdruck bringen, dass die Intelligenz nicht allein ein Faktor des Geistes, sondern ein Produkt des Zusammenspiels zwischen Körper und Geist ist.

Der Begriff Zweieinigkeit von Körper und Geist ist nicht mit der Dualität von Leib und Seele zu verwechseln. Nach dieser Dualität, wie sie in der älteren Literatur oftmals vertreten wird, gehören Leib und Seele zu zwei verschiedenen Grundprinzipien des Seins, die sich feindlich gegenüberstehen oder sich ergänzen. (Im zweiten Fall redet man von einer Polarität.) Die Obduktion darf daher im Fall eines psychogenen Todes grundsätzlich keine erkennbare organische Ursache zeigen, weil die (lebenspendende) Seele des Verstorbenen seinen (per se toten) Körper schlicht und einfach verlassen hat. Nach der Zweieinigkeit stehen sich Leib und Seele gegenüber wie die zwei Seiten einer Medaille: Hier wird im Prinzip immer erwartet, dass auch für den psychogenen Tod ein organisches Korrelat vorliegt, und zwar sogar dann, wenn es mit den angewandten Methoden gerade nicht gefunden werden kann.

Andere Zweieinigkeiten sind Liebe mit den Korrelaten Liebender und Geliebte und Erkenntnis mit den Korrelaten Erkennender und Erkanntes. Am Schluss dieses Kapitels möchte ich es wagen, die Liebe auch als Zweieinigkeit von Leben und Tod zu verstehen.

Nun möchte ich die Begriffe „Körper", „Geist" und „Seele" aus noch einer anderen Perspektive anschauen: Unter „Körper" kann ich ein Ding der Umwelt verstehen. Unter „Geist" kann ich das übliche, persönliche „Bewusstsein von" verstehen, das diesseits des von Neumannschen Zauns, d.h. unseres physischen Leibes die Dinge als Inhalt nimmt und wo das subjektive Ich residiert und die Dinge kognitiv, z.B. semantisch, als Objekte auffasst. Unter „Seele" kann ich das kollektive „Bewusstsein an sich" verstehen, das noch weiter diesseits des von Neumannschen Zauns auch das Ich als Inhalt nimmt und wo der letzte innere Beobachter – das Selbst – residiert und die Dinge unbewusst, z.B. bildhaft, auffasst. Aus diesem Blickwinkel betrachtet, erhalte ich dann:

Bewusstsein an sich [Bewusstsein von | Dingwelt |].

Die vertikalen Striche |...| stellen den von Neumannschen Zaun dar, die eckigen Klammern [...], die Grenze zwischen dem Persönlichen Bewusstsein und dem Kollektiven Unbewussten: Alles innerhalb der Striche |...| ist dem Menschen persönlich und kognitiv als Objekt bewusst; alles innerhalb der Klammern [...] ist dem Menschen persönlich und kognitiv als Subjekt bewusst; alles ausserhalb der Klammern [...] ist dem Menschen kollektiv, d.h. im Einklang mit seiner Gattung unabhängig vom geographischen Ort und von der historischen Zeitepoche, und intuitiv als Subjekt bewusst. Ich könnte auch schreiben:

Wir [Ich | Du |].

Der klassische psychogene Tod „funktioniert", in dem die Grenzen des Bereichs, wo das Ich lebt, durch die Käfigsituation völlig unbeweglich und undurchlässig gemacht werden: Der Mensch ist ausweglos, hilflos und hoffnungslos emotional isoliert. Bei einem unter einer

Psychose leidenden Menschen sind die Grenzen |...| und [...] zu sehr verschiebbar und durchlässig: Ein klares Ich ist für ihn selbst in der Du-Begegnung und für die anderen auch in der Wir-Begegnung nicht mehr erkennbar. (Siehe das Zitat auf S. 193.)

Auf jeden Fall, egal ob wir das Körper-Geist-Problem im Bild der Zweieinigkeit oder im Bild des Bewusstseins oder in irgendeinem anderen erkenntnistheoretischen Bild auflösen wollen und unabhängig vom Ort, an dem wir die pragmatische, wenn auch künstliche Grenze zwischen Soma und Psyche plazieren (Schmid 1990), belegen alle psychogenen Todesphänomene den Einfluss unbewusster Elemente, Gedanken, Gefühle oder Bilder auf körperliche Prozesse. Da innere Bilder die Inhalte des Unbewussten verkörpern und die körperlichen Dinge der Aussenwelt vergeistigen und soweit diese Zweieinigkeiten, also die inneren Bilder zugleich der Stoff sind, aus dem die Träume geschaffen werden, erwarten wir im Sinne des Psychophysikalischen Parallelismus eine Korrelation zwischen unbewussten und körperlichen Prozessen, die in den Traumbildern zu erkennen ist. (Siehe den „Geist der einsamen Witwe", den Bangungut- und Pokkuri-Tod oben auf S. 112.) In der Tat ist z.B. eine unmittelbare Beziehung zwischen Träumen und Angina pectoris-Attacken bekannt:

> „BEI 4 PATIENTEN, die über regelmäßige Stenokardien im Zusammenhang mit schweren Träumen klagten, bestätigte eine kontinuierliche Registrierung von EEG- und EKG-Ableitungen während des Schlafes die subjektiven Angaben: fast alle (über 30) elektrokardiographisch registrierten stenokardischen Attacken der Patienten standen in unmittelbarem Zusammenhang mit entsprechenden Veränderungen im EEG, für die von den Patienten durchweg konfliktgeladene Träume gleichzeitig angegeben wurden. Einer der Patienten starb an einem Herzinfarkt, nachdem sein EEG wie sein EKG in der vorausgegangenen Nacht neunmal charakteristische Veränderungen gezeigt hatte."[87] (Nowlin 1966, S. 7)

Weitere Zusammenhänge zwischen Schlaf und kardialen Arrhythmien einerseits, und Änderungen in den Schlafstadien und plötzlichem Tod andererseits sind beschrieben (Lester et al. 1969, Rosenblatt et al. 1969). Es folgt ein Beispiel von historischem Interesse. Joseph HAYDN (getauft 1. 4. 1732, † 31. 3. 1809) habe in seinem Tagebuch am 25. April 1792 folgendes Ereignis niedergeschrieben:

> „AM 26. MÄRZ bei einem Konzert von Herrn Bartholemon (London) war ein englischer Pfarrer, der beim Anhören meines Andante in die tiefste Melancholie versank, weil er am vorherigen Abend von gerade solch einem Andante geträumt hatte, die seinen Tod vorhersagte. Er verliess umgehend die Gesellschaft, ging zu Bett und heute erfuhr ich von Herrn Bartholemon, dass dieser Pfarrer gestorben ist."[88] (Menninger 1948, S. 32)

Laut EKG-Schlaf-Studien sterben arrhythmische Patienten im Schlaf häufig kurz vor dem Erwachen: Frühzeitige ventrikuläre Kontraktionen (engl.: PVCs = premature ventricular contractions) sowie S-T- und T-Wellen-Änderungen im Elektrokardiogram (EKG) kommen am häufigsten während des REM-Schlafs vor. (Das englische Kürzel REM steht für „rapid eye movement" und bezeichnet die „schnellen Augenbewegungen" des Träumers, die nachweislich während des Träumens auftreten.) So verstanden ist die Traumwelt eine Zweieinigkeit von einer sichtbar-bewussten Aussenwelt und einer unsichtbar-unbewussten Innenwelt.

Umschriebenes Störsyndrom

Im Einklang mit früheren Erklärungen der musikogenen Epilepsie möchte ich auch im psychogenen Tod ein „umschriebenes Störsyndrom" sehen: „ein übergeordnetes Syndrom, welches sowohl die hirnlokalen wie auch die neurotischen (und nach M. Bleuler auch die meisten endokrinopathologischen) Grundsymptome psychischer Natur umfaßt (Bash und Bash-Liechti 1959, S. 220)". Die Vielfalt der psychogenen Todesfälle sehe ich als Beleg dafür. (Die Literatur über den plötzlichen Tod im Zusammenhang mit der Epilepsie ist kaum zu überblicken. Als repräsentative Berichte erwähne ich z.B. die Studien von Hauser et al. 1980, Jay und Leestma 1981, Laidlaw et al. 1988 und Leestma et al. 1989.)

Wie im letzten Abschnitt schon diskutiert, ist es äusserst schwierig bei den psychogenen Todes- und Krankheitsfällen abzustecken, wo das Organische eigentlich aufhören und das Psychologische beginnen soll. Aber gerade diese Schwierigkeit eröffnet und ermöglicht uns den Zugang zu einem therapeutischen Vordringen aus dem einen Bereich in den anderen, zu einer Verschiebung der psychosomatischen Grenzflächen und somit zu einem Überschreiten der Nahtstelle zwischen Soma und Psyche. Der hypothetische Grund dafür liegt meines Erachtens in der prinzipiellen Gestaltähnlichkeit beider Bereiche.

Ausgehend vom Gestaltprinzip des Isomorphismus von Seelischem und Körperlichem lassen sich beide Untersyndrome des „umschriebenen Störsyndroms", das somatische wie das psychologische, „als Auswirkungen gleichstrukturierter Störungen auf je verschiedenem Gebiet begreifen." Nach diesem Prinzip haben beide, das somatische und das psychische Symptom des „umschriebenen Störsyndroms", als Ausdruck „begrenzter chronischer Störungen ein grundsätzlich ähnliches Strukturverhältnis zum Ganzen und können demnach von diesem Ganzen her mit allen seinen Sinnbezügen auf gleiche Weise angesprochen werden. Besserung oder Heilung wirken sich innerhalb des nämlichen Bezugsrahmens aus und auf das Ganze zurück" (Bash und Bash-Liechti 1959, S. 220–221). Diesem Isomophismus unterliegt im Sinne einer Skaleninvarianz – siehe unten – das Kalkül der im letzten Abschnitt postulierten Zweieinigkeit vom Somatischen und Mentalen.

Die „Verschiebung der psychosomatischen Grenzflächen" kann – wie oben schon erwähnt – aus der Sicht der modernen Quantenphysik logisch nach dem von von NEUMANN im Rahmen seiner Abhandlung über den physikalischen Messprozess schon 1932 dargelegten Prinzip vom Psychophysikalischen Parallelismus nachvollzogen werden (von Neumann 1932). Das Gestaltprinzip des Isomorphismus von Geistigem und Körperlichem kann aus der Sicht der modernen Chaos-Theorie logisch nach dem Prinzip der Selbstähnlichkeit (auch „Skaleninvarianz" genannt) auftretender dissipativer (Energie verbrauchender) Strukturen innerhalb von nicht-linearen, dynamischen Entwicklungsprozessen komplexer sozio-psycho-biologischer Systeme verstanden werden (Schmid 1997a, 1997b). Darüberhinaus unterliegen möglicherweise auch die neuralen/endokrinen Komponenten des psychogenen Todes chaotischen Prozessen mit veränderten bzw. tödlichen Kontrollparametern, die die Werte der Vitalfunktionen, z.B. Blutdruck, Puls etc. steuern und ggf. den Tod herbeiführen können (Guevara et al. 1983).

Somit sind wir schon im Begriff, mindestens im Prinzip, das „umschriebene Störsyndrom" konsequent nach objektiven physikalischen Prinzipien theoretisch zu verstehen. Was fehlt, ist natürlich die notwendige und noch schwierigere Arbeit, diese Theorie in der Praxis anhand von Hypothesen empirisch zu überprüfen. Vielversprechend hierzu sind, wie ich meine, vor allem die mathematischen Algorithmen zur Zeitreihenanalyse empirischer Daten, insbesondere die Methoden aus dem Gebiet der nicht-linearen Dynamik. Dazu kommen neuere Kenntnisse über Quanten-Kommunikation und -Teleportation-Phänomene, die zukunftsträchtig einiges über KörperGeist-Korrelationen wie z.B. Ferndenken in lebenden Systemen (FDILS)[89] zu sagen haben (Schmid 1999; siehe S. 206–216). Doch werden die methodologischen Schwierigkeiten hier wie dort ohne Zweifel sehr beträchtlich bleiben und wahrscheinlich auch neue Entdeckungen – theoretische sowie empirische – auf sich warten lassen müssen.

Zum Abschluss dieses Abschnitts zitiere ich noch einen Artikel über Geistheiler in Afrika:

„Eine Krankheit, erklärte Professor Amani (Joseph Amani, Chefarzt des grössten psychiatrischen Hospitals der Region Bingerville, ein Vorort von Abidjan, Elfenbeinküste, Westafrika, das 1962 mit 250 Betten und einem Team gut ausgebildeter Psychiater und engagiertem Pflegepersonal eröffnet wurde, A.d.V.) sei für seine Landsleute nur ein Signal, wie die rote Alarmlampe im Auto, wenn etwas im Motor nicht mehr funktioniere. Der Psychiater werde beigezogen, wenn überhaupt, um mit seiner modernen Medizin die Situation zu beruhigen, das Lämpchen abzustellen. Für die Geschichte dahinter, für die Ursache des Defekts und dessen Behebung würden jedoch die wahren Fachleute konsultiert. Er, der Psychiater, sei lediglich eine Hilfskraft in Notfällen.

Wenn die Medikamente für die Nacht verteilt worden sind und Professor Joseph Amani und seine Kollegen bei ihren Familien zu Hause sitzen, kommt in der Klinik die zweite, gleichsam inoffizielle Equipe zum Einsatz. Nicht weisse Kittel trägt dieses Personal, sondern Lederkutten voll Hühnerblut mit aufgenähten Kaurimuscheln und Armreifen und Amulette gegen unsichtbare Feinde. Die Féticheure, hergebracht von den Familien der Insassen, gehen auf Visite, und sie verwandeln die Patientenzimmer der fortschrittlichsten Psychiatrie Westafrikas in Voudou-Kabinette, wo die ältesten Geschichten der Menschheit erzählt und den Dämonen das Handwerk gelegt wird. Wie alle in der Klinik weiss auch Professor Amani um die Zweitbehandlung nach Feierabend. Und ebenso weiss er, dass sie mitunter zu Problemen führt: wenn sich der Kräutersud à la Coulibaly (ein gepriesener Féticheur und Heiler in Abengourou, einer Stadt im Regenwald der westafrikanischen Elfenbeinküste, A.d.V.) nicht mit der Chemopille von Novartis verträgt und der Patient die Augen zu verdrehen beginnt. Aber er könne, sagte der Chefarzt, die nächtlichen Aktivitäten nicht unterbinden. Und er wolle es nicht. Es handle sich eben um verschiedene Weltbilder, und er stehe dazwischen und urteile nicht. Die Wahrheit, lachte er, verberge sich hinter vielen Namen." (Sorg 1999, S. 45)

Beziehung als „Nahrung"?

> „DAS GEFÜHL, ES explodiert einem der Kopf (das Gefühl, die Schädeldecke müsste eigentlich zerreissen, abplatzen) – das Gefühl, es würde einem das Rückenmark ins Gehirn gepresst – (...) das Gefühl, man stünde ununterbrochen, unmerklich, unter Strom, man würde ferngesteuert – (...) das Gefühl, innerlich auszubrennen (...) Rasende Aggressivität, für die es kein Ventil gibt. Das ist das Schlimmste. Klares Bewusstsein, dass man keine Überlebenschancen hat; völliges Scheitern." (Ulrike Meinhof aus dem Todestrakt des Gefängnisses Köln-Ossendorf)

Jeder Gefängniswart weiss, dass der tiefere Sinn der Einzelhaftbedingungen in der Folter durch Entzug liegt: Entzogen wird nicht die physische Fähigkeit zu sprechen, zu hören, zu sehen – es werden nicht die Zunge abgeschnitten, das Ohr verstümmelt, die Augen ausgestochen. Entzogen wird die Möglichkeit zur Kommunikation, die den Organen Zunge, Ohr und Auge erst Nahrung gibt. Die Organe werden nutz- und funktionslos, ausgehungert und das Gehirn hungert mit. Darin besteht der Grund, dass diese Form von Folter so unvorstellbar ist für den, der ihr nicht ausgesetzt ist. Dies und nichts Minderes ist die Tortur: Die Marter des Herzens.

Die Idee „Beziehung als Nahrung" ist vereinzelt in der psychotherapeutischen Literatur zu finden, insbesondere im Zusammenhang mit dem plötzlichen, unerwarteten Tod von Säuglingen und Kleinkindern bei Deprivation (Bilek 1997). Bezogen auf die grundlegende Rolle, die soziale Faktoren offensichtlich beim psychogenen Tod spielen, ist es interessant dieses Kapitel mit einem kurzen Exkurs zu dieser Thematik abzuschliessen.

Eigentlich muss man nicht eine aktuelle oder aktive Beziehung als „Nahrung" haben, man muss nur fest genug daran glauben oder gar überzeugt sein, eine Beziehung zu den Mitmenschen oder zu Gott zu haben, d.h. als Nahrung die nährende Vorstellung von einer Beziehung haben. Ein politischer Gefangener z.B., der immer noch einen Ausweg und eine Hilfe spürt und sich jahrelang in Einzelhaft mit der Hoffnung am Leben erhält, seine Geliebte eines Tages wieder zu sehen, lebt weiter, solange er nicht weiss, dass sie schon längst gestorben ist. Falls er irgendwann während seiner Gefangenschaft erfahren sollte, dass sie tot ist, wäre die Wahrscheinlichkeit gross, dass diese Information bei ihm einen psychogenen Tod auslöst: *Information kann töten!* Es ist klar, dass die Wahrhaftigkeit der Idee „Beziehung als Nahrung" die Realität eines engen Zusammenhangs zwischen Liebe, Leben und Tod voraussetzt. Diesen Zusammenhang möchte ich sozusagen durch die Hintertür beweisen, indem ich an einem Beispiel aus der Biologie eine enge Verknüpfung zwischen Unsterblichkeit und Liebe-Losigkeit zeige.

Vom Standpunkt des täglichen Lebens scheint es natürlich, dass jedes Lebewesen eine begrenzte Lebenszeit haben muss. Deswegen ist es so sehr überraschend von den Biologen zu lernen, dass winzige Einzeller wie die Amöben, die man nur unter dem Mikroskop sieht, eigentlich ewig leben können: Sie müssen nie sterben, wenn sie nicht irgendwie mit Gewalt getötet werden: z.B. mechanisch durch eine Zerquetschung; chemisch durch Austrocknung, Erhitzung oder Vergiftung oder biologisch durch Verhungern oder einen tödlichen fremden Eindringling, wie z.B. ein Virus oder ein Bakterium. Biologen wissen, dass diese Einzeller keine Sexualität bzw. kein Geschlecht haben: Es gibt keine männlichen oder weiblichen Amöben, sodass sie sich nur durch die Zellteilung reproduzieren können. Dies geschieht, indem jede einzelne Amöbe sich selbst entzweit.

Nun gibt es etwas Erstaunliches: Trotz sorgfältiger Beobachtungen über unzählige Generationen hinweg gibt es keine Zeichen dafür, dass die Ursprungszelle älter geworden ist. Jede Hälfte ist an sich unsterblich: alterslos weil geburtslos, nur ein infinitesimaler Bruchteil irgendeines Ursprungs einer unbestimmbaren Vergangenheit. Jede Hälfte ist mit ihrer Partnerin identisch, sodass keine eine eigene Identität hat. Beim Einzeller bedeutet schon die allererste Spaltung die Entwerdung des ursprünglichen, mutmasslichen Individuums. Beide namenlosen Hälften sind somit verdammt, ewig gesichtslos ihre eigenen geschlechtslosen Wege alleine weiter zu gehen. In diesem Sinne scheint die Unsterblichkeit dem Gesichts- und Geschlechtslosen vorbehalten zu sein.

Wie könnte eine gesichtslose, geschlechtslose, unsterbliche Kreatur etwas wie Liebe erleben? Damit es für uns Menschen überhaupt einen Sinn macht, den anthropologischen Begriff „Liebe" in die Erlebniswelt eines anderen Lebewesens hineinzuprojizieren, muss es so etwas wie einen Liebenden und auch so etwas wie eine Geliebte geben, d.h. eine nachvollziehbare Entsprechung zu dem, was wir Menschen ein Liebespaar nennen mit der Gegenüberstellung von klar abgegrenzter Sexualität und Identität.

Aus dieser biologischen Perspektive schliesse ich, dass die Organismen einer Gattung, die sich geschlechtlich reproduzieren kann, uneinheitlich und sterblich sein müssen, d.h. sie haben eine begrenzte Lebenszeit und widmen das individuelle Leben unvermeidlich, unwiderruflich, unerbittlich und grenzenlos dem (naturgegebenen) Tod. Also, erst wenn die Lebewesen einer Gattung sich paaren müssen, um sich fortpflanzen zu können, sind sie im Besitz der notwendigen und elementaren Basis für Identität und für Liebe. Diese Überlegungen führen mich nun zu einem merkwürdigen Schluss: Tod ist ein Privileg der Liebe zwischen Gesicht und Geschlecht besitzenden Individuen.

Aber tot bleibt tot, und genauso wie wir, die Lebenden, nach dem Tod unserer Geliebten ihre liebenden Verehrer bleiben, so bleiben wir, die Lebenden, in unserer Liebe zu den Toten auch ihre sterbenden Verehrer. Und die Liebe ist der Verbindungsfaktor, die Zweieinigkeit, zwischen Leben und Tod. Dies scheint die Bestimmung unserer menschlichen Polarität zu sein.

Naturphilosophische Überlegungen

Meine Aufgabe lag bis jetzt hauptsächlich darin, eine Fülle von Beispielen aus den verschiedensten wissenschaftlichen Publikationen unter einen Hut zu bringen und nach dramaturgischen Gesichtspunkten zu klassifizieren. Mein objektives Ziel ist es gewesen, aus einer verwirrenden Vielfalt von Tatsachen ein einheitliches, strukturiertes Verständnis des psychogenen Todes zu erlangen. Der Weg zum Ziel wurde in erster Linie von dieser einen Frage geleitet:

> „Welchen Einfluss kann die eigene Vorstellungskraft auf den Augenblick des Todes haben?"

Wie schon in der Einführung angekündigt, hat uns die Wanderung durch wilde, biblische, zivilisierte und klinische Landschaften geführt. Dieser Weg wurde mit festen Randsteinen markiert, die aus einer Fülle von empirischen Feststellungen zementiert wurden. Und trotzdem sind wir unterwegs auf unvermeidbare, besonders schwierige, weil schlecht einschätzbare Fragen gestossen, wie z.B.

> „Wo, wenn überhaupt irgendwo, ist die Grenze zwischen Geist und Körper?"

für die ich hoffentlich ein paar Denkanstösse gegeben habe.

In diesem Kapitel möchte ich mir nun eine „poetische Freiheit" in der Verfolgung eines weiteren, eher subjektiven Ziels erlauben und die folgende Frage erforschen:

> „Wie wurde es im Verlauf der Evolution zur Natur des Menschen, dass er allein durch seine Vorstellungskraft unter dem Einfluss von
>
> – bestimmten mächtigen Personen (Voodoo),
> – unantastbaren Verboten gegenüber gewissen Objekten, Orten oder Zeiten (Tabu),
> – ausweg-, hilf- und hoffnungslosen Situationen der emotionellen Isolation (Heimweh) und
> – im Körperinnern unbewussten Aktivitäten (Besessenheit),
>
> mit denen er sein ureigenes Lebensprinzip in seelischer Hinsicht untrennbar verknüpft, sterben kann?"

Von der Beziehung als Nahrung möchte ich die Brücke zum Thema Evolutionstheorie mit einem kurzen Überblick über die mythopoetische Todesfigur sowie mit einigen Überlegungen zu einer transzendenten versus einer emergenten – siehe das übernächste Unterkapitel, S. 189 – Erklärung des psychogenen Todes spannen.

Mythopoetische Todesfigur

Laut griechischer Mythologie herrscht der Gott *Hades* über die Schatten der Toten im ewigen Dunkel der Unterwelt, wo er zusammen mit seiner Gemahlin *Persephone* weilt. *Hades* ist der älteste Sohn der Titanen *Kronos* und *Rhea* und der Bruder von *Poseidon* und *Zeus*, mit denen er nach dem Sturz des Vaters die Weltherrschaft teilt: *Zeus* erhält Himmel und Erde, *Poseidon* das Meer und *Hades* die Unterwelt.

Von besonderem Interesse ist hier für uns die literarische Figur *Charons*, des alten und struppigen Fährmanns, der die Toten in seinem lecken Boot über den Grenzfluss der Unterwelt fährt. Dieser Grenzfluss – der sogenannte *Acheron* oder *Styx* – trennt das Diesseits vom Jenseits und ist ein mythopoetisches Bild für das metaphorische Bild einer beweglichen Grenze, das wir oben im Zusammenhang mit „von NEUMANNS Zaun" betrachtet haben. Der schwarze Priester *Thanatos*, Sohn der Nacht, bringt die Toten zusammen mit seinem Zwillingsbruder *Hypnos*, dem Schlaf, in den chthonischen Bereich der Schatten. *Thanatos* wird oft als Geist oder als geflügelter und nackter Jüngling porträtiert, der eine gesenkte, noch rauchende, aber schon gelöschte Fackel in seiner Hand trägt. Diese mythopoetische Darstellung erinnert an die Gestalt eines Engels. In der Tat stellen die verschiedensten religiösen und mystischen Auffassungen den Tod häufig als Engel, der Todesengel dar.

Im Alten Testament bringt seit dem Sündenfall Adams und nach dem Befehl Gottes der Würgengel den Menschen den Tod: „So wird er den Würgengel nicht in eure Häuser kommen lassen." (2. Mos. 12,23); „Er sprach zu dem Engel, der unter dem Volke würgte: Genug!" (2. Sam. 24,16); „...wobei der Engel im ganz Gebiete Israels würgt. ... Dann sandte Gott einen Engel, zu würgen." (1. Chr. 21,12 bzw. 15); „Sein Leben (naht) dem Todesengel." (Hiob 33,22); „... der Zorn Gottes würgte unter ihren Grossen." (Ps. 78,31). Als „Bote des Todes" verkündet der Todesengel den bevorstehenden Tod oder Unheil für ein Individuum, eine Familie oder einen Ort (vgl. Bächtold-Stäubli und Hoffmann-Krayer 1987, Bd. 2, S. 834–835) und vollbringt ihn zugleich in der Gestalt des Würgengels. In Europa kam der Engel der Pest als Pestjungfrau, eine hohe in Linnen gehüllte Gestalt, die sich auf den Schultern eines Russen durch das ganze Land tragen liess. Bei den Persern kam der Engel des Scharlachfiebers namens *Al* in Gestalt einer errötenden Jungfrau mit Flammenhaar und rosenroten Wangen.

Interessant ist die Erklärung des plötzlichen Kindestodes – siehe SIDS oben – im Rahmen der volkstümlichen Engelologie (Engelslehre). Hier wird kein Bezug auf den obengenannten Würgengel gemacht (vgl. Bächtold-Stäubli und Hoffmann-Krayer 1987, Bd. 2, S. 830–831): Die Kinderseele stamme aus der Nähe Gottes im Himmel und sei entweder selber ein Engel oder bringe sich zumindest einen Engel aus der Gotteswelt mit. Somit bedeutet das plötzliche, unerwartete Ableben des Säuglings, dass sein Engel direkt in den Himmel geflogen sei und also mehr Freude als Jammer ins Trauerhaus bringen solle, da das Kind, wie man in Böhmen und Bosnien sagt, „zu den Engeln gegangen ist". Es gilt sogar als Sünde gegen Gott, ein frühverstorbenes Kind zu beweinen und man hütet sich davor, den Tod des Neugeborenen dadurch heraufzubeschwören, dass man es zu Lebzeiten einen Engel nennt. Erst beim Anblick eines frühgestorbenen Kindes pflegt man zu sagen: „Das ist ein schönes Engelein" und zu den Eltern: „Jetzt habt ihr ein schönes Engelein im Himmel" und die Kindesleiche soll wie ein Engel behandelt werden, der schon früh auf den Engelgottesacker zurückkehren durfte. Diese Anschauung besteht als ein sehr verbreiteter indogermanischer Glaube, der schon vor dem Christentum in den Volksglauben eingedrungen ist. Hier zitiere ich eine typische Volkssage, die auch in vielen Parallelsagen zu finden ist:

> „Eine Mutter wollte ihre Tochter vor dem Schicksalsspruch, sie müsse im 16. Lebensjahre sterben, behüten. Gleichwohl starb die Tochter an einer Krankheit. Die Mutter kannte nach dem Begräbnis keine andere Sehnsucht, als ihre Tochter noch einmal irgendwo zu sehen und eröffnete einem Bettler, der bei ihr ein Nachtlager begehrte, er werde doch keine Ruhe finden, da sie die ganze Nacht hindurch jammere, weil sie ihre Tochter noch einmal sehen wolle. Der Bettler, der hl. Petrus, sagte ihr das zu und verzichtete auf die dafür gebotenen 100 Gulden. Seiner Weisung gemäß ging die Frau am Allerseelentage in die Kirche und sah dort in einem feierlichen Zuge weißgekleideter Seelen, die alle frohe Gesänge sangen, ihre Tochter als einzige ganz naß und bitterlich weinend. Diese rief der Mutter zu: ‚Alle übrigen Seelen sind freudig gestimmt und schön gekleidet, während ich von Euren Tränen ganz naß bin.'" (Bächtold-Stäubli und Hoffmann-Krayer 1987, S. 831)

Der eigentliche, dem Menschen unbekannt gebliebene Grund, warum die Kindesseele bzw. ihr Engel frühzeitig zurückkehren muss, wird ehrfürchtig als Gotteswille akzeptiert.

Nach dem jüdisch-mystischen Buch *Qabalah* (auch Kabbala geschrieben) wird zwischen zwei Todesursachen differenziert (Papus 1983, S. 165): „Tod von oben oder von innen nach aussen" und „Tod von unten oder von aussen nach innen". Die erste Todesart scheint mir dem psychogenen Tod zu entsprechen; die zweite dem Tod infolge einer Krankheit oder Verletzung. Bei der ersten Todesart entspringt der Tod der allmählichen Schwächung oder dem plötzlichen Aufhören des sonst fortdauernden Einflusses der Gottheit auf *Neschama* (= Psyche) und *Ruach* (= Geist, Seele, Sitz der Willenskraft und die eigentliche Persönlichkeit des Individuums) woraufhin *Nephesch* (= das Lebensprinzip des Körpers) die Kraft verliert, mit der sie den Körper am Leben hält.

Laut dem *Totenbuch des Islam* erschuf *Allah-ta'ala* (= „Allah, der Erhabene") den Tod und gab dem Todesengel *Izra'il* Macht über ihn (al-Qadi 1977, Kapiteln 4–7). Somit wird der Tod eines Menschen auf Befehl *Allah-ta'alas* durch einen Besuch von *Izra'il* herbeigerufen, der der *Nafs* (= die Ich-Gestalt, Begierden-Ich) des Sterbenden entspricht und der die *Ruh* (= Geist, Seele) des Gläubigen wegnimmt.

Ungefähr seit der Spätantike finden wir durch das Mittelalter hindurch bis in die Gegenwart hinein den Tod immer wieder als eine Art Memento mori in der Gestalt einer Person dargestellt; zum Beispiel als Sensenmann – ein Skelett mit einer Sense oder Sanduhr in der Hand – oder als furchtbarer, hässlicher Greis oder als schrecklicher Reiter oder Tanzpartner:

> „DER KOCH DES Graf von Eberstein sah sich (1518) mitten in einem Gedränge von tanzenden Toten und starb bald darauf." (Bächtold-Stäubli und Hoffmann-Krayer 1987, Bd. 8, S. 1099)

Seine Gestalt in den sagenhaften Berichten ist fast so vielfältig wie das Leben selbst. Er tritt als gewöhnlicher Mensch, z.B. Reisebegleiter, Jäger oder Spielmann auf, aber auch als kleiner, oft buckliger Mann, manchmal sogar als eine Taube oder geblümte rote Maus (Bächtold-Stäubli und Hoffmann-Krayer 1987, Bd. 8, S. 975–978). Manchmal trägt er den Namen *Alahirzi*. In den slawischen und romanischen Ländern, wo der Tod in der Landessprache ein Femininum ist, wird ihm eine weibliche Gestalt gegeben, z.B. als weisse Frau mit grünen Augen oder als grosses, hässliches Weib. Der Tod und die Tödin können auch als Paar auftreten, was gewöhnlich auf ein grosses Sterben hindeutet.

Hier denke ich an den Holzschnitt von RETHEL, der den Tod als makabre Tanzpartnerin darstellt, an KLINGERS Radierungen „Vom Tode", sowie an die Arbeiten von BÖCKLIN, ENSOR, HOLBEIN, KUBIN, MASEREEL, MUNCH und anderen (Schuster 1992). Der Tod und das Mädchen ist ein besonders weit verbreitetes Motiv, z.B. bei Hans BALDUNG, Jürgen BRODWOLF, Salvador DALI, Horst JANSSEN, Niklaus MANUEL und Edvard MUNCH. Besonders erwähnenswert sind: Hans BALDUNGS „Der Tod und das Mädchen" und „Der Tod und der Jüngling"; Albrecht DÜRERS Stich „Ritter, Tod und Teufel" und seine

Holzkohle-Zeichen „König Tod zu Pferde"; GRAFS „Der Tod und der Landsknecht"; T. P. BRUEGELS „Triumph des Todes".

Nach dem Volksglauben sind solche Figuren Geister, und die Begegnung mit solch einem Geist führt, z.B. im germanischen Aberglauben durch ein Gespräch mit dem *Bilmesschnitter* oder einen Blick auf den *Nachtjäger*, unweigerlich und in kürzester Zeit zum Tod (vgl. z.B. Bächtold-Stäubli und Hoffmann-Krayer 1987, Bd. 8, S. 971, 975–978). In diesen und anderen religiösen, poetischen und künstlerischen Bildern haben wir es mit mythopoetischen Figuren des Todes zu tun, die wie übernatürliche Agenten zur Todesstunde die Lebenden von der diesseitgen Welt mit sich wegziehen (vgl. Ammann et al. 1994, Ariès 1984, Wien 1993).

Auch in der Belletristik findet man den psychogenen Tod (siehe Beispiele in Gedichten und Legenden oben; vgl. Ariès 1980). In der griechischen Mythologie haben wir z.B. den Mythos der drei *Gorgonen*: *Stheno*, *Euryale* und *Medusa*: Der Anblick einer Gorgo wirkt versteinernd, sogar auf Tier und Pflanze! Da Literaten aus den verschiedensten Ländern und zu den verschiedensten Epochen offenbar kein Problem gehabt haben bzw. haben, den psychogenen Tod in ihren Werken walten zu lassen, scheint das Phänomen etwas Archetypisches und Wahres an sich zu haben. Für die Neuzeit denke ich an Arthur SCHNITZLERS (15. 5. 1862 – 21. 10. 1931) 1909 erschienene Erzählung *Das Tagebuch der Redegonda*: Die schöne Frau eines Kavallerie-Hauptmanns stirbt gerade in dem Augenblick, als dieser überraschend in ihr Zimmer tritt. Das alles geschieht, als sie in ihr Tagebuch schreibt, dass sie ihn jetzt für immer verlassen werde; ihr Liebster wartet. Dieser fatale psychologische Rückzug in den Tod stellt nichts anderes dar als ein dramatisches und tragisches Bild eines normalen Bestandteils jeder menschlichen Persönlichkeit, denn: Solche literarisch psychogen sterbenden Figuren lassen in unserer Seele ein emotional bewegendes Echo anklingen. Sofern es uns gelingt, diese Gestalten der Dichtung psychologisch-empathisch nachzuempfinden, erweitert sich auch unser Verständnis für die in jedem von uns vorhandenen, tödlichen psychogenen Charakterzüge.

Ob im Bild oder Wort ist der Tod, wie die wahre Liebe, voller Ungewissheiten, Fragen, Fehler und Bedauern, und beide haben einiges gemeinsam: Sie sind unvermeidlich, unwiderruflich, unerbittlich, zeitlos und grenzenlos.

Transzendente versus emergente Erklärung des psychogenen Todes

Die mythopoetische Auffassung des Todes zeigt ihn als ein von Aussen bzw. vom Jenseits her kommendes Agens. In der Tat trifft der Tod normalerweise mit Hilfe irgendeines „Trägers" aus der Umwelt wie z.B. einer Krankheit, einem Gift, einer Verletzung usw. ein. Falls dieser Träger wie beim psychogenen Tod unbekannt bleibt, drängt sich die Frage auf: „Was hat den Tod eigentlich verursacht?" Die Naturvölker und der Volksaberglaube wissen immer eine Antwort auf diese Frage zu geben, z.B. wurde der Tod durch irgendeine magische Kraft herbeigerufen, die von einer bösen Hexe, von einem feindlichen Magier oder von einem verzauberten Objekt stammt, oder die von einem erzürnten Gott heraufbeschworen wurde. Niemand aber kann bis anhin definitiv beweisen, ob beim psychogenen Tod solch eine übernatürliche magische Kraft (aus einer übernatürlichen Welt) am Wirken ist oder nicht.

In Abhängigkeit vom Weltbild gibt es zwei gegensätzliche Erklärungsmodelle für den psychogenen Tod: Das eine beruht auf metaphysischen, das andere auf physischen Kräften.

Wenn der tödliche Einfluss mit Hilfe von Zauberkraft, Dämonen usw. von Aussen bzw. vom Jenseits stammen soll, rede ich von einer *transzendenten Erklärung* des psychogenen Todes. Diese Erklärung braucht eine zusätzliche Hypothese, nämlich die einer übergeordneten Realität, die aus einer anderen metaphysischen Dimension jenseits unserer Welt tödlich auf uns einwirken kann. Diese Annahme ist wohl hinreichend aber keineswegs notwendig, um den psychogenen Tod begreiflich zu machen.

Wenn der tödliche Einfluss von inneren Informationen, also aus der körperlichen und psychischen Existenz eines Menschen herrühren soll, rede ich von einer *emergenten Erklärung* des psychogenen Todes. Für diese Erklärung ist keine Spekulation über irgendeine andere ausserhalb der uns wohl bekannten Realität existierende Welt oder Dimension erforderlich. Die Naturwissenschaft zieht es nach dem Prinzip der Hypothesen-Sparsamkeit üblicherweise vor, kein zusätzliches Agens in Betracht zu ziehen, falls dies nicht absolut notwendig ist. *Naturwissenschaftlich gesehen entspringt der psychogene Tod der jeweiligen persönlichen Vorstellungskraft.* Die Entstehung des Todesprozesses wird psychologisch im Sinne der bewussten und unbewussten Informationsverarbeitung im menschlichen Geist-Gehirn verstanden, und energetisch im Sinne der Auslösung und

Steuerung von todbringenden, physiologischen Prozessen. (Im folgenden benutze ich die Bezeichnung Geist-Gehirn als Pendent zum Konzept des englischen Mind-Brain. Hierbei entspricht das englische Wort Brain wohl dem deutschen Wort Hirn bzw. Gehirn; hinter dem englischen Wort Mind versteckt sich ein Konzept – im deutschen etwas mehr mit dem Begriff Geist als mit Seele erfasst – weshalb ich hier das Wort Geist bevorzuge.)

Die emergente Erklärung des psychogenen Todes versteht unter dem Einfluss von innen einen psychoenergetischen: Psychologisch ausgelöst durch die bewusste Wahrnehmung der Umwelt läuft der Todesprozess energetisch im eigenen Unbewussten ab. Hier treffen sich der Totmacher, der Getötete und das Sterbenmüssen in ein und derselben Person und zwar auch dann, wenn das Sterbenmüssen de facto von einer Drittperson oder einem Agens befohlen bzw. suggeriert wird, wie dies z.B. beim Voodoo-Tod bzw. beim Tabu-Tod der Fall ist. Der Vergleich mit dem Suizid liegt hier nahe: Sind nicht das Töten, das Getötetwerden und das Sterbenwollen auch die drei Teilkomponenten eines jeden Suizids (Menninger 1978)? Im Gegensatz zum psychogenen Tod wird jedoch beim Suizid der biologische Todesprozess primär nicht psychoenergetisch sondern physiologisch mit Hilfe eines Gifts oder einer selbstzugefügten Verletzung ausgelöst.

Diese emergente Erklärung des psychogenen Todes schliesst jegliches energetische Signal im Sinne einer todbringenden Kraft, Energie oder eines sonstigen, interaktiven oder morphologischen Feldes aus der Umwelt als Todesursache aus. Auch die in seriösen parapsychologischen Kreisen gepflegte Annahme irgendeines „unmittelbaren Einflusses auf lebende Systeme“ (engl.: „direct mental influence of living systems“) wird hier nicht als notwendig angesehen (vgl. Braud und Schlitz 1991; siehe unten). Unsere Haltung räumt eine andere, verwandte Möglichkeit im Rahmen der physikalischen Theorie der Quanten-Teleportation (Bouwmeester et al. 1997) ein: Ein zwischen zwei Menschen (oder einem Menschen und seiner Bezugsgruppe o.Ä.) bestehender Glaube bzw. Überzeugung kann im Sinne eines fortwährenden Austauschs von Quanten-Information verstanden werden. Quanten-Information, die ich auch „schwache“ Information nennen möchte, wird in der Einheit qbit gemessen. Sie bedeutet aber kein Signal im Sinne eines Energieaustauschs oder im Sinne der Mitteilung einer bewussten Absicht. Solch ein Signal bzw. eine Mitteilung möchte ich als „starke“ Information bezeichnen, die üblicherweise in der Einheit bit gemessen wird. Die durch solch einen Quanten-Austausch miteinander in Verbindung stehenden Systeme werden in der Physik als verschränkt (engl.: „entangled“) bezeichnet. Über

Quanten-Teleportation, bits und qbits werde ich unten noch mehr sagen (S. 206–217).

Im Falle des psychogenen Todes handelt es sich bei diesen quantenverknüpften Systemen um Geist-Gehirne. Beim psychogenen Tod hat man einen Vorgang, der sich auf drei verschiedenen Kommunikationsebenen gleichzeitig abspielt:

(1) Die Ebene eines Austausches von Quanten-Information zwischen dem Geist-Gehirn des Betroffenen und seiner sozialen Umwelt (Glaube).
(2) Die Ebene eines Austausches von harter Information zwischen dem Geist-Gehirn des Betroffenen und seiner sozialen Umwelt (Signal).
(3) Die Ebene eines psychophysiologischen Energieaustausches innerhalb des Geist-Gehirns des Betroffenen (Konstellation des Todesarchetypen).

Wenn ein solches Geist-Gehirn-System einen Zauberer und seine Sippe umfasst und das zweite, mit dem ersten verknüpfte System das Geist-Gehirn eines Mitglieds der zugehörigen Sippe, das an seine Zauberkraft glaubt, könnte

(1) dieser bestehende Glaube, d.h. der fortwährende Quanten-Informationsaustausch zwischen Opfer und Zauberer-Sippe, den emergenten Verlauf eines psychogenen Todes begünstigen, nachdem er im Betroffenen
(2) durch eine normale Mitteilung (z.B. „Sie müssen sterben!")
(3) energetisch-physiologisch

emergent in Gang gesetzt wurde.

Anders ausgedrückt: Was wir anthropologisch als „echten Glauben" bezeichnen, ist meines Erachtens und psychologisch-physikalisch gesprochen ein gefühlsbetontes Gedankengebäude, immerfort untermauert durch einen Quanten-Informationsaustausch: Ein Austausch zwischen Zauberer und Opfer, Sippe und Tabubrecher, Heimat und Heimwehleidendem oder Umwelt und Schizophrenem (siehe unten).

Bis heute ist dieses Modell noch spekulativ, obwohl der physikalische Nachweis von Quanten-Teleportation-Phänomenen in atomaren und subatomaren physikalischen Systemen längst bewiesen ist (Bennett et al. 1993, Bennett 1995, Bouwmeester et al. 1997, Buchanan 1998, Tittel et al. 1998). Eine umfassende Erklärung dieses Modells würde den Rahmen der vorliegenden Arbeit sprengen. (Siehe [Schmid 1999] für eine ausführliche Diskussion von übersinnlicher Wahrnehmung als Quanten-Teleportation-Phänomen.)

Auf jeden Fall zeigt die erwartungsvolle Aufmerksamkeit des Unbewussten auf den eigenen Tod, wie diese aus den zahlreichen obendiskutierten Phänomenen des psychogenen Todes bekannt ist, ein Zusammenspiel zwischen einer psychologischen und einer physiologischen Energetik. In seiner Arbeit „Über die Energetik der Seele" hat C. G. JUNG geschrieben:

„... Obschon es uns bis jetzt nicht gelungen ist, den psychischen Energieprozess in den physischen Prozess einzuschliessen, ist es auch den Gegnern einer solchen Möglichkeit nicht gelungen, den psychischen Prozess vom physischen mit Sicherheit abzutrennen." (Jung 1982, „Über die Energetik der Seele", Par. 33. Vgl. auch „Seele und Tod", Par. 812: „... jede Trennung arbiträr und konventionell ist...")

Mir persönlich scheint der psychogene Tod auf eine Gleichsetzung von lokalen psychischen und physischen energetischen Prozessen hinzuweisen.

Darwinistische Perspektive

„Aber auf kaum einem anderen Gebiete hat sich unser Denken und Fühlen seit den Urzeiten so wenig verändert, ist das Alte unter dünner Decke so gut erhalten geblieben, wie in unserer Beziehung zum Tode." (Freud 1919, S. 255)

In diesem Unterkapitel gehe ich der Frage nach: „Was sollte die menschliche Evolution im Sinn haben, das die Fähigkeit des Menschen, sein Leben allein durch die Vorstellungskraft zu beenden, von Generation zu Generation begünstigen würde?" Oder einfacher:

„Welchen Vorteil könnte der psychogene Tod für das Überleben und für die erfolgreiche Fortpflanzung des Homo sapiens haben?"

Es erhebt sich die Frage nach dem biologischen Hintergrund, dem evolutionären „Sinn" des psychogenen Todes. Ist hier das Walten eines allgemeinen evolutionären Gesetzes am Werk, das aus Gründen der Selektion die Selbstelimination des Abtrünnigen fordert?

Der Mensch als ein Zusammenspiel zwischen soziologischen, psychologischen und biologischen Wesenseinheiten hat sich erst über Millionen von Jahren entwickeln können. Um Antworten auf die obigen und ähnliche Fragen zu finden, lassen wir uns in einen früheren Zeitraum zurückversetzen, als das Potential zum psychogenen Tod seine Entwicklung vermutlich erst mehr oder weniger vollendet hatte. Was für ein Mensch lebte damals und in welchen Situationen und unter welchen Umständen pflanzte er sich fort?

Ab wann wir frühestens von den ersten Menschen reden dürfen, ist immer noch umstritten. Es darf wohl angenommen werden, dass die Spezies, die wir heute als Mensch bezeichnen, am Anfang Jäger–Sammler war. Gehen wir nun nur 10.000 Jahre zurück, als der Mensch mit grosser Sicherheit immer noch Jäger-Sammler war. Seither sind kaum 400 Generationen vergangen (1 Generation = ca. 25 Jahre), und wir erkennen aus der Perspektive seiner biologischen Evolution, dass der moderne Mensch dieselbe neurophysio- und neuropsychologische Konstitution wie seine Urahnen hat. Aber in ungefähr 400 Generationen hätte sich solch ein kompliziertes soziopsychobiologisches Phänomen wie der psychogene Tod kaum entwikkeln können. Es ist also wahrscheinlich, dass der psychogene Tod unter den Bedingungen des Jäger-Sammlers längst entstanden war und dass er sich in der Zeit zwischen seiner Entwicklung und heute kaum geändert hat. Dieser Schluss lässt es als gerechtfertigt erscheinen, die darwinistischen Vorteile des psychogenen Todes für die Situationen und Umstände unserer Jäger-Sammler-Urahnen zu überdenken.

Diese Urahnen lebten in kleineren Gruppen zusammen und mussten ihre Existenz umzingelt von einer gefährlichen Umgebung ständig erkämpfen. Sie waren in erster Linie damit beschäftigt, sich auf der Suche nach Nahrung durch die Landschaft zu bewegen, in kleineren Sippenverbänden zu leben, Kinder in Intervallen von circa 4 Jahren zu zeugen und sich durch intensives, jahrelanges Stillen in jedes Kind zu investieren. Unter solchen Bedingungen spielten

- Autorität,
- Verbot,
- Zusammenhalt in der Sippe und
- Intuition/Antizipation

mit Sicherheit wichtige Rollen für das Überleben der Spezies. Und sie dürfen in ihrer Konsequenz für das Individuum Vor- und Nachteile haben. Punkto Nachteile kann insbesondere eine ausufernde Intuition/Antizipation zu psychischen Problemen führen:

> „Der biologische Grundkonflikt aller Lebewesen besteht in der Schwierigkeit, sich während der Begegnung mit der Außenwelt zu verändern oder anzupassen, ohne die eigene Struktur aufzugeben, sie vielmehr möglichst unverändert beizubehalten. Dieser Konflikt verschlimmert sich in der Psychose, in der die Abwesenheit der Membran, der Symbole des Selbst, direkt und ohne Vermittlung das Innere der Zelle, das Zentrum des Selbst, einem Zusammenprall mit der Welt aussetzt. Dabei läuft dieses aus und verstreut sich projektiv nach außen hin. Wenn der zentrale Kern des Selbst mit den Emotionen der zwischenmenschlichen Beziehungen konfrontiert und daraufhin direkt verändert wird, verliert er seine Funktion der Organisation und Strukturierung der weltlichen Erlebnisse in den räumlichen und zeitlichen Koordinaten, die uns den Sinn unserer existentiellen Fortdauer geben und uns in jeder Situation immer uns selbst sein lassen." (Pecciccia und Benedetti 1992, S. 93–94)

Wenn auch mit der Absicht formuliert, die Psychodynamik der schizophrenen Psychose zu schildern, umschreibt diese Erklärung mehr oder weniger auch meine Auffassung der Psychogenese des psychogenen Todes. (Siehe S. 178, erste vier Zeilen.) In dem aussergewöhnlichen Bewusstseinszustand, in dem der psychogene Tod ausgelöst wird – siehe S. 165–167 –, kann „der sinnstiftende menschliche Geist" offenbar sein Lebensprinzip nicht vom Todesarchetyp abgrenzen oder schützen, der durch ein fremdes, lebensbedrohendes Voodoo-Agens oder ein äusseres, todbringendes Tabu-Objekt oder die Ferne von seinem lebensspendenden Heimatort in Gang gesetzt wird: In diesem aussergewöhnlichen Bewusstseinszustand beim psychogenen Tod wie bei „der schizophrenen Denkstörung" findet nun etwas Eigentümliches und Erstaunliches statt: „Die Unterschiede treten im Erleben zurück, während das gemeinsame semantische Segment so überwertig wird, daß aus einer Symbolbeziehung eine Identität, aus einer Überschneidung eine völlige Überdeckung, aus einer Metapher oder Allegorie eine Gleichheit wird" (Benedetti und Pecciccia 1992, S. 107): Das Lebensprinzip wird dem inneren Todesbild gleichgesetzt.

Der soziopsychobiologische Mechanismus des psychogenen Todesprozesses sowie der des gegensätzlichen psychogenen Heilungsprozesses hat eine vierfache Redundanz: Gift oder Heilmittel ist

- das Wort dem Lebensprinzip des Betroffenen beim Voodoo-Tod bzw. bei der Gebetsheilung,
- das Ding dem Lebensprinzip des Betroffenen beim Tabu-Tod bzw. bei der Plazebo- oder Reliquienheilung,
- der Ort dem Lebensprinzip des Betroffenen beim Heimweh-Tod bzw. bei der Heimkehr oder beim Besuch eines Wallfahrtsorts,
- das innere Bild dem Lebensprinzip des Betroffenen beim Seelen-Tod bzw. bei der Geistheilung.

Das Wort, das Ding, der Ort, das Bild ist nicht einfach Symbol, nicht Stellvertreter oder Vermittler eines Sinns, sondern es ist dieser Sinn selber. Der Sinn gehört keinem separaten Objekt an, sondern er ist symbiotisch mit dem Subjekt verschmolzen. Um den oben zitierten Gedanken noch weiter zu folgen (vgl. Benedetti und Pecciccia 1992, S. 108): Symbiose und Separation, welche normalerweise dynamische, dialektische Gegensätze im Sinne von „sowohl-als-auch" sind, gerinnen beim psychogen Sterbenden und Heilenden zu statischen, absoluten Gegensätzen im Sinne von „entweder-oder". Bei der psychogenen Heilung bewirkt die (absolute) Symbiose mit dem lebensspendenden Beziehungsobjekt eine gedanklich und gefühlsmässig widerspruchsfreie Verschmelzung des Ichs mit dem eigenen Lebensprinzip und zugleich eine Bannung des Todes bzw. der Krankheit. Beim psychogenen Tod bewirkt dieselbe (absolute) Symbiose mit dem todbringenden Beziehungsobjekt eine gedanklich und gefühlsmässig widerspruchsfreie Verschmelzung des Ichs mit dem Todesarchetyp und zugleich eine Bannung des Lebensprinzips – siehe S. 157, 158 oben: Derselbe Betroffene, der seit seiner Geburt mit dem tödlichen Objekt in einem statischen, absoluten symbiotischen Zustand im Diesseits lebt, wird plötzlich und unerwartet ins Jenseits geschleudert, sobald dieses Objekt sinngemäss auf ihn bezogen wird:

> Beim Voodoo lebe ich symbiotisch mit dem Magier, bis er mich von ihm trennt und ich sterben muss.
> Beim Tabu lebe ich symbiotisch mit dem Tabuobjekt, bis ich mit ihm in Berührung komme und ich sterben muss.
> Beim Heimweh lebe ich symbiotisch mit meiner Heimat, bis ich von ihr getrennt werde und ich sterben muss.
> Bei der Besessenheit lebe ich symbiotisch mit meiner Innenwelt, bis sie sich gegen mich wendet und ich sterben muss.

Hier erinnere ich mich wieder an die bereits mehrfach zitierte Idee „einer unbewussten Haltung, welche sich selbst in fantastischen Eindrücken immerwährend erzeugt und wiedererzeugt, und die, obwohl sie subjektiv ist, dem Geist des Naturmenschen eine objektive Wirklichkeit überträgt" von LEONARD und an die obenerwähnte (S. 154) Idee „eines schnellen Hin und Her zwischen ‚fight-flight' und ‚Konservation-Rückzug' (engl.: ‚conservation-withdrawal') Zuständen, welche von einem genauso schnellen Kippen zwischen sympathischen und parasympathischen cardiovaskulären Effekten begleitet sind". So verstehe ich BENEDETTI besser, wenn er schreibt: „Symbiotisches Selbst und separates Selbst sind die zwei Pfeiler, die aller Kommunikation mit der Welt zugrundeliegen." (Benedetti und Pecciccia 1992, S. 108) In den nächsten vier Abschnitten möchte ich diese Gedanken noch spezifischer auf die vier psychogenen Todesdramen beziehen.

Voodoo-Tod: Der Vorteil der Gehorsamkeit gewissen Individuen gegenüber

Beim Voodoo begegnen wir der Symbiose mit und der Trennung von Autorität: Das Lebensprinzip des Sippenmitglieds ist auf eine geheimnisvolle, magisch-ozeanische Art und Weise mit dem Wort des Häuptlings (bzw. mit dem des Königs, Priesters oder Zauberers etc.) verknüpft, denn solange dessen Wörter es nicht verletzen, ja sogar schützen, ist das Mitglied vor dem Tod sicher. Wenn aber das Wort „giftig" wird, muss der Betroffene sterben. Welch evolutionären

Vorteil bringt es für die mit Sprache begabte Spezies Mensch mit sich, dem Wort des Häuptlings so viel Macht beizumessen?

Denken wir an die Mitglieder einer beliebigen, sozial lebenden Tierart, die sich für eine bestimmte Zeit in einem Rudel oder in einer Herde, Schar oder ähnlichen Gruppierung zusammengeschlossen haben. Beim Tier löst der Ruf des ranghöchsten Tiers dieser Gruppe zwangsläufig ein mehr oder weniger instinkthaftes bzw. genetisch vorprogrammiertes Verhaltensmuster, z.B. Flucht aus. So muss nur ein Tier für die Sicherheit der ganzen Gruppe Ausschau halten, während die anderen sich auf die Suche nach Nahrung oder Beute konzentrieren können. Für eine Sozialgruppe von N Tieren heisst dies, dass nur eine statt N Entscheidungen für die Sicherheit der Gruppe getroffen werden muss. Der Überlebensvorteil solcher Effizienz in der Kommunikation innerhalb eines lebenden Systems ist offenkundig.

Nun unterscheidet sich der Mensch von den Herdentieren insofern, als dem Individuum viel mehr Entscheidungsfreiheit und damit auch eine grössere Verantwortung fürs Überleben der Gruppe als Ganzes zukommt: Wenn zum Vorteil einer höheren individuellen Bewusstseinsentwicklung der Gruppenangehörige dem Befehl des Häuptlings nicht unbedingt und automatisch wie ein Tier gehorchen muss, soll er das Wort des Häuptlings auf jeden Fall „tod-ernst" nehmen, um den obenerwähnten Vorteil aus dem Tierreich so weit wie möglich beizubehalten. (Der Mensch stand ursprünglich im unmittelbaren Konkurrenzkampf mit dem [die Laute der Ranghöchsten unweigerlich befolgenden] Tier um Nahrungsmittel und Wohnraum.) Wer sich plötzlich und unerwartet dem Befehl des Häuptlings widersetzt, ohne es zuvor sorgfältig, sittlich und auf ritualisierte Art und Weise in Frage gestellt zu haben, um so eine langsame, vorsichtige Änderung in der diesbezüglichen absoluten Autorität des Häuptlingswortes zu ermöglichen, ist für sich und vor allem für die Sippe auf lange (sprich „evolutionäre") Sicht gesehen einfach zu gefährlich.

Es ist aber nicht eigentlich der Tod des Abtrünnigen, welchen die Evolution anstrebt, sondern sie zielt auf die dem Häuptling gegenüber innewohnende Treue. Und diese Treue kann psychologisch so intensiv wirken, dass der sich-dem-Wort-des-Häuptlings-nicht-fügende Mensch sterben kann, falls er sich nicht an das Wort hält. Es ist dieselbe Macht des Wortes, welche die Evolution der Gattung Mensch im Sinne eines Überlebensvorteils objektiv gegeben hat, die vom Häuptling genausogut zur Auslösung eines Voodoo-Todes eingesetzt werden kann.

Tabu-Tod: Der Vorteil der Gehorsamkeit der Gruppe gegenüber

Beim Tabu begegnen wir der Symbiose mit und der Trennung vom Gruppenverbot: Das Lebensprinzip des Sippenmitglieds ist auf eine geheimnisvolle, magisch-ozeanische Art und Weise mit dem Gesetz der Gruppe (bzw. mit dem der Gesellschaft, Gemeinde, Sippe etc.) verknüpft, denn solange das Gesetz, das Tabu, unverletzt bleibt, ist das Mitglied vor dem Tod sicher. Wenn aber das Verbotene, also das „Gift" berührt wird, muss der das Unberührbare Erkennende sterben. Welch evolutionären Vorteil bringt es für die nach Erkenntnis hungernde Spezies Mensch mit sich, dem Gruppengesetz so viel Macht beizumessen?

Denken wir an die Mitglieder einer beliebigen, sozial lebenden Tierart, die sich für eine bestimmte Zeit in einem Rudel oder in einer Herde, Schar oder ähnlichen Gruppierung zusammengeschlossen haben. Die Dynamik dieser Gruppe spielt sich zwangsläufig innerhalb einer mehr oder weniger instinkthaften bzw. genetisch vorprogrammierten Menge von M möglichen, sich gegenseitig bedingenden Verhaltensmustern („Gesetzen") für jedes einzelne Gruppenmitglied ab. So bedroht kein Tier unnötigerweise die Sicherheit der restlichen Gruppe, solange sein Verhalten an dieser oder jener innewohnenden und von der Evolution längst geprüften Verhaltensgestalt festhält. Für eine Sozialgruppe von N Tieren heisst dies, dass nur eine einzige Entscheidung (aus M kollektiven) anstatt N individuelle (aus unendlich vielen persönlichen) Entscheidungen für das jeweilig optimale Individualverhalten innerhalb des Kollektivs getroffen werden muss. Der Überlebensvorteil solcher Effizienz im Verhalten innerhalb des lebenden Systems ist offenkundig.

Nun unterscheidet sich der Mensch vom instinktiv handelnden Tier insofern, als dem Individuum eine viel grössere Verhaltensfreiheit und dadurch auch eine grössere Verantwortung fürs Überleben der Gruppe als Ganzes gegeben wird: Wenn zum Vorteil einer höheren sozialen Bewusstseinsentwicklung der Gruppenangehörige die Verhaltensregeln nicht unbedingt und automatisch wie ein Tier befolgen muss, soll er auf jeden Fall das Gesetz der Gruppe „todernst" nehmen, um den obenerwähnten Vorteil aus dem Tierreich so weit wie möglich beizuhalten. (Nochmals: Der Mensch stand ursprünglich im unmittelbaren Konkurrenzkampf mit dem [das Gesetz der Gruppe unweigerlich befolgenden] Tier um Nahrungsmittel und Wohnraum.) Wer sich plötzlich und unerwartet dem Gesetz der Gesellschaft nicht fügt, ohne es sorgfältig, sittlich und auf ritualisierte Art und Weise in Frage gestellt zu haben und eine langsame, vorsichtige Änderung in den diesbezüglichen unantastbaren Sitten und Gebräuchen zu ermöglichen, ist für sich und für die Sippe auf lange, sprich „evolutionäre" Sicht gesehen schlicht zu gefährlich.

Es ist aber nicht eigentlich der Tod des Verbrechers oder Sünders, den die Evolution anstrebt, sondern sie zielt auf die der Gruppe gegenüber innewohnende Treue des Betroffenen. Und diese kann psychologisch so intensiv werden, dass der sich der Ordnung der Gesellschaft nicht fügende Mensch daran sterben kann, falls er gegen bestimmte für das Überleben der Gruppe vermeintlich notwendige Verhaltensregeln verstossen hat. Und es ist dieselbe Macht des Gesetzes, welche die Evolution der Gattung Mensch im Sinne eines Überlebensvorteils objektiv gegeben hat, die von einer Gruppe, z.B. von einer machtbesessenen Sekte genausogut für ihren eigenen und sehr persönlichen Zweck zur Auslösung eines Tabu-Todes eingesetzt werden kann.

Die Wahrheit ist übrigens nach wie vor eins der wichtigsten Tabus der Gesellschaft: Wer dieses Tabu bricht, lügt, und eine Gesellschaft, welche die Lüge tolerieren würde, könnte absolut keine sozialpolitische Ordnung gewährleisten und würde zwangsläufig zugrunde gehen. Hierzu ein Beispiel über die Sitten im Mittelalter:

> „Obwohl es kein Verbrechen gibt, zu dem Menschen nicht fähig sind, kam es nur selten vor, daß ein Meineid geschworen wurde, denn nach mittelalterlicher Auffassung beging man damit das schlimmste aller Verbrechen. Mord und Totschlag galten dagegen als läßliche Sünden, die man mit einer Geldbuße oder einer Pilgerfahrt ins heilige Land abtragen konnte. Hatte nicht auch Kain seinen Bruder Abel erschlagen? Mußte man nicht in jedem Krieg andere Christenmenschen niedermachen? Meineid jedoch war etwas anderes. Meineid war nicht in erster Linie ein juristisches Delikt, sondern Gotteslästerung, weil man im Namen des dreieinigen Gottes geschworen hatte. Wer einen heiligen Eid brach, verriet den Herrn wie Judas Ischariot, der dazu verdammt war, für alle Ewigkeit in der finstersten aller Höllen zu schmachten. Meineid wurde mit der Todesstrafe geahndet, wobei dem Verurteilten vor der Hinrichtung die Schwurfinger abgehackt wurden." (Heine 1990, S. 34)

Ehebruch ist auch seit Urzeiten ein weitverbreitetes Tabu. Der Elternteil, der dieses Tabu bricht, setzt sein uneheliches Kind bzw. seine Enkelkinder der Gefahr aus, sich unwissend mit einem Geschwister zu verehelichen und unter Umständen genetisch stärker belastete Kinder zu zeugen usw.: Uneheliche Kinder können nicht sicher sein, dass sie kein Geschwister heiraten. Diese Gefahr erbt unvermeidlich die ganze Sippe. Besonders in den Jäger-Sammler-Zeiten, als die in sich heiratenden Sozietäten viel kleiner waren als heute, hätten die Konsequenzen des geduldeten Ehebruchs für ein Volk verheerend sein können. Aus diesem Grund war es in früheren

Zeiten so wichtig, den Bastard aus der Gesellschaft zu verbannen. Insbesondere stellt der in Promiskuität lebende Mann für die Gesellschaft auf längere (sprich „evolutionäre") Sicht eine tödliche Gefahr dar: Nehmen wir an, dass dieser schon mit 16 Jahren ein Mädchen von 14 Jahren aus seiner Sippe heiraten darf, was innerhalb einer naturgebundenen Kultur nicht unrealistisch ist, und das er zugleich mit einem anderen Mädchen ein uneheliches Verhältnis hatte bzw. eine uneheliche Tochter gezeugt hatte. Zur ungefähren Zeit seines 30. Geburtstags hätte diese uneheliche Tochter das Heiratsalter erreicht. So könnte er im Prinzip ab 30 schon unwissentlich seine eigene Tochter schwängern! (Die Wahrscheinlichkeit, dass eine in Promiskuität lebende Mutter irgendwann unwissentlich von ihrem eigenen Sohn geschwängert wird, ist bei weitem viel geringer!) In Anbetracht der modernen Methoden der Geburtenkontrolle, Genidentifikation und Weltmobilität ist die gesellschaftliche Gefahr, welche dieser Tabubruch damals so gravierend in sich barg, heutzutage so gut wie überwunden. Dies mag wohl unsere heutige Toleranz unehelichen Beziehungen gegenüber weitgehend und leidenschaftslos erklären. Handkehrum drängt sich uns eine neue, schwerwiegende Frage immer dringlicher auf: Wenn nicht in die steinzeitliche Ehe, in welche andere gesellschaftliche Beziehungsform sollte das moderne, zeitlich begrenzte, partnerschaftliche Geschlechtsleben eingebettet werden? Die Antwort auf diese Frage überlasse ich gerne meinen Leserinnen und Lesern künftiger Generationen.

Heimweh-Tod: Der Vorteil der Zugehörigkeit zu einem Ort

> „Überhaupt ist auch die Szene des Konfliktes zwischen der Wanderlust (explorative Tendenz) und der Erhaltung des *Status quo* (psychologische Inertia; Tendenzenprinzip zum *locus minoris resistentiae*) ein anregendes Plateau für nostalgische Betrachtungen." (Zwingmann 1961, S. 453)

Beim Heimweh begegnen wir der Symbiose mit und der Trennung vom Ort (und Zeit) im Sinne eines Triebs in der Sippe zu bleiben und mit ihr zusammenzuhalten: Das Lebensprinzip des Sippenmitglieds ist auf eine geheimnisvolle, magisch-ozeanische Art und Weise mit dem Ort der Gruppe (bzw. mit dem der Gesellschaft, Gemeinde, Sippe etc.) verknüpft, denn solange das Mitglied in seiner Heimat ist (und die Heimat nicht durch Eindringlinge verfremdet wird – siehe die Diskussion zu Fremdenhass auf S. 67), ist das Mitglied vor dem Tod sicher. Wenn der gegenwärtige Aufenthaltsort des Reisenden (Aupairmädchen, Fremdarbeiter, Söldner, Asylant etc.) oder die Entfernung von der Heimat des Wanderers „giftig“ wird, muss der Ausländer sterben. Welch evolutionären Vorteil bringt es für die – physiologisch gesehen – ortsunabhängige Spezies Mensch mit sich, dem Heimatort so viel Macht beizumessen? (Für ein Nomadenvolk steht der persönliche Familienteppich auf unbewusste und symbolische Art und Weise stellvertretend für die Mutter Erde des Sippenmitglieds.)

Denken wir an die Mitglieder einer beliebigen haus- oder nestbauenden Tierart, die für eine bestimmte Zeit in einer Art Stadt oder ähnlich kollektiv organisierten Wohnbauten zusammenleben. Die Bewegung und die Nahrung jedes einzelnen dieser Gruppe spielt bzw. befindet sich zwangsläufig innerhalb eines beschränkten Bereichs mit einer wohldefinierten Reichweite bzw. Grenze, deren geographische Ortung und Grösse mehr oder weniger instinkthaft bzw. genetisch vorprogrammiert ist. So bedroht kein (haus- oder stadtbauendes) Tier unnötigerweise die eigene Sicherheit, solange es seine Bauten und Ausflüge an dieser oder jener innewohnenden und von der Evolution längst geprüften Wohn- und Wandergestalt orientiert: Umzingelt von einer grundsätzlich unbekannten und somit feindlichen Umgebung und instinkthaft-biologisch gebunden an ein gewisses Nahrungs- und Klimaspektrum, das nur in einem begrenzten Teil der Erde zu finden ist, würde das Individuum und damit auch die Gruppe sterben bzw. aussterben, wenn die Natur dem (haus- oder stadtbauenden) Individuum unnötige „eigensinnige Entdeckungsreisen“ in den Sinn legen würde. Die optimale Fortpflanzung der Spezies ist eher durch Paarung innerhalb der gegebenen georteten Sozialgefüge gesichert, als durch die gewagte Paarung zwischen Individuen unterschiedlicher Sozialgefüge, die durch gefährliche bzw. nahrungsarme Landstriche voneinander getrennt sind. Der Überlebensvorteil solcher Effizienz im Verhalten innerhalb des lebenden Systems ist offenkundig.

Nun unterscheidet sich der Mensch vom instinktiv handelnden Tier insofern, als dem Individuum eine viel umfangsreichere Bewegungs- und Nahrungsfreiheit und demzufolge auch eine grössere Verantwortung fürs Überleben der Gruppe als Ganzes gegeben wird: Wenn zum Vorteil einer höheren sozialen Bewusstseinsentwicklung der Gruppenangehörige die geographischen Bedingtheiten nicht absolut und automatisch wie ein Tier achten muss, soll er auf jeden Fall die Lokalität der Gruppe „tod-ernst“ nehmen, um den oben erwähnten Vorteil aus dem Tierreich so weit wie möglich beizuhalten. (Nochmals: Der Mensch stand ursprünglich im unmittelbaren Konkurrenzkampf mit dem [sich am eigenen Territorium festhaltenden] Tier um Nahrungsmittel und Wohnraum.) Wer plötzlich und unerwartet die

Ortung der eigenen Heimat ändern bzw. erweitern oder umsiedeln will, ohne diesen Versuch zuerst sorgfältig, sittlich und auf ritualisierte Art und Weise zu unternehmen, um somit eine langsame, vorsichtige Akklimatisation zu ermöglichen, lebt für sich und für die Sippe auf lange (sprich „evolutionäre") Sicht gesehen einfach zu gefährlich.

Es ist aber nicht der Tod des Auswanderers, den die Evolution im Sinn hat, sondern die innewohnende Zugehörigkeit zur heimatlichen Umgebung, wo die Schutz- und Nahrungsmöglichkeiten am besten bekannt sind. Und die Zugehörigkeit kann psychologisch so intensiv werden, dass der nicht an den Heimatort gebundene Mensch sterben kann, falls er es sich wagt, zu weit und zu lange von zu Hause wegzuziehen.

Dieselbe Macht des Ortes, welche die Evolution der Gattung Mensch im obengenannten Sinne eines Überlebensvorteils objektiv gegeben hat, kann genausogut in den Heimweh-Tod einmünden. Diese innewohnende Tendenz zur Schwächung in der Ferne könnte bei nicht besonders motivierten Truppen, insbesondere bei Söldnern, die Weite und Dauer eines erfolgreichen militärischen Feldzuges einschränken und den angegriffenen Einheimischen einen gewissen Vorteil gegenüber den durch die Peinigung des Heimwehs aufgezehrten eingedrungenen Kräften geben. Nicht nur ein militärischer Misserfolg sondern auch der „Selbstmord kann als Versagen der nostalgischen Funktion erklärt werden" (Zwingmann 1961, S. 456).

Seelentod: Der Vorteil der Fernwahrnehmung

Hier begegnen wir der Symbiose mit und der Trennung von der kollektiven Vorstellungskraft (Weltseele) per se. Mit dieser Leitidee könnte ich dasselbe logische Bauwerk, das ich oben schon dreimal auf analoge Art und Weise für den Voodoo-, den Tabu- und den Heimweh-Tod aufgebaut habe auch für eine darwinistische Erklärung des Seelentodes anwenden. Ich möchte hier aber ein anderes logisches Gedankengebäude errichten, konstruiert mit den Baustoffen der Neuropsychologie und der Quantentheorie, um den evolutionären Vorteil des Seelentodes erahnen lassen zu können. Dafür muss ich zunächst einige spezielle Begriffe wie z.B. Qualia, Binding und Nichtlokalität im Zusammenhang mit „Ferndenken in lebenden Systemen" (FDILS) (zu Englisch: „Distant Mentation in Living Systems" mit dem Kürzel DMILS) einführen (siehe Schmid 1999).

Der Begriff „nichtlokal" bezieht sich auf sofortige Korrelationen im Verhalten räumlich entfernter und energetisch abgeschnittener

Systeme, die gleichzeitig und ohne irgendeinen kausalen Informationsfluss (Signal) zwischen dem einen und dem anderen System durch den dazwischen liegenden Raum hinweg (Nahwirkung) stattfinden. Im Gegensatz zu anderen Autoren (cf. Braud und Schlitz 1991, Schlitz 1996) argumentiere ich, dass es gerade solch eine spontane, *unwillkürliche* psychologische Verknüpfung (Fernwirkung) ist – und kein mentaler Einfluss im Sinne von Absicht, Willenskraft oder Wunsch –, die das FDILS unwillentlich zwischen psychologisch verknüpften lebenden Systemen ermöglicht und verstärkt.

Das Konzept „psychologische Verknüpfung" ist dem Konzept „Quanten-Verschränkung" analog und bezieht sich auf eine methodologische Verkettung des Verhaltens zwischen entfernten Systemen mittels einer gewissen Vorbereitung in den beteiligten mentalen bzw. Quantenzuständen. Ich werde argumentieren, dass die sofortige nichtlokale Korrelation zwischen hinreichend verknüpften mentalen Zuständen grundsätzlich eine sehr wichtige evolutionäre Rolle in elementaren sozialen Unternehmungen wie der Jagd, dem Sammeln und der Paarung spielt, welche für das Überleben der Spezies Mensch notwendig sind. Diese menschliche Fähigkeit zu gegenseitigem, gleichzeitigem Antizipieren mag für den Menschen der heutigen Zeit auch in anderen Bereichen des kollektiven Verhaltens von Vorteil sein, z.B. im Sport, im Managertum, in der Wirtschaft sowie in der Heilkunde. Andererseits mag sie auch bei der Entstehung und Aufrechterhaltung der Psychose eine grundlegende Rolle spielen.

Qualia

Ein wichtiges Phänomen im Rahmen meines Arguments ist das subjektive Erlebnis von Qualia. Bewusstseinswissenschaftler benutzen den Begriff „Qualia", um „das Erlebnis jeglicher möglichen Perzeption" zu bezeichnen. Qualia können auch so definiert werden: „informationelle Stellvertreter, in denen einige der objektiven, quantitativen Charakteristiken der Stimuli (Wellenlänge, Frequenz, Intensität etc.) in subjektive, qualitative Differenzen (Farben, Tonhöhe, Schmerz etc.) verwandelt sind". Im Menschen sind Qualia mit Sinneseindrücken wie „Rot/Orange/Blau/Grün ...", „Lautstärke", „Gestank/Wohlgeruch", „Schmerz/Freude" und so weiter assoziiert. Sie können in enger Beziehung mit dem psychologischen Begriff „Gestalt" verstanden werden, z.B. das Erlebnis von Ganzheit: Die Fähigkeit, eine Gestalt

- aus der Erinnerung (z.B. einen teilweise ausradierten Buchstaben zu lesen, oder das Gesicht auf einem verschmierten Foto zu erkennen),
- aus der Kontinuität (z.B. den weiteren Verlauf der Flugbahn eines Vogels oder einer nicht fertig gezeichneten Linie zu erahnen),
- aus der Nähe (z.B. eine gestrichelte Linie als solche zu erkennen),
- aus Farbe, Form oder Konstitution (z.B. eine Landkarte zu lesen),
- aus der guten Kurve (z.B. ein Pfeil, der einen Apfel durchbohrt, als ein und dasselbe Objekt aufzufassen) oder
- aus der gemeinsamen Bewegung (z.B. einen Schwarm Fliegen von einem anderen auseinander zu halten) usw.

zu erkennen (Katz 1951).

Man kann Qualia als biologisch vorteilhafte, kognitive Prozesse verstehen, welche lebende Systeme zu schneller und optimaler Anpassung an Änderungen in der Umwelt zum Zweck des Überlebens, der Nahrungssuche und der Fortpflanzung befähigen.

Binding

Eine mögliche Erklärung wie ein Qualium eine Ganzheit aus dem Potpourri simultaner sensorischer Eindrücke herstellen kann, ist das Konzept des „Binding", nämlich „die Fähigkeit aus der Vielfältigkeit von Weltbeobachtungen eine bewusste Einheit herzustellen und aufrechtzuerhalten." Vom Standpunkt der Evolution her ist es die Hauptaufgabe des Geist-Gehirns, die bestmögliche Überlebensstrategie herauszufinden, um tödliche Gefahr zu vermeiden, Nahrung zu lokalisieren, gesund zu bleiben und sich fortzupflanzen. Es ist leicht nachzuvollziehen, dass ein aktiver Organismus, soll er eine praktische Überlebenschance haben, eine kognitive Aufgabe innerhalb von ungefähr 0.1–1.0 Sekunden verarbeiten können muss und dies unabhängig davon, wie kompliziert die Aufgabe sein mag. Doch wegen des beträchtlichen Zeitaufwands für die Herstellung der vernetzten neuronalen Aktivierung, der mutmasslich für bewusste Denkprozesse hinreichend ist (200–500 ms), ist es immer noch nicht klar, ob die biochemischen Reaktionen im Gehirn schnell genug sind, um die astronomisch hohe mentale Datenverarbeitungsrate, die für das menschliche Bewusstsein notwendig ist, nämlich ungefähr 310 Gigabyt/s (Gb/s) zu einem ganzheitlichen, qualitativen Eindruck zu orchestrieren bzw. zu „binden": Es ist, als ob ungefähr 10.000 Kinofilme im Gehirn gleichzeitig ablaufen. In jedem gegebenen Augenblick können wir aber nur den einen „Film" bewusst zur Kenntnis nehmen, der mit inneren Bildern, Gedanken und Gefühlen verarbeitet wird, gekoppelt mit (starken) Informationen, die gerade durch die Sinneskanäle laufen (Sehen, Riechen, Hören, Schmecken, Tasten und Gleichgewicht = ca. 32 Mbits/s) (siehe Schmid 1999)!

Binding und Psychose

Unter der Annahme, dass das Binding bei jedem Menschen nach derselben Partitur abläuft, ermöglicht es Organismen eine „objektive" Wirklichkeit (= kollektives Weltbild) zu teilen und Verhaltensweisen zu manifestieren, welche gegenseitig als relevant und kontextbezogen aufgefasst werden, d.h. Verhaltensweisen, mit denen eine Mehrheit der Mitglieder der Sozialgruppe sich mehr oder weniger identifizieren bzw. sich einfühlen kann. Ohne Binding gäbe es keinen Dirigenten, der die Informationsprozesse im Geist-Gehirn koordinieren würde. Solch ein „dirigentloses" Geist-Gehirn könnte kaum die kollektive Wirklichkeit eines „gebindeten" Geist-Gehirns teilen. Psychose (s.u.) scheint somit das Mass auszudrücken, in dem das Geist-Gehirn unfähig ist, solches Binding herzustellen, aufrechtzuerhalten (Schmid 1997b, 1998) und damit kollektiv akzeptierte und sinnvolle Qualia mit anderen zu teilen.

Üblicherweise werden gleich beim Empfang die qualitativ verschiedenen, gleichzeitigen, informationsgeladenen Signale (Apperzeptionen einschliesslich Gedanken, Gefühlen und inneren Bildern plus die üblichen fünf Sinne plus Gleichgewichtssinn und Sexualität) in unabhängigen, unterschiedlichen neuronalen Bahnen und Netzwerken verarbeitet, welche überall im Gehirn in einer scheinbar desorganisierten Art und Weise verteilt sind. Das gesunde Geist-Gehirn kann adäquat zwischen diesen Informationen differenzieren und parallele Fern- und Langzeitkorrelationen in den ursprünglich unabhängigen kognitiv-affektiven Perzeptionskanälen entfernter Hirnregionen herstellen und artbezogene Qualia orchestrieren und aufrechterhalten.

Psychose mag der Unfähigkeit des Geist-Gehirn entspringen, dieses Differenzieren und Korrelieren koordiniert durchzuführen: Die entsprechende „lineare" oder „schwach-gekoppelte" Informationsverarbeitung bei der Psychose bedeutet, dass die Fern- und Langzeitkorrelationen zwischen gewissen Zellverbänden des Geist-Gehirns zu schwachen Gestalt-verleihenden und Kontext-beziehenden Assoziationen zwischen einzelnen, unabhängigen Perzeptionen führen. Das Resultat ist die Unfähigkeit des psychotischen Geist-Gehirns, adäquat zu differenzieren zwischen

- unterschiedlichen, unabhängigen internen Signalen,
- unterschiedlichen, unabhängigen externen Signalen,
- den Klassen interner und externer Signale

sowie die Unfähigkeit, durch Koordination aus diesen Signalen Qualia herzustellen, welche zu einem sozial-anerkannten, kontextbezogenen Sinn orchestriert („gebindet") werden können.

Konsequenzen solcher Konfusionen können sein:

Desorganisiertes Verhalten: Die Handlungen des psychotischen Menschen sind für die anderen nicht nachvollziehbar und zur Sozialsituation nicht kontextbezogen.

Halluzinationen: Der psychotische Mensch ist unfähig zwischen physiologisch empfangenen Wahrnehmungen und solchen ohne einen definierten Reiz zu differenzieren.

Optische Halluzinationen: Die Dinge, welche der psychotische Mensch mit seinem geistigen Auge sieht, werden mit den Dingen, die er mit seinen biologischen Augen sieht, verwechselt und durcheinandergebracht.

Akustische Halluzinationen (z.B. Stimmenhören): Unbewusste Gedanken werden akustisch wahrgenommen, als ob die Quelle in der Umwelt existiere.

Körper- und andere Halluzinationen: Apperzeptionen werden als innere wie äussere physiologische Sinneswahrnehmungen erlebt und umgekehrt.

Wahn: Subjektiv erlebte, gefühlsbeladene Bilder, z.B. Schuldgefühle, werden mit einer beliebigen external erlebten Sozialatmosphäre durcheinandergebracht, z.B. mit einer Gruppe lachender Menschen in einem Restaurant.

Zerfahrenes Denken: Einzelne Gedanken, Gefühle und Bilder im augenblicklichen Fluss des Bewusstseins werden so schwach miteinander in Beziehung gebracht, dass die Assoziationen zwischen ihnen sinnlos werden („Gedankensalat").

(Ich möchte betonen, dass ich diese sogenannten psychotischen Symptome aus meiner Perspektive beschrieben habe.)

Inwiefern das innewohnende, lockere, *intra*individuelle Binding im Geist-Gehirn eines psychotischen Individuums die Fähigkeit zur oder Sensibilität für nichtlokale, *inter*individuelle Perzeptionen im Sinne von FDILS verstärken kann, bleibt eine offene Frage. (Siehe unten.) Nichtsdestotrotz kann die psychische Durchlässigkeit, die allen Pathologien des Selbst und den meisten schizoiden und schizophrenen Störungen gemeinsam ist, zu einer bedrohlichen Überflutung von „Sinnen", „Fühlen", „Schauen", „Erinnern" etc. mit Tendenzen zum Glauben an übernatürliche Einflüsse, Ereignisse, Geschehnisse und dergleichen führen (Scharfetter 1998, esp. S. 480). Ich werde weiter unten im Unterkapitel „Schizophrenie" (S. 226ff) argumentieren, dass FDILS zum Teil für einige dieser ungewöhnlichen Perzeptionen psychotischer Menschen verantwortlich sein könnten.

Binding und schöpferisches Denken

Die Idee eines „globalen intuitiven Denkens“, das gleichzeitig und kohärent überall im Geist-Gehirn des Individuums stattfindet, ist eine mögliche Lösung des Problems der Informationsverarbeitung im gesunden Denkablauf, insbesondere wenn das Geist-Gehirn plötzlich und unerwartet mit einer Situation konfrontiert wird, für die es keine – gelernte – Analogie besitzt, welche die weitere, überlebensgerechte Steuerung des Verhaltens führen könnte. Derartiges (Weiter)denken über schon gelernte Analogien hinaus ist die Basis allen schöpferischen Denkens. Aber wie kann man die schnelle, „makroskopische“ global-vernetzte Intuition und Antizipation im Geist-Gehirn auf der Basis von langsamen, „mikroskopischen“ lokal-schrittweisen Gedankensignalen erklären?

Nichtlokale Wirkungen im Geist-Gehirn: Ferndenken in lebenden Systemen (FDILS)

Hier kommt die Idee der Nichtlokalität zuhilfe. Um diese Aussage besser verstehen zu können, möchte ich Sie bitten, mit mir einen kurzen intellektuellen Exkurs auf ein ziemlich exotisches Gedankenterrain zu machen. Das Portal, das uns in diese seltsame Landschaft einlässt, trägt die kuriose Überschrift:

> „*F*ern*d*enken *i*n *l*ebenden *S*ystemen (FDILS) ist ein Quanten-Teleportation-Phänomen.“

(Auf das Problem Binding und schöpferisches Denken innerhalb eines einzelnen Gehirns werde ich am Ende dieses Exkurses im nächsten Unterkapitel zurückkommen.)

Physiker reden von Quanten-Teleportation, wenn sie mittels eines entsprechenden Experiments den Quantenzustand eines Teilchens einem anderen Teilchen „teleportieren“, d.h. den Quantenzustand augenblicklich über eine beliebige Entfernung ohne den Transport irgendwelcher Energie oder irgendeines informationstragenden Signals übermitteln. Auf diese Art und Weise werden vermutlich auch Gedanken zwischen entfernten Geist-Gehirnen „teleportiert“.

Selbstverständlich kann diese Hypothese empirisch verifiziert oder falsifiziert werden. Die Beschreibung und Diskussion eines geeigneten Experimentes würde aber den Rahmen dieses Buches sprengen (vgl. Schmid 1999). In diesem Unterkapitel möchte ich Ihnen lediglich auf einfache Art und Weise die Hintergedanken erläutern, die mich ursprünglich zur Aufstellung dieses Postulats geführt haben.

In Analogie zu den Quanten-Teleportationsexperimenten vermute ich, dass die Verknüpfung menschlicher Geist-Gehirn-Zustände durch das gegenseitige Zusammenspiel mit einer gemeinsamen, charismatischen Drittperson oder -agens ermöglicht und optimiert werden kann. Diese charismatische Drittpartei kann ein Familienmitglied, Freund, Experimentleiter, Geistheiler, Guru, Häuptling, Medizinmann, Psychotherapeut oder Zauberer etc. sein oder sogar ein abstraktes Agens wie z.B. eine Glücksfee, ein Gott, ein gemeinsamer Liebesmythos oder irgendein anderes Glaubenssystem.

Die gemeinsame erwartungsvolle Aufmerksamkeit, der gemeinsame Glaube, das kollektive Vertrauen oder die allgemeine Hoffnung in diese Drittpartei ist meiner Meinung nach die „verknüpfende Voraussetzung" jedes reliablen FDILS-Phänomens oder -Experiments: Die charismatische Drittpartei spielt hier die Rolle einer sonderbaren Quelle (im physikalischen Fachjargon: einer Einstein-Podolsky-Rosen [EPR] Quelle). Diese sendet in den analogen Quanten-Teleportationsexperimenten ein dienendes Paar verschränkter Teilchen aus, das die zwei Experimentatoren, zwischen denen die Teleportation eines Quantenzustandes stattfinden soll, bekommen; das verschränkte Hilfspaar im Quantenexperiment ist hier die gemeinsame erwartungsvolle Aufmerksamkeit, der gemeinsame Glaube etc. der zwei über das Ferndenken verknüpften Personen. Dies charismatische Agens bzw. diese EPR-Quelle ist notwendig für den Erfolg und für die Reliabilität der Fern- bzw. Quanten-Kommunikation zwischen den zwei Gläubigen bzw. zwischen den zwei Experimentatoren. Die folgende Tabelle soll die Analogie deutlicher machen.

Phänomen	Notwendige verknüpfende Voraussetzung für die Optimierung der Reliabilität	Mechanismus
Quanten-Teleportation	EPR-Quelle	verschränktes Teilchenpaar von der EPR-Quelle an die zwei Experimentatoren geschickt
FDILS	charismatische Drittpartei: Geistheiler, Guru, Medizinmann etc. oder abstraktes Agens bzw. dessen Stellvertreter, z.B. ein Glaubenssystem bzw. ein Priester	gemeinsame unbewusste Haltung aller drei Personen: erwartungsvolle Aufmerksamkeit, Glaube, Vertrauen, Hoffnung etc.

Zwischenmenschliche Erfahrungen wie z.B. „auf derselben Wellenlänge" sein, so dass man „richtig spürt", was der Andere ahnt, denkt, fühlt oder macht, könnte eine Art psychologisches Quanten-Teleportationsphänomen sein: Es mag spontan über uneingeschränkte Entfernungen und ohne genauere Kenntnis davon, wo die andere Person sich gerade aufhält, stattfinden. Solch eine Verknüpfung menschlicher Geist-Gehirn-Zustände ist meines Erachtens ein universales, wenn auch relativ seltenes Erlebnis, das Menschen am ehesten miteinander erleben können, wenn diese Menschen in ihrer „Participation mystique" mit einer aussenstehenden, charismatischen Drittpartei ihre gemeinsame erwartungsvolle Aufmerksamkeit, ihren Glauben, ihr Vertrauen, ihre Hoffnung o.Ä. auf ein besonderes Resultat oder auf eine Reihe von Resultaten im Verlauf einer gemeinsamen Aktivität wie z.B. Jagd, Glücksspiel, Sport etc. konzentrieren. Um die Möglichkeit einer Verknüpfung zwischen zwei Personen zu optimieren, kann ihre gemeinsame erwartungsvolle Aufmerksamkeit, Glaube etc. durch ein tief bewegendes, emotionelles Erlebnis wie z.B. einen Einweihungsritus oder Eheschluss besiegelt werden, der z.B. von der charismatischen Drittperson selber oder stellvertretend durchgeführt wird.

Lesern und Leserinnen, die an den komplexen mathematischen Einzelheiten interessiert sind, empfehle ich eine Durchsicht der Fachliteratur der Physik (Michler et al. 1996, Bouwmeester et al. 1997) sowie allgemeinere Abhandlungen des Themas (Buchanan 1998). Für die Fachperson erwähne ich hier nur Folgendes: In der Literatur redet man von ebit-Kommunikation und Quanten-Teleportation. Die obenerwähnte psychologische Verknüpfung ist analog zur physikalischen Verschränkung der Quantenzustände in einem der 4 „Bell-State" Basiszustände (vgl. Michler et al. 1996, S. 1209) im Rahmen eines „Spin-Flip"-Experiments zu verstehen. (Während solch eines Experiments wird die Projektion eines beliebigen Zustandes eines Zwei-Teilchen-Systems in einen Bell-Zustand eine „Bell-Zustandsmessung" genannt.) Jegliches Paar gegensätzlicher Zustände, in dem ein Zwei-Zustand-Quantensystem gleichzeitig verweilen kann, z.B. ein Bell-Zustand, nennt man ein „qbit" (Schumacher 1995). Jede der Quanten-Münzen des folgenden Beispiels (S. 209–213) ist ein Zwei-Zustand-System, weil es zwei gegensätzliche Zustände haben kann, nämlich Kopf oder Zahl. Im angeregten Zustand, also während eine Quanten-Münze geworfen wird, ist sie genau solch ein „qbit". Ein Paar verschränkter qbits nennt man ein „ebit" (Bennett 1995, S. 24, 27). (Ein bit ist die kleinste Informationseinheit. Der Kürzel „qbit" steht für das Englische „quantum bit". Der Kürzel

„ebit" steht für das Englische „entangled bit", was zu deutsch soviel wie ein verschränktes Paar qbits bedeutet.) Eine Quantenquelle, die aus einem Paar verschränkter qbits besteht – im folgenden Beispiel die Quanten-Münzen in der heiligen Vase –, ist solch ein „ebit". Die Kombination bzw. das Zusammenspiel der zwei Quanten-Münzen, ermöglicht es den qbits, die mit jedem System – hier mit jeder Münze – assoziiert sind, auf eine besondere, nicht-lokale Art und Weise korreliert bzw. verschränkt zu sein. Für mehr Information zur empirischen Überprüfung von physikalischen Fernwirkungen im Rahmen eines „Spin-Flip"-Quantenxperiments konsultieren Sie bitte die zugehörige Fachliteratur, z.B. Clauser und Shimony 1978, Greenberger et al. 1993, Michler et al. 1996, Hagley et al. 1997 u.a.

Die Quanten-Münze-Analogie

Um dem/der Nicht-PhysikerIn die Relevanz der Quanten-Teleportation für FDILS-Phänomene näher zu bringen, ohne dass er/sie sich erst eine Quantenphysik-Vorlesung für Diplom-Physiker einverleiben muss, um die obenerwähnte Fachliteratur verdauen zu können, biete ich im Folgenden eine geniessbare Einführung ins Thema Quanten-Teleportation. Das Beispiel erklärt die nicht-lokale Antizipation zwischen psychologisch verknüpften Individuen als eine Art nicht-lokale Quanten-Kommunikation zwischen verschränkten Quantenzuständen. Die entsprechenden Quantenkorrelationen sind übrigens schon längst empirisch bewiesen.

Psychologische Verknüpfung geschieht in diesem fantastischen Beispiel über den gemeinsamen Glauben an einen Gott. Es ist dies das abstrakte Drittagens, über welches beide Priester mit Hilfe der Quanten-Münzen verknüpft sind. Diese Verknüpfung gewährleistet die Zuverlässigkeit ihrer ebit-Kommunikation.

Quan-Tum

Eines Tages, als sie schwer mit einer Ausgrabung beschäftigt waren, fanden die beiden Archäologen Mary und Walt in den Ruinen eines alten Tempels in der uralten Aztekenstadt Quan-Tum ein Paar mysteriöser Münzen. Eine Seite jeder Münze zeigte das Bild einer Pyramide, die andere Seite das der Stadt. Weil sie keine besseren Namen fanden, entschieden die Archäologen, diese Münzen „Quan-Tum-Münzen" mit dem Kürzel QMn (bzw. QM, Singuler) zu taufen.

Jede QM ist eine Art Zwei-Zustand-System: „Kopf" **p** und „Zahl" **q**. In der Sprache der Quantenphysik ist jede QM somit ein qbit. Mary und Walt begannen mit den Münzen zu experimentieren. Beim einfachen Werfen einer Münze, also jede für sich allein, fiel den Archäologen nichts Besonderes auf: Die

Chance, dass entweder die Pyramide **p** oder die Stadt **q** sichtbar ist, war wie zu erwarten 50:50. „Also warum denn", rätselten die Forscher, „wurden diese Münzen so geheimnisvoll über die Jahrtausende hinweg versteckt gehalten?" Nach langem Studium der heiligen Quan-Tum-Schriften sowie etlicher Lehrbücher der Quantenphysik gelang es Mary und Walt endlich, den Schleier des Geheimnisses zu lüften:

> Am Wichtigsten war die rituelle Vorbereitung der QMn, die eine Verschränkung ihrer Zustände **p** und **q** gewährleistete. Beide Münzen mussten zusammen in einer heiligen Vase platziert werden, und diese Vase musste während eines Gebetgesangs, der die Hoheit des Quan-Tum Gottes Quan-Tor preiste, fortdauernd rhythmisch geschüttelt werden. Dieses Ritual nannten die Priester „Quickung", weil beide QMn während ihres purzelnden Lufttanzes aufeinander bezogen sind, ohne dass sich eine QM in einem Zustand **p** oder **q** befindet. Aufgrund ihres physikalischen Wissens erkannten die Archäologen, dass jede QM ein qbit war und dass die Quickung physikalisch einer Verschränkung der Zustände der QMn entsprach, d.h. dass das Paar (mit Vase – siehe unten) physikalisch gesprochen ein ebit war.
>
> Das Ritual ging noch weiter. Zu jedem beliebigen Zeitpunkt während der Quickung wurden die QMn eine nach der anderen in die persönlichen sakralen Rasseln des einen und des anderen Priesters geworfen. Die Priester mussten während der ganzen Zeit ohne Unterbruch die Hoheit Quan-Tors preisen und ihre jeweilige Rassel pausenlos und energisch weiterschütteln. Auf diese Art und Weise blieben die QMn in ihrem verquickten Zustand, sogar während der Zeit wenn sie getrennt waren, aber immer noch rituell geschüttelt wurden. Die heilige Vase stellte eine Quantenquelle dar, die aus einem verschränkten Paar zweier Zwei-Zustand-Systeme bestand, nämlich das Paar QMn. Somit war diese Vase mit Münzen in der Sprache der Quantenphysik ein „ebit".
>
> Die besonders merkwürdige, ja man könnte sogar sagen „magische" Eigenschaft der verquickten QMn war ihre gegenseitige Bezogenheit über beliebige Entfernungen hinweg: Wann auch immer der eine Priester mit dem Schütteln seiner sakralen Rassel aufhörte und seine QM auf den Boden warf – vor, gleichzeitig mit oder nachdem der andere Priester das Gleiche tat –, fanden beide Priester ohne Ausnahme aufeinanderbezogene Ergebnisse: **p** beim einen, **q** beim anderen. Und dies geschah mit 100%iger Zuverlässigkeit, egal wie gross die Entfernung zwischen den beiden Rasseln war und unabhängig davon, wann die Priester jeweils mit dem Ritual aufhörten!
>
> Nur eine einzige Bedingung musste immer erfüllt werden: Keiner der beiden Priester durfte den QM-Wurf willentlich beeinflussen, z.B. indem er seine QM in die Hand nahm und sie selber auf den Boden setzte. Denn sobald der eine oder der andere Priester seine Absicht oder einen anderen bewussten Einfluss ins Spiel brachte und das Ergebnis **p** („Pyramide") oder **q** („Quan-Tum") willentlich aufzwang, war das Resultat des anderen Priesters 50:50 **p** oder **q** und nicht mit 100%iger Wahrscheinlichkeit, d.h. mit Sicherheit das Gegenteil.

„Welchem Zweck könnten diese Münzen gedient haben?" fragten sich Mary und Walt. Schlussendlich wusste kein Priester mit einer grösseren als einer 50:50 Chance und damit im Prinzip gleich wie mit einer gewöhnlichen Münze, ob er mit der QM in seiner Rassel **p** oder **q** bekommen würde. Nur die Korrelation mit der QM des anderen Priesters machte den Unterschied zum gewöhnlichen Wurf. Also konnte und musste dies das Entscheidende am ganzen Ritual sein.

Mary und Walt begannen sodann ein bisschen zu rechnen. Jede QM, für sich allein benutzt, brachte keinen Vorteil gegenüber einer normalen Münze: Bei beiden Münz-Arten bestand eine einfache Zufallswahrscheinlichkeit von 50%, dass jeder der Priester **p** oder **q** bekam. Aber als Paar im Zusammenhang mit dem sakralen Ritual waren die QMn schon etwas Spezielles: Mit einem Paar gewöhnlicher Münzen sehen die Wahrscheinlichkeiten folgendermassen aus:

	Walt-**p** („Pyramide")	Walt-**q** („Quan-Tum")
Mary-**p** („Pyramide")	25%	25%
Mary-**q** („Quan-Tum")	25%	25%

d.h. jede der vier möglichen Kombinationen tritt mit 25%iger Wahrscheinlichkeit auf, und mit den QMn, so

	Walt-**p** („Pyramide")	Walt-**q** („Quan-Tum")
Mary-**p** („Pyramide")	0%	50%
Mary-**q** („Quan-Tum")	50%	0%

d.h. von den vier möglichen Kombinationen sind zwei ausgeschlossen (0% Wahrscheinlichkeit), die beiden verbleibenden Kombinationen treten jeweils mit 50%iger Wahrscheinlichkeit auf.

Obwohl die zweite Tabelle nur sagt, dass mit 50%iger Wahrscheinlichkeit entweder Mary **p** bekommt und Walt **q** oder, auch mit 50%iger Wahrscheinlichkeit, vice versa, stellt die zweite Tabelle etwas Besonderes dar, denn: Jedesmal, wenn Mary **p** bekommt, wird Walt mit 100%iger Sicherheit **q** finden bzw. jedesmal, wenn Mary **q** bekommt, wird Walt mit 100%iger Sicherheit **p** finden. Nach dieser Erkenntnis dämmerte es Mary und Walt mehr und mehr, bis sie den Clou herausgefunden hatten.

Es gab in den alten Zeiten immer nur zwei Priester in Quan-Tum. Der eine wohnte im Osttempel, um den Sonnengott Quan-Tor am Morgen bei Sonnenaufgang zu preisen; der andere Priester residierte im Westtempel, um Quan-Tor am Abend bei Sonnenuntergang zu ehren. Der Altar im Osttempel war nach Osten ausgerichtet, der Altar im Westtempel nach Westen.

Jeden Tag zur Mittagszeit mussten sich beide Priester entweder im Nord- oder im Südtempel treffen, um mit dem Volk in dieser Gegend der Stadt das Mittagsgebet zu feiern – Quan-Tum mass in der Antike im Durchmesser mehrere Kilometer. Es war eigentlich egal, in welchem der zwei Tempel die Priester sich jeweils trafen. Wichtig war nur, dass sie sich im Jahresdurchschnitt nicht öfter im einen oder im anderen Tempel trafen. Die lokalen Stadtschreiber führten genauestens Buch über die Anzahl Priesterbesuche pro Jahr in jedem Tempel.

Selbstverständlich hätten die Priester einfach abmachen können, sich einmal im Nordtempel, das nächste Mal im Südtempel usw. zu treffen, aber diese oder eine ähnliche ausgedachte Abmachung hätte kaum die Bewunderung ihres Volkes nach sich gezogen. (Auch zu der Zeit mussten die Priester um ihre Jobs bangen und auf ihr Image bedacht sein!) Dank der QMn konnten die Priester (mit Hilfe des Quan-Tum-Gottes Quan-Tor) ihren Auftritten eine Prise Überraschung beimischen und so die Ehre und Treue ihres Volkes gewinnen und demzufolge ihre Arbeitsstellen auf Dauer sicherstellen.

Und so funktionierte es:

Jedesmal bevor die Priester sich auf den Weg zurück zu ihren entsprechenden (Ost- und West-) Tempeln machten, initiierten sie zusammen eine ritualisierte Mittagszeremonie im (Nord- oder Süd-) Tempel, je nachdem wo sie sich gerade befanden. Das Ritual diente der Quickung der QMn, wie ich sie oben beschrieben habe, und wurde auf dem Weg nach Hause fortgesetzt. Jeder Priester musste nur aufpassen, nicht mit seinem Lobgesang und Rasseln aufzuhören, bevor er sich endlich wieder zuhause in seinem jeweiligen (Ost- bzw. West-) Tempel befand. Einmal angekommen, kniete er einfach vor seinem Altar nieder, hörte mit dem Rasseln seiner QM auf und schaute das Resultat an.

Schon seit Jahrhunderten war dies heilige Prozedere zwischen den Priestern abgemacht: Der Priester, der **p** am Tag zuvor bekommen hatte, lief bis zum nächsten Tempel rechts um die Stadtmauer herum, also vom Ost- zum Südtempel bzw. vom West- zum Nordtempel; der Priester mit **q** lief links um die Stadtmauer herum, also vom Ost- zum Nordtempel bzw. vom West- zum Südtempel. Auf diese Art und Weise trafen beide Priester mit 100%iger Zuverlässigkeit zu Mittag am gleichen Tempel ein und dies zum Erstaunen ihrer Anhänger, obwohl niemand ausser den Priestern wusste, an welchem Tempel die zwei sich jeweils zu Mittag treffen würden.

Nun heisst es aufgepasst! Weder der eine noch der andere Priester schickte seinem Kollegen irgendein Signal mit diesem QM-Ritual, er teilte dem Kollegen weder seinen Wunsch noch seine Absicht für das nächste Treffen mit. Trotz aller mitschwingenden Emotionen lief die „Entscheidung" leidenschaftslos über die QMn. Falls der eine oder der andere Priester das Resultat zu beeinflussen versuchte, indem er z.B. seine QM auf **p** oder **q** zwänge, läge die Wahrscheinlichkeit, auf seinen Kollegen zu treffen, bloss bei 50%. Absicht, Einfluss, Wille oder Wunsch etc. helfen hier rein gar nichts; ganz im Gegenteil, sie zerstören die Magie! Kein Priester durfte dem Priesterkollegen seinen Vorschlag für den nächsten Treff mitteilen.

Fazit: Ein Physiker sagt hier, dass mit den QMn kein Signal geschickt wird. Obwohl die *Absicht* (= informationstragendes energetisches Signal), sich am nächsten Tag bei dem einen oder bei dem anderen Tempel zu treffen, *nicht* mit Hilfe der QMn geschickt werden kann, treffen sich die gemeinsamen Besitzer eines verquickten Paars QMn mit einer verblüffenden 100%igen Zuverlässigkeit, sofern sie die zuvor getroffene Vereinbarung befolgen.

Die Priester im obigen Beispiel mussten offen sein, damit ihre QMn richtig funktionieren konnten: Um die hinreichende Offenheit zu erreichen, mussten sie stark an ihren Gott Quan-Tor glauben und ein bis ins letzte Detail wohl definiertes Ritual ausüben, an das auch das ganze Volk seit Urbeginn glaubte.

Darüber hinaus haben sie die Einzelheiten vom Geheimnis des Rituals erst nach einem langen und mysteriösen Einweihungsritus erfahren können. Leider und im Gegensatz zu diesem Beispiel einer ritualisierten Verknüpfung zwischen Geist-Gehirn-Zuständen gibt es keine mir bekannte, zuverlässige und weltliche Art und Weise, wobei die hinreichende „Offenheit" gelehrt, gelernt oder sonstwie methodisch verbessert werden kann, um FDILS jedem Menschen jederzeit zugänglich zu machen. Den obigen Ausführungen folgend kann auch der sonst im Leben so bedeutsame und hilfreiche Wille die Offenheit nicht verbessern.

Bei der Deutung von FDILS-Experimenten mit den Begriffen der Quantenphysik darf man also „Offenheit" nicht mit „Intentionalität" verwechseln: Denn obwohl die Offenheit (= psychische Begabung) oder Sensitivität – siehe S. 218, 223 – eines Individuums in der Tat zu statistisch signifikanten und zuverlässigen Ergebnissen führen mag, sind die Resultate nicht im Sinne der Intentionalität dieser Person zu verstehen. Emotionale Beteiligung verbunden mit starker Vorstellungskraft, im Zusammenhang mit erwartungsvoller Aufmerksamkeit, mit Glauben, Hoffnung, Vertrauen oder mit dem Wunsch nach einem positiven Ausgang etc. dient gleichwohl dem Zweck der Verknüpfung.

Die Unbestimmtheit, welche Offenheit oder Sensitivität offensichtlich innewohnt, scheint aber in fast allen Divinations-, Geistheilungs- und Wahrsagerei-Phänomenen die Regel zu sein. Nehmen wir z.B. an, dass es einen mit Wahrträumen begabten Herrn Q. geben würde („Vorgesicht", siehe Bsp. auf S. 126). Jedesmal, wenn Herr Q. von jemandem im Dorf träumt, dass dieser bei ihm zuhause im Sarg liegt, ist dieser mit Sicherheit der Nächste im Dorf, der sterben wird. Herr Q. weiss mit 100% Sicherheit, *wer* der nächste Tote im Dorf ist, aber er weiss nicht, *wann*. Solch eine zuverlässige Vorausschau scheinen in der Tat gewisse, begabte Individuen zu besitzen. (Häufig fühlen sich solche Menschen weniger „begabt", sondern eher „verflucht".) Ein so begabter Mensch kann aber seine Sensitivität nicht willentlich einsetzen, z.B. um jemandem zu sagen, ob und wann sein Onkel Oskar sterben wird, so dass jener die notwendigen Vorbereitungen zur Beerdigung seines Onkels frühzeitig in Angriff nehmen könnte. Der Onkel mag wohl sterben, ohne dass Herr Q. von ihm geträumt hatte. Und sogar wenn Herr Q. vom Abschied des Onkels träumt: Der alte Oskar mag noch viele Wochen weiter leben. Gewiss sei nur, dass er der nächste im Dorf ist, der sterben wird. Wann genau er stirbt, steht immer noch (verschlüsselt) in den Sternen geschrieben.

Zum Schluss erwähne ich, dass die obenerwähnten PSI-Phänomene in der Sprache der Quantenphysik oft mit Quanten-Lauschen bezeichnet werden.

FDILS zwischen auseinanderliegenden Nervenzellgruppen innerhalb eines einzelnen Gehirns

Quanten-Nichtlokalität mag eine andere Möglichkeit für die *Parallelisierung* von ubiquitären biochemischen Reaktionen im Gehirn darstellen und damit eine andere nichtlokale Erklärung für die Verknüpfung (Binding) neuronaler Netze innerhalb verschiedener Regionen des Gehirns anbieten, falls Quantenwellenreduktionen nichtlokal in Raum-Zeit korreliert sind (Penrose 1995).

Nichtlokale Wirkungen könnten auch für die *Schnelligkeit* des Bindings innerhalb jedes einzelnen Geist-Gehirns verantwortlich sein: Verknüpfungen zwischen verschiedenen biochemischen Prozessen und zwischen unabhängig voneinander aktivierten Verbindungen in auseinanderliegenden Bereichen des zentralen Nervensystems, des autonomen Nervensystems und des Immunsystems sind viel enger zeitlich aufeinander abgestimmt, als dies früher vermutet wurde.

FDILS zwischen den Geist-Gehirnen entfernter Individuen

Ernsthafte Wissenschaftler haben inzwischen in den „paranormalen" Forschungsbereichen überzeugende Experimente durchgeführt, die auf die mögliche Rolle von Nichtlokalität in Zusammenhang mit gewissen mentalen Aktivitäten wie erwartungsvolle Aufmerksamkeit, Antizipation und Intentionalität zwischen *entfernten* lebenden Systemen hinweisen (Braud und Schlitz 1991). Die Experimente implizieren, dass gewisse mentale Prozesse nichtlokale Korrelationen zwischen auseinanderliegenden kognitiven Systemen haben mögen. Diese Wirkungen sind durch klassische, lokale/kausale Modelle des Informationsaustauschs nicht erklärbar. Obwohl die Quantentheorie die ein- und gegenseitige nichtlokale *At*tention (erwartungsvolle Aufmerksamkeit oder Antizipation) entfernter Biosysteme erklären kann, ist die Quantentheorie nicht in der Lage die nichtlokale *In*tention (Absicht oder Wirkung) zu erklären.

Die aussersinnliche Wahrnehmung (ASW) über nichtlokale Attention, auch PSI-Phänomen oder Synchronizität – siehe S. 223f – genannt, ist ein unwillentlicher, weder abruf- noch steuerbarer Austausch von Information, der, wenn erwünscht, im Sinne eines „AHA!s" und, wenn nicht erwünscht, im Sinne eines Einbruchs in die Privatsphäre erlebt wird. Wenn man überzufällig häufig richtig „ahnt", „schaut", „sieht", „spürt" oder „weiss", hat man die Gabe vielleicht, aber man kann sie immer noch nicht abrufen und steuern.

Dieses Phänomen könnte sogar die Wurzel der psychologischen Übertragungen und Gegenübertragungen sein (vgl. Nelson 1975).

Wie schon oben in einem anderen Zusammenhang erwähnt, basiert meine These explizit auf der Möglichkeit, dass (korrelierte) nichtlokale Quanten-Kommunikation am wahrscheinlichsten zwischen entfernten Individuen stattfindet,

- die durch ein gefühltsbetontes Ritual oder eine gemeinsam verehrte Autoritätsperson (Zauberer, Priester, König, Gottheit o.Ä.) verknüpft bzw. gepaart sind,
- die ihre spontane erwartungsvolle Aufmerksamkeit in einer intuitiven und wohl definierten Art und Weise gefühlsbetont in Anspruch nehmen lassen, ohne dass sie in jedem Augenblick auf ihre Willenskraft, Intentionen oder bewusstes Entscheidungsvermögen (wie z.B. beim Schachspiel) zurückgreifen müssen,
- die umständehalber an irgendeiner schnellen und labilen motorischen Aktivität (wie z.B. beim Werfen von Schafgarbenstengeln, bei der Jagd oder beim Tennisspiel) beteiligt sind.

Die Überlebensstrategie eines Organismus mag nun auf dem Zugang zur Quanten-Nichtlokalität basieren.

Nichtlokalität und die Antizipation oder Vorhersage von Ereignissen

Es ist logisch, dass das Geist-Gehirn durch die Evolution ausgewählt wurde, weil seine biophysischen Eigenschaften Zugang zu einer zusätzlichen Strategie der Vorhersage ermöglichen, die formalen Informationsverarbeitungssystemen (z.B. dem Computer) nicht zugänglich sind: nichtlokale (im Gegensatz zu erlernter) Antizipation oder Vorhersage von Ereignissen (King 1996, S. 212, 1978, S. 10; Llinâs 1987, S. 339). Mit anderen Worten: Es könnte sein, dass die nichtlokale, unwillkürliche Antizipation oder Vorhersage eine evolutionäre Funktion des Bewusstseins ist. Es kann sogar sein, dass das Bewusstsein selber eine unmittelbare Manifestation der Quanten-Nichtlokalität ist, welche hinter der Funktion aller lebenden Gewebe generell und dem des Gehirns im besonderen steht. Hier dient das Geist-Gehirn als nichtlokaler antizipatorischer Empfänger von Korrelationen innerhalb einer ansonsten scheinbar stochastischen, d.h. unzusammenhängenden Welt. (Überall dort, wo ich in dieser Arbeit allgemein von Bewusstsein rede, meine ich beide, das übliche Bewusstsein [„Bewusstsein von"] sowie auch das Unbewusste [„Bewusstsein an sich"].)

Die nichtlokale Antizipation oder Vorhersage von Ereignissen impliziert eine sofortige Korrelation des individuellen menschlichen Bewusstseins zwischen dem eigenen Geist-Gehirn und (1) einem oder mehreren anderen Geist-Gehirnen, und (2) Umwelt-Ereignissen, falls Quantenwellenreduktionen auf eine nichtlokale Art und Weise in Raum und Zeit zwischen den gegebenen Systemen korreliert sind. Nichtlokale Antizipation mag als Eigenerlebnis der im eigenen Geist-Gehirn georteten Orchestrierung gelten, die zwischen der Informationsverarbeitung im eigenen Geist-Gehirn und der in anderen lebenden Quellen, d.h. Lebewesen stattfindet. Das individuelle Bewusstsein mag Teilnahme an einer globalen Manifestation (Weltseele) haben, welche eine kollektive, interpersonale Funktion des aufmerksamen Geist-Gehirns einschliesst. Somit wären die Synchronizitäten und archetypischen Manifestationen des Kollektiven Unbewussten, die in den Arbeiten von C. G. JUNG bis ins Detail beschrieben sind (Jung 1979a), erklärt. Hier betone ich meine Vermutung, dass FDILS ein unbewusster intrinsischer Geist-Gehirn-Prozess ist. In diesem Zusammenhang möchte ich C. G. JUNG zitieren:

> „... nach der allgemeinen Ansicht, das Bewußtseinsleben für die Existenz des Individuums von ungleich größerer Bedeutung ist als das Unbewußte. Diese allgemeine Ansicht dürfte aber noch zu revidieren sein, denn mit steigender Erfahrung wird sich auch die Einsicht vertiefen, daß die Funktion des Unbewußten im Leben der Psyche von einer Wichtigkeit ist, von der wir vielleicht jetzt noch eine zu geringe Meinung haben. Es ist gerade die analytische Erfahrung, welche in steigendem Maße Einflüsse des Unbewußten auf das bewußte Seelenleben aufdeckt – Einflüsse, deren Existenz und Bedeutung die bisherige Erfahrung übersah. Nach meiner Ansicht, die sich auf eine langjährige Erfahrung und zahlreiche Untersuchungen gründet, ist die Bedeutung des Unbewußten für die Gesamtleistung der Psyche wahrscheinlich ebenso groß wie die des Bewußtseins. Sollte diese Ansicht richtig sein, dann dürfte nicht bloß die Funktion des Unbewußten als kompensatorisch und relativ zum Bewußtseinsinhalt betrachtet werden, sondern auch der Bewußtseinsinhalt als relativ zum momentan konstellierten unbewußten Inhalt. In diesem Falle wäre dann die aktive Orientierung nach Zweck und Absicht nicht nur ein Vorrecht des Bewußtseins, sondern würde auch vom Unbewußten gelten, so daß also das Unbewußte auch imstande wäre, so gut wie das Bewußtsein, bisweilen eine final orientierte Führung zu übernehmen." (Jung 1982, „Allgemeine Gesichtspunkte zur Psychologie des Traumes", Par. 491)

Meine Annäherung an diese Angelegenheiten suggeriert ein „Kollektives Unbewusstes", das nur in dem Masse unbewusst ist, so weit wie es ausserhalb der Reichweite des persönlichen Willens zu liegen scheint, das aber dennoch den FDILS-Phänomenen mit vermeintlich bewussten Absichten innewohnt. Hier möchte ich noch bemerken, dass die obenerwähnte, globale Teilnahme an den Ereignissen in der Welt auf eine sonderbare, pathologische Art und Weise auch bei den psychotischen Erlebnissen beteiligt zu sein scheint. (Ich werde auf das Thema „Psychose" auf S. 226ff nochmals zurückkommen.)

Der psychogene Tod, Evolution und FDILS

Jede mentale Fähigkeit, welche die Erfolgschancen eines fundamentalen kollektiven Sozialverhaltens wie z.B. Schutz, Sammeln, Jagd, Partner-Suche oder Krieg erhöht, bedeutet für die Individuen, die im Besitz dieser Fähigkeit sind, im darwinistischen, evolutionären Sinne einen Vorteil. Eine „FDILS-Fähigkeit" (= Anlage zur *unwillkürlichen*, nichtlokalen Antizipation) geht also für jedes so veranlagte Individuum mit einem grossen Überlebenswert einher. Fortschritte innerhalb der neuen Disziplin der Bewusstseinswissenschaft (MacCormac und Stamenov 1996) haben Fragen über die evolutionäre Bedeutung des Bewusstseins im allgemeinen (Hameroff 1997a) und die evolutionäre Bedeutung gewisser funktioneller Fähigkeiten des Bewusstseins einschliesslich der nichtlokalen Antizipation im besonderen (Hameroff 1997b, King 1996) hervorgebracht.

Es wurde auch in Bezug auf die Selbstheilung vorgeschlagen, dass „unmittelbarer mentaler Einfluss ein zusätzliches Kontrollsystem darstellen könnte, das parallel zu anatomischen, chemischen und elektrischen Einflüssen innerhalb des Körpers funktioniert" (Braud und Schlitz 1991, S. 42). Ich habe schon die Wichtigkeit solcher Kontrolle für die Geistesgesundheit erwähnt, nämlich im Rahmen der kontextbezogenen, organisierten (im Sinne des Binding) Informationsverarbeitung des Geist-Gehirns. Darüberhinaus und bezogen auf die Geistheilung „mögen lebende Systeme, die durch ein höheres Mass der Abweichung von der Homöostasis empfindlicher auf direkte mentale Einflüsse, die auf die Wiederherstellung des physiologischen Gleichgewichts ausgerichtet sind, reagieren" (Braud und Schlitz 1991, S. 36). Nochmals: Einfluss möchte ich nur als unwillentliche Antizipation verstehen.

Eine „FDILS-Veranlagung" könnte auf die individuelle Gesundheit und auf die soziale Kooperation gleichermassen vorteilhaft wirken. Andererseits und im Rahmen des psychogenen Todes verstärkt diese innewohnende und fernwirkende soziale Kooperation die tödliche Wirkung von kollektiven Glaubenssätzen auf das Opfer nach einer Verfluchung oder einem Tabu-Bruch im Sinne einer „fokussierten Bannung", die das Sich-Aufgeben/Aufgegeben-Sein des verfluchten bzw. sündigen Individuums bis zu einem tödlichen Grad steigert. Auch begünstigt derselbe Gruppenzusammenhalt das Gefühl des Anders- und Alleinseins des Aussenseiters, insbesondere das des im Ausland lebenden, an Heimweh leidenden und sterbenden Menschen. Schon oben habe ich argumentiert, dass schizophren erkrankte bzw. als schizophren definierte Menschen möglicherweise eine erhöhte Veranlagung für FDILS haben. Aber wie soll man dieses evolutionäre Erklärungsmodell im Falle der Schizophrenie verstehen? Ist eine Geistesstörung wie die Schizophrenie nicht eindeutig von evolutionärem Nachteil für das Individuum wie für die Gruppe? Warum sind solche Menschen bzw. ist die Krankheit Schizophrenie nicht längst im Laufe der Evolution von selbst ausgestorben? Ich werde am Schluss dieses Unterkapitels auf diesen scheinbaren Widerspruch zurückkommen.

FDILS-Phänomene

Hier möchte ich einige Beispiele von FDILS-Phänomenen anführen, welche normalerweise in eher esoterischen Termini diskutiert und verstanden werden. In Geistheiler- und ähnlichen Kreisen sagt man, dass ein für den Empfang von FDILS besonders empfindlicher oder begabter Mensch eine sensitive Veranlagung für Intuition, Hellfühligkeit, Hellhörigkeit, Hellsichtigkeit usw. hat: Sensitivität bedeutet in diesem Kontext „ganz allgemein in Kommunikation stehen mit anderen Bewusstseinsebenen." Ich möchte von diesem Verständnis der Sachlage mit Begriffen wie Bewusstseins*ebenen* etc. etwas abweichen und betonen, dass die verstärkte Fähigkeit, FDILS-Phänomene wahrzunehmen, eher durch einen anderen, aussergewöhnlichen – nicht aber einen „höheren" etc. – Bewusstseins*zustand* bedingt ist. Obwohl ich das naive Bild als „Didaktikum" akzeptiere, dass ein sensitiver Mensch mit einem Radioempfänger vergleichbar ist:

> „Er kann „im Raum" vorhandene Information aufnehmen und allenfalls weitergeben. Es ist aber entscheidend, auf welchen „Sender" bzw. welche ‚Frequenz' er sich einstellt, und je nachdem können die wahrgenommenen Inhalte sehr verschieden sein." (Bösch 1999)

verstehe ich das Phänomen im Rahmen der üblichen Quantentheorie, so wie sie in diesem Kapitel mit den Begriffen Quanten-Teleportation etc. ausführlich diskutiert wurde, und nicht im Rahmen eines – meines Erachtens und auch für meine Zwecke nicht notwendigen – metaphysischen Weltbildes.

Spirituelle und Fernheilung

Vielleicht die sensationellste und praktischste Anwendung von FDILS liegt in der spirituellen oder Fernheilung. Zugleich ist dieser Bereich einer der umstrittensten (Bösch 1998, Bösch und Kind 1998, Taverna 1998b). Die ernstzunehmendste Kritik an der Geistheilung, abgesehen von ihrer offenbaren Unzuverlässigkeit und niedrigen allgemeinen Wirksamkeit (kaum besser als Plazebo, nämlich ca. 30%) ist die Tatsache, dass der Erfolg eines Heilers anscheinend eher in der gegenseitigen Wechselwirkung von Sympathien und Antipathien zwischen den Persönlichkeiten des Heilers und seines Patienten liegt, insbesondere im Ruf und Charisma des Heilers sowie in der Stärke des Patienten-Glauben an die Macht des Heilers und weniger in diesem oder jenem spezifischen wirksamen Agens (Bösch und Kind 1998). Solch eine „positive Verknüpfung" ist im grossen und ganzen eine Frage des Zufalls.

Diese „Verlässlichkeit des Zufalls" im Sinne des obigen QMn-Beispiels ist dem Quanten-Austausch von Quanten-Informationen zwischen verknüpften Systemen innewohnend. Jedenfalls gibt es bis heute noch keine reliablen, lehr- und lernbaren Methoden für die zuverlässige Ausübung spiritueller Heilungsmethoden. Ganz im Gegenteil: Die Wirksamkeit eines Heilers bzw. seiner Therapie ist auf die Eignungen des Heilers und seines Patienten für ihre entsprechenden Rollen innerhalb einer ritualisierten Heiler-Patienten-Beziehung angewiesen, obwohl gewisse Heiler eine grössere Gabe zu besitzen scheinen und als „Naturtalente" überzufällig hohe Erfolgsraten (statistisch gesprochen) aufweisen können.

Diese Art Eignung ist eine Tatsache, welche die meisten Naturheiler und privaten tiefenpsychologischen Ausbildungsinstitute bei ihrer Auswahl von Lehrlingen bzw. Ausbildungskandidaten berücksichtigen. Leider ist mir nicht bekannt, wie diese Eignung festgestellt wird bzw. wer sie woran erkennt. Wahrscheinlich könnte solch ein individuelles und höchst persönliches Auswahlkriterion wohl kaum in einer öffentlichen Schule oder Universität, die von Steuergeldern lebt, etabliert werden, weil eine öffentliche Schule oder Universität alle Lernenden bzw. Studierenden, die gewisse festgelegte, objektive Aufnahme-, Ausbildungs- und Abschlusskriterien erfüllen, ausbilden müssen. Und falls ein öffentliches Institut die Ausbildung von Heilern in Angriff nehmen würde, nach welchen objektiven Kriterien könnte es potentielle Heiler auswählen, die nach der Ausbildung zuverlässig eine statistisch signifikante, durchschnittliche Heilungsquote von mehr als 30% erreichen könnten? Ohne sich selber in eine Therapie zu einem mutmasslichen Heiler zu begeben, kann eine Patientin die Wirksamkeit eines potentiellen Heilers nicht besser beurteilen, als sie den Geschmack eines Apfels einschätzen kann, bevor sie in ihn hineingebissen hat.

In einer Zusammenfassung von 37 FDILS-Experimenten konnte gezeigt werden, dass irgendeine Art von Eignung oder Charisma eigentlich unvermeidlich ist und sogar erwartet werden sollte (Braud und Schlitz 1991). Darüber hinaus sehen viele Geistheiler und ihre Klienten den Sitz der Heilkraft nicht im Heiler selber, sondern in einem dritten übernatürlichen Agens, z.B. in Jesus Christus in christlichen Kreisen: „Der Heiland macht es; ich bin nur ein Mittel zum Zweck." Solch ein Heiler verbindet seine Heilungsabsicht oftmals mit bestimmten Gedanken an einen Gott, so z.B. in folgendem Bibel-Zitat: „Abba, Vater, alles ist dir möglich; lass diesen Kelch an mir vorübergehen! Doch nicht was ich will, sondern was du willst." (Markus, 14,36; siehe Taverna 1998a, S. 529.) Diese Idee einer Verknüpfung zwischen Patient, Heiler und übergeordnetem Agens ist zentral in meiner These.

Es ist auch wichtig zu betonen, dass die Entfernung zwischen Heiler und Patient für die Stärke, die Wirksamkeit oder den Erfolg des Effekts offenbar keine Rolle spielt. Ob der Patient sich in der unmittelbaren Nachbarschaft des Heilers befindet, oder er sich in einer anderen Stadt oder einem weit entfernten Bundesland aufhält, hat keine Konsequenz: Die „Kraft" ist die gleiche. Genau diese Unabhängigkeit vom Raum ist es, die dem Quantenphänomen der Teleportation (Bouwmeester et al. 1997) innewohnt und welche auch für meine These sehr wichtig ist (siehe Schmid 1999).

Wegen seiner allgemeinen Bedeutung für das FDILS-Phänomen und um dem Leser ein besseres Verständnis der relevanten Probleme zu geben, möchte ich hier ein kritisches Beispiel einer typischen Heilungssitzung zitieren, die vom russischen Geistheiler und ehemaligen Gewichtheber Aron Dolgoj durchgeführt wurde:

> „WIE GEHT EINE Geistheilung vor sich? Ein fünfzigjähriger Büroangestellter aus Stuttgart, seit über zehn Jahren an Rückenschmerzen leidend, kommt zur Behandlung. Nichts hat ihm bisher geholfen, weder schachtelweise Antirheumatika noch Akupunkturbehandlungen. Dolgoj fängt mit Pendeln an und notiert zur Konsternation des Patienten Wasseradern. Der Rückenschmerzgeplagte hatte seine Wohnung bereits erfolglos durch verschiedene Pendler absuchen lassen. Engels (der Arzt, bei dem der Geistheiler arbeitete, A.d.V.) disqualifizierende Bemerkung über des Heilers Kolleginnen und Kollegen (‚Alles Quacksalber') festigt das Vertrauen des Patienten in ‚seinen' Heiler. Dieser stärkt den Hilfesuchenden mit weiteren Suggestivfragen: ‚Sie sind ganz schön nervös?' oder: ‚Schlafen Sie gut?' Dolgoj legt seine Hände an die Lenden, später an den Hinterkopf des Patienten. Während er die Heilenergie ‚hinüberfliessen' lässt, überzeugt er den Kranken mit beruhigenden Bemerkungen von seinen Heilqualitäten: ‚Es wird gut, Sie brauchen keine Angst zu haben.' Oder: ‚Hat Ihre Frau nicht gesagt: ‚Geh und komm mit einer Überraschung zurück.'?' Untermalt wird das Ganze

> durch ein wiederholtes magisches ‚Ah' und ‚Oh' Dolgojs. Was sich wie ein Tick anhört, komme vom Gewichtheben, erklärt der Heiler. Auch Engel pflegt ein Ritual: Während der ganzen Prozedur knabbert er Salzsticks. Mit den Worten ‚So, heute nicht duschen' entlässt Dolgoj den Patienten. Engel doppelt nach: ‚Diese Heilenergie müssen Sie jetzt einwirken lassen.' Und das Ergebnis? Der Patient: ‚Immer wieder wurde es heiss.' Von den Schmerzen ist eine blosse Nackenverspannung geblieben, die in zwei weiteren Sitzungen wegbehandelt werden soll." (Amrein 1997)

Ernsthafte professionelle Argumente für die Anstellung spiritueller Heiler werden sogar in der öffentlichen psychiatrischen Fürsorge vorgebracht (Bösch und Kind 1998).

Divination und Wahrträume

Soweit FDILS indirekt in Phänomene wie z.B. Wahrsagerei (Divination) und Wahrträume involviert sind, möchte ich hier zur allgemeinen Orientierung ein paar Beispiele erzählen. Ein zuverlässiger Freund hat mir einst folgendes persönliches Erlebnis erzählt:

> „ALS ICH UNGEFÄHR sechs Jahre alt war, träumte es mir, dass mein Grossvater gestorben sei. Zur Zeit war er nur 69 Jahre alt und nicht eigentlich krank, obwohl alle in der Familie wussten, dass er schon zwei Herzattacken überlebt hatte. Auf jeden Fall ist er in der Tat in genau dieser Nacht gestorben, wie ich am folgenden Morgen am Frühstückstisch erfahren musste."

Mein Kollege hatte nie zuvor solche Träume und auch nachher nicht mehr. Solch eine Korrelation zwischen räumlich weit auseinanderliegenden Ereignissen (Traum und Tod) kann in der Tat als eine Art FDILS-Phänomen verstanden werden.

Ich erwähne noch eine andere Art des „Blick in die Zukunft" bzw. Antizipation, ohne Beteiligung anderer lebender Systeme. Kurz vor ihrem Tod träumte die italienische Schönheitskönigin Marcella Mariani von einem Flugzeugabsturz (SR111 am Mittwoch, den 2. September 1998, Lokalzeit), bei dem alle Passagiere ihr Leben verloren haben (Peskoller 1998, S. 69):

> „LIEBE MUTTER, ich habe in der letzten Nacht einen furchtbaren Alptraum gehabt. Mir träumte, dass unser Flugzeug in eine tiefe Schlucht abstürzte. Ich will Dir nicht Angst machen, Mutter, aber mein Herz klopft. Trotzdem wage ich es nicht, von diesem Flug zurückzutreten. Man könnte sonst über mich lachen.
> Liebe Grüsse, Marcella"

Marcellas Mutter erhielt das Schreiben ihrer verunglückten Tochter zwei Tage nach dem Flugzeugabsturz. Insofern als die Betroffene (Marcella) im Gegensatz zum ersten Beispiel oben nicht sofort, sondern weit vorausschaute, sprengt dieses Beispiel den Rahmen einer zeitlichen Koinzidenz zwischen Antizipation und Ereignis und passt eher zur Kategorie der Synchronizität (siehe unten).

Aussersinnliche Wahrnehmung (ASW) und Gedankenlesen

Bis vor kurzem war FDILS allgemein und fast ausschliesslich im Sinne von aussersinnlicher Wahrnehmung (ASW) und Gedankenlesen bekannt. In diesem Zusammenhang hat mir ein anderer vertrauenswürdiger Freund folgende persönliche Geschichte erzählt. Zur Zeit des Ereignisses war er ungefähr 25 Jahre alt.

> „SEIT EINER WEILE schon traf ich damals regelmässig am Sonntag gegen 17^{00} eine gute Bekannte zum Abendessen. Wir beide standen zu der Zeit völlig unabhängig voneinander in einer sehr emotionsbeladenen Situation, nämlich in der Scheidung. Ansonsten gab es keine spezielle emotionelle Bezogenheit, insbesondere keine Liebesgeschichte weder vor- noch nachher.
>
> Eines Sonntagsmorgens und nachdem wir uns schon ca. 6mal getroffen hatten, rief sie mich an, um für den Abend abzusagen: Sie wollte die Zeit am Nachmittag und Abend mit einer mir unbekannten Freundin verbringen. Mir war dies recht, weil ich sowieso den Abend für mich alleine haben wollte. Trotzdem kroch am selbigen Abend gegen 18^{00} ein unangenehmes Gefühl in mir hoch: Ich sollte mit meiner Bekannten Kontakt aufnehmen. Aber warum?
>
> Ohne jegliche Idee, ohne irgendein Bild, ja wie ein Zwang wirkte es auf mich ein. Ursprünglich lediglich auf dieses diffuse Gefühl reagierend versuchte ich über den Zeitraum von ungefähr einer Stunde, meine Bekannte mehrmals telefonisch zu erreichen. Als ich keine Antwort bekam, wurde ich zunehmend unruhiger und der anfängliche Schwall Gefühle mündete langsam in ein fortwährend intensiveres Bauchgefühl, das mir mit der Zeit keine Ruhe gab. Schliesslich fühlte ich mich gegen 19^{00} wie gezwungen, zur Wohnung meiner Bekannten zu fahren und bei ihr an der Tür zu klingeln, ja, ich war fest entschlossen, die Tür einzubrechen, falls niemand auf mein Klopfen reagieren sollte; so dringlich war mein unerklärlicher Spürsinn inzwischen geworden.
>
> Unterwegs zur Wohnung – lediglich wegen einer vagen Ahnung – fragte ich mich immer wieder, warum es mir so eilig schien, mit dieser Bekannten gerade jetzt Kontakt aufzunehmen. Komisch kam mir meine Dringlichkeit auch deswegen vor, weil ich mir andererseits ziemlich sicher war, dass sie zu dieser Zeit mit ihrer Freundin zum Essen gegangen war, wie sie es mir telefonisch am selben Morgen gesagt hatte. Ich fragte mich sogar, ob ich nicht ein bisschen ‚crazy' war, so extrem und konkret auf dieses beunruhigende Gefühl zu reagieren. Wahrscheinlich war alles sowieso nichts, dachte ich.
>
> Als ich bei ihrer Wohnung ankam, klingelte ich und klopfte gleichzeitig an die Tür. Aber es kam, wie zu erwarten war, keine Antwort. Obwohl ich

von der Vernunft her der Meinung war, dass meine Bekannte immer noch ihre Freundin besuchte, packte mich eine dermassen überwältigende Verzweiflung – im Sinne eines Zwangs –, dass ich mich entschied, die Tür mit der Schulter einzubrechen: Hier und jetzt! Vielleicht hätte ich diesem Zwangsgefühl widerstehen können. Aber ich war einfach zu verwundert und zu eigensinnig, um das Gefühl zu übersehen und wieder nach Hause zurückzukehren, ohne dass ich wirklich alles gemacht und getan hätte, meine Bekannte zu kontaktieren. Also stiess ich meine Schulter noch fester und lauter gegen die Tür.

In der Zwischenzeit sammelten sich mehrere Nachbarn um mich herum und wollten wissen, was ich im Sinn hätte. Weil ich selbst meine Motivation nicht genau kannte, ignorierte ich sie und versuchte weiterhin die Tür einzubrechen. Schliesslich hörte ich eine sehr schwache Stimme von innen, so dass ich jetzt motiviert war, noch das Glasfenster mit meinen Fäusten einzuschlagen. Endlich öffnete jemand die Tür von innen.

Eine gewaltige Wolke Naturgas floss mir entgegen. Meine Bekannte kroch auf allen Vieren und kollabierte auf der Türschwelle. Ihr Hund war von der toxischen Wirkung schon ohnmächtig geworden. Unter die Tür- und Fensterrahmen waren nassen Tücher gestopft. Ein einfacher Brief liess keinen Zweifel: Ihr Suizidversuch war völlig ernst. Sie hatte nicht erwartet, dass jemand sie retten käme. Und an mich hatte sie keinen Augenblick gedacht."

Viele ähnliche Geschichten sind in der Literatur zu finden (Bächtold-Stäubli und Hoffmann-Krayer 1987, Bd. 8). Selbstverständlich ist die Abgrenzung zwischen sensitiver Veranlagung („Sensitivität") und Psychose in manchen Fällen schwierig (Schmid 1996): Wenn der junge Mann in der obigen Geschichte mit seiner Antizipation nicht recht gehabt hätte und die Nachbarn die Polizei gerufen hätten, die Polizei den Notfallpsychiater usw., wäre dieser hellfühlige Mensch möglicherweise mit der Diagnose einer Psychose oder Schizophrenie vorübergehend in einer psychiatrischen Klinik hospitalisiert worden. Wichtig zu bemerken ist hier auch die Tatsache, dass Sensitivität häufig in Krisensituationen erstmals richtig durchbricht, was Fachleute dazu verführen kann, die Diagnose einer Geisteskrankheit zu stellen, auch wenn es sich eigentlich um die Erscheinungen eines FDILS-Phänomens handelt (vgl. Orloff 1997).

Synchronizität

C.G. JUNG hat den Begriff Synchronizität eingeführt, um die raren aber beeindruckenden Erlebnisse zu kennzeichnen, bei denen eine gefühlsmässig bedeutungsvolle, subjektive Haltung mit einem relativ unwahrscheinlichen aber anthropologisch wichtigen, objektiven Ereignis in der Aussenwelt zusammenkommt. Zum Beispiel: Eine

Person fragt sich eines Tages, wie es einer ehemaligen Geliebten gehen möge, die vor mehreren Jahren nach Neuseeland ausgewandert ist und von der er seither nichts mehr gehört hat. In derselben Woche kommt ein Brief von der Ex: Sie entschuldigt sich für das lange Schweigen und hofft recht bald einen Besuch machen zu können. Es folgt noch ein Beispiel:

> „ZWEI EHEMALIGE PSYCHIATRIE-PATIENTEN fallen dem Oberarzt der Akutstation einer grösseren kantonalen Landesklinik plötzlich ein, von denen er seit ihrer Entlassung nichts mehr gehört hat. Innerhalb der nächsten zwei Tage werden beide unabhängig voneinander auf der Station des Oberarztes notfallmässig eingewiesen." (Holub 1998)

Eine Nachfrage beim Pflegepersonal hat gezeigt, dass dieses Phänomen wohl bekannt ist. Ich nehme an, dass die meisten Menschen ähnliche Synchronizitäten selber erlebt haben und überlasse es meinen Lesern, weitere Beispiele zu erinnern und zu erleben.

Glücksspiele

Fast jeder hat vom Anfängerglück gehört oder es selbst schon erlebt. Könnte es sein, dass die spezielle und nichtreproduzierbare Situation (erwartungsvolle Aufmerksamkeit auf das Unbekannte, Glaube an das augenblickliche Schicksal etc.) der ersten Spielversuche eine Art „Verknüpfung" zwischen dem Anfänger und seinen Gegenspielern begünstigt und somit dem Anfänger einen „antizipatorischen Vorteil" über seine erfahreneren und schon weniger enthusiastischen Mitspieler gibt? Eine ähnliche Art von Verknüpfung könnte auch der FDILS-Antizipation eines erfahrenen und wieder einmal besonders motivierten Spielers bei Eintreten einer Glückssträhne zugrundeliegen: Jeder Gewinn verstärkt seinen/ihren Glauben an den nächsten Gewinn usw.

Jagd / Sport

Hier ist ein Bereich der menschlichen Aktivität in dem FDILS meines Erachtens seit dem Beginn der Geschichte eine wesentliche Rolle im Sinne der erfolgreichen Antizipation gespielt hat. Zum Beispiel haben die Naskapi-Indianer der Halbinsel von Labrador eine sehr differenzierte Jagdkultur, die laut ihrem Glauben unmittelbar von der Existenz von FDILS-Phänomenen in Verbindung mit Jagd und Traum abhängt (Speck 1977). Nehmen wir als moderneres Beispiel den Zweikampf- oder Team-Sport (Boxen, Tennis etc. bzw. Fussball, Rugby etc.).

Falls Spieler A öfters als sein Gegenspieler B fähig ist, „zum richtigen Zeitpunkt am richtigen Ort" zu sein, dann hat A bzw. sein Team einen gewissen Gewinn-Vorteil gegenüber B.

Es ist auch wohl bekannt, dass ein Team mit einem guten Team-Geist eher in der Gunst der Göttin Fortuna steht, als ein Team, in dem die Mitglieder untereinander weniger harmonieren: Das kollektive Zusammenspiel zwischen „glücklichen" Teammitgliedern ist viel effizienter als das zwischen den Mitgliedern eines Teams mit weniger Team-Geist. In der Tat spielt der Team-Geist eine wichtige Rolle im Kochrezept fast jeden erfolgreichen Teams: Eine glückliche Kombination glücklicher Spieler ist der Traum eines jeden Trainers.

Kann aber Glück gelernt oder gelehrt oder sonst irgendwie optimiert werden? Dies scheint nicht der Fall zu sein. Mindestens bis heute ist noch niemand mit einer überzeugenden Methode hervorgetreten, die zuverlässig einen Gewinn garantieren kann, sogar für den Fall, dass meine These stimmt und Glück letztendlich eine Sache der nichtlokalen Kommunikation im Sinne von FDILS ist. Auf jeden Fall möchte ich bei meiner Vermutung bleiben, dass Glück im Spiel, Sport und Jagd im Wesentlichen eine Sache von FDILS zwischen Spielern ist. Es ist auch interessant in diesem Zusamenhang zu bemerken, dass viele erfolgreichen Sportler abergläubisch sind und sich gern auf Amulette, Zauberformeln oder „Zeichen" etc. für den kommenden Erfolg verlassen.

Zum Schluss erwähne ich noch ein weiteres bekanntes Phänomen, das meines Erachtens ebenfalls mit FDILS zu tun hat. Jeder weiss, dass derjenige Spieler, dessen Familie oder Freunde während des Spiels als Zuschauer zugegen sind, einen gewissen Gewinn-Vorteil gegenüber seinem Gegner hat, falls dieser ohne diese „Participation mystique" spielen muss. Auch das Heimteam hat einen Gewinn-Vorteil über das Besucherteam. Könnte der Vorteil darin liegen, dass die Zuschauer „ihren Spielern" im Sinne von FDILS etwas mehr erwartungsvolle Aufmerksamkeit oder Bewusstheit schenken?

Alltag

Vielleicht das weit verbreitetste Beispiel von FDILS im Alltag ist die Ahnung, dass jemand einen von hinten anstarrt: Frau dreht sich um und sieht sogleich, dass es stimmt (Schlitz und LaBerge 1997, Wiseman und Schlitz 1997)!

Sensorische Deprivation, sensorische Überflutung, Drogen, Meditation usw.

Sensorische Deprivation kann Psychosen vergleichbare Erlebnisse im Betroffenen hervorbringen. Könnte es sein, dass die extreme Herabsetzung/Unterdrückung lokaler Denkprozesse im lebenden System die Sensibilität des Organismus auf eine allgegenwärtige FDILS-Hintergrund-Aktivität verstärkt? In einem ähnlichen Sinne könnte sensorische Überflutung oder auch eine psychotrope Substanz die bewusste erwartungsvolle Aufmerksamkeit des Organismus genauso gut unterdrücken bzw. die Bewusstseinsschwelle dermassen herabsetzen, dass das Denken/Fühlen unwillentlich für das spontane, zufällige FDILS aus der Umwelt anfällig wird. Schliesslich könnten Meditationstechniken auf eine ähnliche Art und Weise im Sinne eines systematischen, disziplinierten Zugangs zum bewussten Erlangen einer speziellen Auslese und Kohärenz im sonst zufälligen, unbemerkten und desorganisierten Umwelt-FDILS – d.h. zum bewussten Erlangen einer „Einheit mit dem Universum" – verstanden werden. Zum Zweck einer optimalen Verknüpfung mit diesem postulierten Hintergrund-FDILS sollte die Rolle eines Gurus nicht unterschätzt werden (siehe Schmid 1999).

Schizophrenie

Schizophrenie scheint ein archetypisches Phänomen zu sein: Sie zeigt mehr oder weniger die gleiche Inzidenzrate von ungefähr 1% (= % betroffene Individuen pro Jahr in der Gesamtbevölkerung) unabhängig von Zeitepoche und Kultur, und dies trotz der Tatsache, dass schizophren veränderte Menschen eine herabgesetzte Heirats- und Fruchtbarkeitsrate haben. Andererseits kann angenommen werden, dass Schizophrenie als Krankheit schon längst hätte verschwinden müssen, sofern genetische Faktoren eine Rolle spielen (siehe z.B. Blouin et al. 1998). Erklärungsversuche, wie z.B. die Annahme eines Genverlusts durch Neumutationen an einem Genlocus oder die Annahme einer Kompensation der Unfruchtbarkeit der Indexpatienten durch eine erhöhte Reproduktion der Verwandten sind umstritten (Propping 1989, S. 297–298). Eine allgemein akzeptierte Erklärung, warum die Schizophrenie nicht längst ausgestorben ist, steht bis heute noch aus (Propping 1989, S. 297–299). Noch nicht empirisch widerlegt ist die Hypothese eines evolutionären, psychologischen Vorteils bei den Verwandten im Sinne eines erhöhten Potentials für FDILS.

In der Tat berichten alleinlebende schizophren veränderte Menschen, dass sie während der Phasen der floriden Psychose oft im Besitz der Gewissheit sind, durch eine ihnen unheimliche Art der Bewusstheit mehr oder weniger genau zu wissen, wo sich z.B. die Nachbarn (normalerweise ihnen völlig unbekannte Menschen) in ihren jeweiligen Wohnungen aufhalten, wie sie sich dort bewegen oder sonst irgendwie mit den Gedanken oder Energien dieser Nachbarn in Verbindung stehen. Und die Betroffenen können diese lästige „Fähigkeit" kaum ab- oder ausschalten. Es dauert nicht lange bis der leidende Mensch z.B. so paranoid bzw. so stark von einem Verfolgungswahn besetzt wird, dass sein Verhalten die erwartungsvolle Aufmerksamkeit der Mitbewohner auf sich zieht und der Betroffene unfreiwillig hospitalisiert werden muss. Das medizinische Personal schreibt diese Erlebnisse der Pathologie der Krankheit zu.

Bis jetzt nimmt anscheinend niemand die Möglichkeit ernst, dass schizophrenes oder psychotisches Erleben im allgemeinen die pathologische Folge einer zufällig wahrgenommenen Hintergrund-FDILS-Aktivität sein könnte: Diese Fernwahrnehmung ist dermassen auf die sonstige und normale („gesunde") lokale Denkaktivität des lebenden Systems aufgelagert, dass der Organismus sich der Gedanken der anderen ebenso sehr oder sogar mehr wie der eigenen bewusst wird. Diese Hypothese könnte unter Umständen auch das Phänomen des Stimmenhörens teilweise erklären. Auf jeden Fall wäre es für die Betroffenen sicher viel leichter, einen psychohygienischen Umgang mit den Stimmen zu erlernen, wenn das Phänomen in ein anerkanntes soziales oder spirituelles Glaubensystem eingebettet ist (Escher und Escher 1997, Bock und Stratenwerth 1998): „Mit der Vorstellung, von Geistern und Schutzengeln begleitet zu sein, würden Betroffene besser leben als mit der Diagnose, aufgrund einer psychischen Krankheit unter Halluzinationen zu leiden" (Bösch 1999). Es wäre aber extrem schwierig, ein entsprechendes Experiment durchzuführen, das die hier postulierte Hypothese nichtlokaler Korrelationen zwischen z.B.

(1) dem „was der unter Schizophrenie leidende hier und jetzt in seiner Wohnung über das Verhalten der anderen in ihren Wohnungen mit Gewissheit zu spüren meint" mit
(2) dem „was die anderen erwiesenermassen wirklich dort in ihren Wohnungen tun"

verifizieren oder falsifizieren könnte.

Vielleicht ist die Schizophrenie – und der psychogene Tod, der auf perniziöse Formen der Schizophrenie folgen kann – der tragische Preis, den einige unglückliche Individuen zahlen müssen, damit alle Mitglieder der Gattung Mensch den Überlebensvorteil einer generellen Fähigkeit für FDILS und der (spontanen) Fernantizipation, die FDILS innewohnt, haben können. Ich habe schon in einem anderen Kontext diskutiert (Schmid 1999), wie die Quantentheorie paarweise Beobachtungen, wie die hier erwähnten, erklären kann. Nämlich Beobachtungen,

- die einerseits statistisch signifikante Korrelationen zwischen entfernten, isolierten Systemen zeigen können,
- die aber andererseits keine Intentionalität zulassen, so dass die entsprechenden Beobachtungen nicht durch eine klassische wissenschafliche Untersuchung reproduziert werden können.

Ich möchte hier noch erwähnen, dass die Fähigkeit, willentlich zu sterben, wie diese von Individuen berichtet wird, die einen höheren Rang der Spiritualität erreicht haben – siehe S. 127f –, evtl. auf dieselben quantentheoretischen, neuropsychologischen Geist-Gehirn-Mechanismen zurückzuführen sind, wie diejenigen, die im Rahmen der FDILS-Phänomene zusammenspielen. (Ich vermute, dass sich hinter „willentlich" eher eine Hingabe zu einer wahrhaftigen Ahnung des herannahenden Todes verbirgt als ein aktives Einleiten des Todesvorgangs.)

Wie schon oben erwähnt vertrete ich den Standpunkt, dass die Fähigkeit zum FDILS sich natürlich im Verlauf der Evolution entwikkelt hat, dass sie einerseits den Menschen eine erhöhte Überlebenschance gegenüber der Natur wie auch im Konkurrenzkampf mit der eigenen Spezies schenkt, und andererseits den Menschen eine Verletzlichkeit gegenüber gewissen psychologischen Störungen, vor allem Psychosen, gibt. Diese hat sozusagen zwei „Nebenwirkungen", die eine positiv, die andere negativ: Positiv im Sinne einer Fähigkeit kann FDILS dem Menschen die Erlangung einer beglückten spirituellen Einheit mit dem Universum z.B. im Verlauf der Meditation ermöglichen; negativ im Sinne eines Problems kann dieselbe Gabe der Natur den Menschen im Verlauf einer perniziösen Katatonie zu Tode hetzen.

Ausblick

„Die Nostalgie ist für die Psychologie und psychische Heilkunde von dem größten Interesse. Sie verstattet tiefe Blicke in das innere Seelenleben des Menschen, in den Zusammenhang und die Wechselwirkung zwischen Seele und Leib. Sie ist zugleich, da sie durch rein psychische Einwirkungen entstehen, fortdauern, an den Rand des Grabes führen und dennoch wieder verschwinden kann, die gründlichste Widerlegung jeder einseitigen Theorie, welche psychische Krankheit stets von somatischen Uebeln herleitet, und nur von somatischen Heilmitteln und Arzneien ihre Beseitigung erwartet." (Busch et al. 1841, S. 323)

Was hier für das Heimweh festgestellt wurde, kann genausogut für den psychogenen Tod allgemein behauptet werden. In diesem letzten Kapitel möchte ich nun die wesentlichen Punkte meiner Arbeit noch einmal zusammentragen.

Wir haben im Verlauf unserer Untersuchung von psychogenen Todesfällen bei den Naturvölkern, aus biblischen Überlieferungen, im Alltag des modernen zivilisierten Lebens und aus der klinischen Praxis einige wichtige Erkenntnisse gewonnen:

- Die eigene Vorstellungskraft kann einen entscheidenden Einfluss auf den Augenblick des Todes haben.
- Es gibt für den Menschen
  - mächtige Personen (Voodoo),
  - unantastbare Verbote gegenüber speziellen Objekten, Orten oder Zeiten (Tabu),
  - ausweg-, hilf- und hoffnungslose Situationen der emotionellen Isolation (Heimweh),

  mit denen er sein ureigenes Lebensprinzip in seelischer Hinsicht untrennbar verknüpft. Dies so sehr, dass er schon allein an der Vorstellung sterben kann, womöglich nur eine Überzeugung von der Wirkung eines der obengenannten Dinge, das für die Auslöschung oder für den Erhalt seines Lebens hinreichend bzw. notwendig ist, erfüllt bzw. nicht erfüllt zu haben.
- Es ist im Verlauf der soziopsychobiologischen Evolution des Menschen, welche die Entwicklung einer Fähigkeit zur Antizipation bzw. zum Ferndenken in lebenden Systemen (FDILS) begünstigt hat, pathologischerweise als vierter Formenkreis des psychogenen Todes noch die perniziöse Katatonie dazu gekommen: Unbewusste Aktivitäten im Körperinnern können innere Bilder aufrufen, mit denen der Mensch sein ureigenes Lebensprinzip in seelischer Hinsicht untrennbar verknüpft (Besessenheit). Dies so sehr, dass er schon allein durch die vorgestellten Bilder sterben kann, sofern sie ihn durch ihre autonome letale Dynamik dazu bewegen sollten.

- Einerseits könnte eine „FDILS-Veranlagung" auf die individuelle Gesundheit im Sinne eines zusätzlichen, quantenphänomenologischen Kontrollsystems wirken, das parallel zu anatomischen, chemischen und elektrischen Einflüssen innerhalb des Körpers funktioniert und insbesondere die kontextbezogene, organisierte (im Sinne des Binding) Informationsverarbeitung des Geist-Gehirns gewährleistet. Sie könnte auch für die soziale Kooperation gleichermassen vorteilhaft sein. Andererseits und im Rahmen des psychogenen Todes verstärkt diese innewohnende und fernwirkende soziale Kooperation die tödliche Wirkung von kollektiven Glaubenssätzen auf das Opfer nach einer Verfluchung oder einem Tabu-Bruch im Sinne einer „fokussierten Bannung", die das Sich-Aufgeben/Aufgegeben-Sein des verfluchten bzw. sündigen Individuums bis zu einem tödlichen Grad steigert. Auch begünstigt derselbe Gruppenzusammenhalt das Gefühl des Anders- und Alleinseins des Aussenseiters, insbesondere das des im Ausland lebenden, an Heimweh leidenden und sterbenden Menschen.
- Es ist im Kontext der darwinistischen Evolutionstheorie leicht nachvollziehbar, dass diese psychogenen Todesarten sich im Wesentlichen als unglückliche anthropologische „Nebenprodukte" eines jeweils übergreifenden Überlebensvorteils entwickelt haben, der vermutlich schon in der Jäger-Sammler Zeit vor mindestens ca. 10.000 Jahren wirkte.
- Zwischen Geist und Körper existiert keine klare, eindeutige Grenze. Die Grenzziehung zwischen Soma und Psyche hat einen epistemiologisch-zweckgebundenen Sinn aber keinen Anspruch auf Wahrheit: Sie existiert erst, wenn wir sie gezogen haben, ihre Ortung ist mehr oder weniger willkürlich, während die psychologischen und körperlichen Tatsachen an sich unverändert fortbestehen.

Folgende Eigenschaften des psychogenen Todesprozesses wurden anhand verschiedener Beispiele dargestellt:

- Der psychogene Tod ist ein zeitgleiches Zusammenspiel von soziologischen, psychologischen und körperlichen Faktoren. Der entsprechende soziopsychosomatische Komplex, den ich hier den Todesarchetyp genannt habe, wird zugleich in der Volksseele (Kollektives Unbewusstes), im Geist und im Körper des Betroffenen im Sinne des psychophysikalischen Parallelismus konstelliert.
- Die Konstellation des Todesarchetyps führt, tiefenpsychologisch gesprochen, über einen veränderten Bewusstseinszustand psychosenähnlicher Art zu einem aussergewöhnlichen Bewusstseinszustand des psychogenen Todesprozesses. Dieser Prozess ist durch Ausweglosigkeit, Hilflosigkeit, Hoffnungslosigkeit und emotionelle Isolation im Kontext einer Käfigsituation charakterisiert und kann im Extremfall in das plötzliche, unerwartete Ableben des Individuums münden.
- Unter gewissen, ungewöhnlichen Umständen kollektiver Spannung und Angst kann der psychogene Tod sich kollektiv als Massenpsychose bzw. als Massensterben manifestieren. Solche Massenphänomene sind im Mittelalter in Europa durch den St. Vitus Tanz (auch „St. John's Dance", „St. Guy's Dance", „Chorus Sancti Viti" oder einfach Tanzmanie ge-

nannt: vgl. Burton 1621, Bailey 1721, Andree 1746, Tweedie 1840 und Oxford 1971) und nachweislich vor dem Zweiten Weltkrieg zur Zeit des Anschlusses von Österreich an Nazi-Deutschland (März 1938) als perniziöse Katatonie manifest gewesen.
- Aus einer mythopoetischen Perspektive wird der psychogene Tod transzendent im Kontext eines „Besuchs" vom Todesarchetyp aufgefasst. Dieser Archetyp wird unabhängig von Zeitepoche und Kultur in den verschiedensten mythologischen und religiösen Traditionen bildhaft dargestellt, z.B. im Judentum und Islam, als Todesengel. Aus einer wissenschaftlichen Perspektive verstehe ich den psychogenen Tod emergent im Kontext einer Zweieinigkeit von Körper und Bewusstsein bzw. von Gehirn und Geist.
- Einmal heraufbeschworen kann die Konstellation des Todesarchetyps bzw. der psychogene Todesprozess nur unter den profundesten Appellen an die Vorstellungskraft des Betroffenen, welche die erwartungsvolle Aufmerksamkeit des Individuums überzeugend auf sein Heil fokussiert, oder durch die extremsten physiologischen Interventionen, z.B. Elektroschock, zunichte bzw. rückgängig gemacht werden.

Im Verlauf meiner Darstellung habe ich mir die ästhetische Freiheit genommen, um einen Parallelismus zwischen der Liebe im weitesten Sinne des Begriffs und dem Tod zu sehen. Das logische Argument zu meiner poetischen Ausschweifung habe ich aus der Biologie geliehen. Mythopoetisch gesprochen ist der Tod wie die Liebe: unumgänglich, unabänderlich, gnadenlos und grenzenlos. Und im puren Gegensatz zur Mortalität scheint mir die Unsterblichkeit – wie ich auch oben diskutiert habe – nur den „Lieblosen", d.h. den Namenlosen-Geschlechtslosen vorbehalten zu sein. Oder noch anders formuliert: Tod geht einher mit dem Privileg der Liebe zwischen namentlichen Individuen.

Nun ist jeder Mensch nur halb und demzufolge auch ein sterbliches, leidenschaftlich nach seiner gegengeschlechtlichen Entsprechung sehnsüchtiges Individuum. Dies möchte ich in einem Gedicht zusammenfassen:

Liebe ist Begegnung in der Ferne.
Leidenschaft, die Heimkehr zweier Sterne.
Verstorbene – weiss Gott – der Liebe Kerne.

Der Tod ist die letzte Etappe in jedem menschlichen Reifungsprozess. Wie jeder gesunde Schritt im natürlichen Werdegang des Menschen sollte er mit Freiheit in Geborgenheit, mit Hilfe und Liebe, mit Hoffnung und Mut und unter der zwischenmenschlichen Wahrung eines tieferen Sinnes und einer Würde im Leben vollzogen werden. Und wer sich die Freiheit, die Hilfe, die Hoffnung, die Geborgenheit, die Liebe und den Mut zum Leben nicht mehr gönnen kann, wem der tiefere

Sinn und die Würde im Leben auf einen Schlag verloren gehen, der ist der Gefahr eines tragischen psychogenen Todes ausgesetzt: dem plötzlichen und unerwarteten Eintreten eines psychisch ausgelösten Todes ohne notwendige physische Ursachen; einem Tod, der (mit wenigen Ausnahmen) die persönliche sozial-integrierte Individuation nicht vollendet sondern ein vereinzeltes Leben auf tragische Weise frühzeitig auslöscht. Diese Arbeit ist ein Versuch, etwas Licht auf den Schatten solcher Tragödien zu werfen. Es ist meine Absicht gewesen, daraus eine Spur Einsicht in die Kraft der Imagination zu vermitteln.

Psychogene Heilung

> „Und nun, da er doch wohl alle Vorbereitungen für seinen Tod getroffen und es in seinem Sarg gemütlich gefunden hatte, nun wurde Quiqueg auf einmal wieder gesund. Bald ergab sich, daß die Kiste des Zimmermanns nicht mehr gebraucht wurde, als alle sich freuten, teilte Quiqueg uns auch mit, warum er so plötzlich genas. Im letzten Augenblick sei ihm eingefallen, daß er am Land noch etwas zu erledigen hätte, was sonst ewig ungetan bleiben müßte. Deshalb habe er sich anders besonnen und sei lieber noch nicht gestorben. Da fragten sie ihn, ob denn Leben und Sterben in seinem freien Belieben stünden. Gewiß! Er war der Ansicht, wenn jemand entschlossen sei, am Leben zu bleiben, dann bringe ihn Krankheit nicht um, sondern höchstens ein Wal, ein Sturm oder sonst eine Gewalt, die ohne Sinn und Verstand zerstöre." (Melville 1955, S. 422)

So erholte sich der sterbende Wilde und Harpunier Quiqueg, armer Heidenkumpel und Herzbruder des Erzählers Ismael, aus eigener psychogener Kraft von einem anfänglichen Fieber, „mit dem er sich noch ein paar Tage herumschlug, bis es ihn umwarf und hart an die Schwelle des Todes brachte" (op. cit. S. 419).

Wie der psychogene Tod ist auch die Lebenskraft aus sich selbst emergent. Hier dienen dem Menschen subjektive Zeit und Beziehung als Nahrung. Das räumliche Bild der Käfigsituation in seinen zeitlichen Dimensionen mag uns auch hier Orientierung geben:

> Um die Ausweglosigkeit umzukehren, schau zurück in die Vergangenheit bzw. auf vorangegangene Lösungen ähnlicher Situationen.
> Um die Hilflosigkeit umzukehren, schau nach Lösungen in der Gegenwart.
> Um die Hoffnungslosigkeit umzukehren, schau mit Zuversicht nach Lösungen in der Zukunft.
> Um die emotionelle Isolation durchzubrechen, schau in den Spiegel deines Selbst.

Kann diese Lebenskraft auch eine Heilkraft werden? Wenn der Mensch in der Lage ist, allein durch die Kraft der Imagination seinen

Körper in den Tod zu schicken, ist es eine einfache logische Folgerung, dass ihm auch eine lebensspendende Heilkraft innewohnt. Dazu das folgende Zitat:

> „Sokrates berichtete seinen griechischen Landsleuten, daß die barbarischen Thrazier in einer Hinsicht der Zivilisation voraus seien. Sie wüßten, daß der Körper nicht ohne den Geist geheilt werden könne. ‚Aus diesem Grunde', fuhr er fort, ‚vermögen die Ärzte von Hellas viele Krankheiten nicht zu heilen, weil sie von dem Zusammenhang nichts wissen.'" (Wright 1958, Einleitung)

Es ist also eine uralte Tradition, dass Vorstellungskraft und Beziehung dem Menschen auch als „Heilmittel" dienen können. Wie dieser Zusammenhang heutzutage bei der psychogenen Behandlung eines alltäglichen psychosomatischen Problems angewandt werden kann, möge das folgende, einfache Beispiel illustrieren:

> „EINE PERSON HAT unter einer stets laufenden Nase im Zusammenhang mit einer vasomotorischen Rhinitis gelitten. Ich bat ihn den verbalen Gedanken ‚Meine Nase läuft.' zu visualisieren. Er sagte, ‚Ich sehe einen Wasserfall.' Nun sage ‚Hör auf zu laufen', schlug ich ihm vor. Dies tat er. Sofort sah er, wie der Wasserfall trocken wurde. Einen Moment später sagte er, dass seine Nase anfange, trockener zu werden. Nach wenigen Minuten hörten die nasalen Ausscheidungen auf." (Goldberger 1957, S. 132)

Echte Heilung oder Plazebo-Effekt? Zahlreiche Bibelgeschichten, Berichte von Fernbehandlungen, Geistheilungen, Wunderheilungen aus religiösen Heilstätten und mit Hilfe von Weisser Magie u.a.m. untermauern stets aufs neue diese jedem Menschen innewohnende Heilkraft. Ob wir im heutigen Internet-Zeitalter vielleicht in eine Epoche kommen, in der solche Heilungen ohne die Einschränkung eines engen kultur- oder glaubensbedingten metaphysischen Überbaus jeder Frau und jedem Mann zur Verfügung stehen, möchte ich trotz der immensen Möglichkeiten immer noch in Frage stellen.

In jedem Fall leben wir heute in einer Zeit, deren Perspektiven mir zweischneidig erscheinen. Es ist die Zeit, als die Sexualität sich von der Reproduktion befreien konnte („die Pille" usw.) und die Reproduktion sich von der Sexualität zurückgezogen hat („Cloning"). Nun ist das Thema dieses Buches, der psychogene Tod, das Beispiel par excellence, wie das Ableben eines Menschens durch seine eigene Vorstellungskraft und ohne materiellen Eingriff ablaufen kann. Kommt irgendwann auch noch sein gefürchtetes – sprich „Frankensteinsches" – Pendant, nämlich das Beleben der toten Materie durch den schöpferischen, wissenschaftlich durchdachten Eingriff der menschlichen Imagination? Und werden wir bereit sein, die Konsequenzen dafür mit der notwendigen Demut und hinreichenden Weisheit und Reife würdig zu übernehmen?

Und nun ein ausklingender Gedanke: Obwohl die Lebensflamme der eigenen leiblichen Kerze früher oder später für jeden von uns erlöscht, mag Ihr persönliches Licht, liebe Leserin, lieber Leser, fortan in die Unendlichkeit wirken.

Anmerkungen

1 „Carpenter, quoting Carter, an authority on hysteria, described the case of a young woman who saw her son accidentally lose three fingers; she was so overcome that she could not render assistance. A surgeon, who had responded promptly, turned to find the mother moaning and complaining of pain in her hand. Examination disclosed that the three corresponding fingers of her own hand, which had previously been normal, were swollen and inflamed. In twenty-four hours pus was evacuated, and the wound ultimately healed." (Yawger 1936, S. 877). Meine Übertragung aus dem englischen Originaltext.

2 „A young negro on a journey lodged in a friend's house for the night. The friend had prepared for their breakfast a wild hen, a food strictly banned by a rule which must be inviolably observed by the immature. The young fellow demanded whether it was indeed a wild hen, and when the host answered ‚No', he ate of it heartily and proceeded on his way. A few years later, when the two met again, the old friend asked the younger man if he would eat a wild hen. He answered that he had been solemnly charged by a wizard not to eat that food. Thereupon the host began to laugh and asked him why he refused it now after having eaten it at his table before. On hearing this news the negro immediately began to tremble, so greatly was he possessed by fear, and in less than twenty-four hours was dead." (Report from Merolla as mentioned in Pinkerton [Pinkerton 1814, S. 237 ff] and cited in Cannon 1957, S. 182). Meine Übertragung aus dem englischen Originaltext.

3 „Anxiety is awakened; his mind becomes filled with pictures of death; he cannot sleep; his spirits sink; his appetite fails; and the effects of his imaginary fears become the real causes of the evil he deprecates. Finding his health and strength affected by these natural but unperceived causes, he considers his fate inevitable; refuses all nourishment, as unnecessary and unavailing; pines, languishes, and dies beneath the influences of his own ignorance and superstition." (Stewart 1828, S. 265). Meine Übertragung aus dem englischen Originaltext.

4 „... Many instances are at hand of sudden death from fright, sight of blood, hypodermic injections, or from sudden immersion in water.

„During the war a considerable number of unaccountable deaths were reported among soldiers in the armed forces in this country. These men died when they apparently were in good health. At autopsy no pathology could be observed." (Moritz und Zamchek 1946, S. 459). Meine Übertragung aus dem englischen Originaltext.

5 „Of interest here also is that, according to Dr. R.S. Fisher, Coroner of the City of Baltimore, a number of individuals die each year after taking small, definitely sublethal doses of poison, or after inflicting small, nonlethal wounds on themselves; apparently they die as a result of the belief in their doom." (Richter 1957, S. 198). Meine Übertragung aus dem englischen Originaltext.

6 „In this connection, however, it cannot be too strongly insisted upon that it is of paramount importance to be able to determine whether the bite is due to a harmless or a poisonous snake, since it is well known that many persons have died from fright after having been bitten by a harmless or a non-lethal snake.“ (Yawger 1936, S. 877, Zitat nach Buddle). Meine Übertragung aus dem englischen Originaltext.

7 „That the attitude of the patient is of significant importance for a favorable outcome of an operation is firmly believed by the well-known American surgeon, Dr. J.M.T. Finney, for many years Professor of Surgery at the Johns Hopkins Medical School. He (Finney 1934, S. 746) has publicly testified, on the basis of serious experiences, that if any person came to him for a major operation, and expressed fear of the result, he invariably refused to operate. Some other surgeon must assume the risk!“ (Cannon 1957, S. 189). Meine Übertragung aus dem englischen Originaltext.

8 „... It is now realized that under certain conditions a strong emotion can inflict a physical trauma (injury) just as directly as can a knife.“ (Yawger 1936, S. 878, Zitat nach Emerson). Meine Übertragung aus dem englischen Originaltext.

9 „An iron molder and the president of a local chauffers' union were being initiated into the Order of the Moose. After they had been blindfolded and their chests were made bare, it was dreadfully announced that they were to be branded. A metal emblem to which a wire was attached was applied to each man's chest and on receiving the customary schock both collapsed with fright and the lodge physician was unable to revive them.“ (Yawger 1936, S. 876). Meine Übertragung aus dem englischen Originaltext.

10 „I have in mind a case of which I had knowledge many years ago, that of a young man who was training to be a champion boxer. He was a magnificent specimen of manhood and was not lacking in courage. Two days before his expected match he had a slight hemorrhage from the lungs, and, as there had been cases of tuberculosis in his family, he sent for a physician, who happened to be I.

„There were rales in his chest, but I could find nothing marked. I told him to stay in bed and keep quiet. As I was leaving the house the mother told me that the parish priest was coming and suggested that, as the young man had not been attending to his church duties for some time, it would be well for the priest to see him. Fearing that the patient might be frightened by the advent of the priest or his attempt to perform in a religious way, I cautioned the mother, but, nevertheless, the priest saw the boy and ill-advisedly, in my opinion, administered the last rites. This was at 3 p.m. The young man was terribly alarmed, and by 6 p. m. he was dead. The cause of death I do not know. ... I have always thought that, as the boy was afraid to die, aggravated fear when he was shrived so unexpectedly caused his death.“ (Yawger 1936, S. 879, Kommentar von Dr. J.W. McConnel). Meine Übertragung aus dem englischen Originaltext.

11 „Nine hundred and ninety-nine Europeans out of a thousand would define this special characteristic (psychogenic death amongst primitive peoples, author's comment) as due to pure obstinacy or sheer superstition; but the European, as invariably where natural man is concerned, is mistaken. What to his (the European's, author's comment) artificial mind appears as mere

obstinacy – the result of sheer stupid ignorance – is due, not to any special fixity of opinion or unyielding resolution, but to a mental tendency that is constantly producing and reproducing itself in phantasmal impressions, which, although they are subjective, convey to the mind of natural man an objective reality." (Leonard 1906, S. 256). Meine Übertragung aus dem englischen Originaltext.

12 „Having given this explanation, we lean back in the armchairs of scientific knowledge very contented with ourselves. The native dies by faith, a faith which to him is the realization of a spiritual reality. Does our explanation cover this reality or does it merely describe a few of the elements or constituent parts of the spiritual perception? Is not the psychological state of this native, as well as many mental phenomena functioning outside the respected and limited categories of science, a challenge to us to extend the boundaries of our scientific fields and include in the study of the living the mysteries of death?" (Laubscher 1951, S. 105). Meine Übertragung aus dem englischen Originaltext.

13 „And, all too often, the prisoner lost even his will to live. He would crawl off in a corner, refuse to eat, and – without having any disease whatever – simply die." (Mayer 1956). Meine Übertragung aus dem englischen Originaltext.

14 „It has been Autoritatively related that on one of the South Sea Islands where voodooism is practiced, strong, healthy young natives died a few weeks after they had been told that a gum-tree image of themselves had been fashioned by a voodoo priest, thrust through with a sharpened twig and melted in a flame." (Yawger 1936, S. 876, Zitat nach Strecker und Appel). Meine Übertragung aus dem englischen Originaltext.

15 „The witch doctor is the arbiter of life or death, for not only is the victim he selects led away to drink the ordeal, but so implicitly do the people believe in him that, when he says his patient will die, this invariably happens, as his friends at once begin to prepare his funeral, and instead of feeding the patient, they dig his grave and send to call his relatives to the obsequies. The medicine man has said he will die, so what is the use of wasting time and food on him." (Yawger 1936, S. 876, Zitat nach Weeks). Meine Übertragung aus dem englischen Originaltext.

16 „In Lasinsky's voyage around the world, there is an account of a religious sect in the Sandwich Islands, who abrogate to themselves the power of praying people to death. Whoever incurs their displeasure receives a notice that the homicidal litany is about to begin; and such is the effect of the imagination that the very notice is frequently sufficient, with these people, to produce the effect." (Yawger 1936, S. 876, Zitat nach Reid). Meine Übertragung aus dem englischen Originaltext.

17 „Years ago, a medical periodical in India published an article entitled ‚Killed by the Imagination'. In substance it stated: A celebrated physician, author of a work on the effects of the imagination, was permitted to try an astonishing experiment on a criminal who had been condemned to death. The prisoner, an assassin of distinguished rank, was advised that, in order that his family might be spared the further disgrace of a public hanging, permission had been obtained to bleed him to death within the prison walls. After being told ‚Your dissolution will be gradual and free from pain', he willingly acquiesced

to the plan. Full preparations having been made, he was blindfolded, led to a room and strapped onto a table near each corner of which was a vessel containing water, so contrived that it could drip gently into basins. The skin overlying the blood vessels of the four extremeties was then scratched, and the contents of the vessels were released. Hearing the flow of water, the prisoner believed that his blood was escaping; by degrees he became weaker and weaker, which, seemingly, was confirmed by the conversation of the physicians carried on in lower and lower tones. Finally, the silence was absolute except for the sound of the dripping water, and that too died out gradually. ‚Although possessed of a strong constitution (the prisoner) fainted and died, without the loss of a drop of blood.'" (Yawger 1936, S. 875). Meine Übertragung aus dem englischen Originaltext.

18 „Dr. S.M. Lambert of the Western Pacific Health Service of the Rockefeller Foundation wrote to me that on several occasions he had seen evidence of death from fear. In one case there was a startling recovery. At a Mission at Mona Mona in North Queensland were many native converts, but on the outskirts of the Mission was a group of non-converts including one Nebo, a famous witch doctor. The chief helper of the missionary was Rob, a native who had been converted. When Dr. Lambert arrived at the Mission he learned that Rob was in distress and that the missionary wanted him examined. Dr. Lambert made the examination, and found no fever, no complaints of pain, no symptoms or signs of disease. He was impressed, however, by the obvious indications that Rob was seriously ill and extremely weak. From the missionary he learned that Rob had had a bone pointed at him by Nebo and was convinced that in consequence he must die. Thereupon Dr. Lambert and the missionary went for Nebo, threatened him sharply that his supply of food would be shut off if anything happened to Rob and that he and his people would be driven away from the Mission. At once Nebo agreed to go with them to see Rob. He leaned over Rob's bed and told the sick man that it was all a mistake, a mere joke – indeed, that he had not pointed a bone at him at all. The relief, Dr. Lambert testifies, was almost instantaneous; that evening Rob was back at work, quite happy again, and in full possession of his physical strength." (Cannon 1957, S. 183). Meine Übertragung aus dem englischen Originaltext.

19 „This persistent direction of the attention has a much greater potency when combined with the *expectation of* a particular result ..." (Yawger 1936, Zitat nach Carpenter). Meine Übertragung aus dem englischen Originaltext.

20 „The importance of self-confidence for him who strives after the realization of supernatural acts has been duly stressed by Jhavery (p. 12f). This Autor distinguishes the following principal conditions as a „triple key" for „Attainment" (doubtless his translation of the word *siddhi*); 1. An intense desire for the goal strived after; 2. An earnest and confident expectation that it will come to pass; 3. The persistent concentration of the will towards it. On p. 16 he considers Desire and Will as the two poles in the performer's mind which cause his „mentative energy" to succeed. They enable him to execute acts of magic which are white as well as black. Webster (p. 79ff.) discusses the importance of „imperative willing" as a condition for success in magic in primitive societies. Such will-power, when combined with an intense concentration of the mind upon the result wished for, creates „the

faith that moves mountains" (Webster). The mere act of such „thinking" can sometimes suffice to create all kinds of afflictions for a victim, even his death." (Goudriaan 1978, S. 247–248). Meine Übertragung aus dem englischen Originaltext.

21 „Three of the first four Presidents of the United States to die, died on the 4th of July. Two who signed the Declaration of Independence died on its fiftieth anniversary." (Fischer und Dlin 1972, S. 170). Meine Übertragung aus dem englischen Originaltext.

22 „A former heavy-weight champion of the world, Primo Carnera, had been in failing health for three years. As he wasted away from cirrhosis of the liver, he returned to the Italian mountain town of his birth. Three weeks later he was in coma. A week later on the 34th anniversary of his sixth round knockout of Jach Sharkey when he won the championship, he died. When he had left California for the visit to his Italian homeland, he had vowed to return to the land where he and his family had become citizens." (Fischer und Dlin 1972, S. 170). Meine Übertragung aus dem englischen Originaltext.

23 „‚Papa Doc' Duvalier, the late ruler of Haiti, was announced dead on April 22 1971, suffering from diabetes and several strokes. Duvalier considered the 22nd day of the month his lucky day. He assumed the Presidency on September 22 1957. It is said he often made important decisions on that day." (Fischer und Dlin 1972, S. 170). Meine Übertragung aus dem englischen Originaltext.

24 „Carl Sandberg, the poet and Lincoln biographer, predicted he would die at an age divisible by 11. ‚It's inevitable, it's inexorable, it's written in the book of fate,' he told newsmen when he turned 80. ‚I had two great-grandfathers and a grandfather who died in years divisible by 11. If I dont' die at 88, I'll go on to 99.' He died at 89." (Fischer und Dlin 1972, S. 170). Meine Übertragung aus dem englischen Originaltext.

25 „… the case of the man reprieved, after his head had been laid upon the block, and the fatal ax was about to fall. The reprieve came too late. The anticipation had arrested the action of the heart." (Yawger 1936, S. 875, Zitat nach Tuke). Meine Übertragung aus dem englischen Originaltext.

26 „Many cases have been reported where patients in good health died on the operating table before the anesthetic was administered." (Yawger 1936, S. 875, Zitat nach Dunbar). Meine Übertragung aus dem englischen Originaltext.

27 „there is adequate ground for the assertion, that even amongst the better instructed classes of our own country, a fixed belief that a mortal disease had seized upon the frame, or that a particular operation or system of treatment would prove unsuccessful, had been in most instances the real cause of a fatal result". (Yawger 1936, S. 876, Zitat Carpenter). Meine Übertragung aus dem englischen Originaltext.

28 „a mental tendency that is constantly producing and reproducing itself in phantasmal impressions, which, although they are subjective, convey to the mind of natural man an objective reality." Meine Übertragung aus dem englischen Originaltext.

29 „A man was in the hospital with an undiagnosed illness. His physicians felt certain he would not recover and gently, over a period of time, let his wife

know that this was so. It is the wife who is our case. She was in her late thirties or early forties. She was in constant attendance on her husband, leaving him only for sleep. For weeks she did not go anywhere except to the hospital. On one occasion the nurses convinced her that she ought to go for a walk. Her husband's condition had not changed and it was thought unlikely to change. After considerable persuasion she did go out and was gone for an hour or two. On her return she was met in the corridor by a nurse and prevented from going into her husband's room. She had to be told that while she was gone he had died. Her eyes opened wide and she fell to the floor. She was taken into a nearby room, but she was already dead. Necropsy on her husband showed polyartritis nodosa. Necropsy on her showed – nothing. The splanchnic veins were somewhat dilated. Exhaustive microscopic study showed nothing remarkable." (Bohrod 1963b, S. 27). Meine Übertragung aus dem englischen Originaltext.

30 „... under the emotional pressure of horror, the hair is frequently reported to have whitened rapidly, as in the case of Marie Antoinette, guillotined in 1793, and in that of Henry M. Stanley, who himself said that his hair turned white in that distracting historic night when, without their existence having been previously known, pygmies suddenly attacked him in northeastern Africa." (Yawger 1936, S. 878). Meine Übertragung aus dem englischen Originaltext.

31 „Rush cited many instances of death from joy and among others mentioned that of the son of Leibnitz, who, on opening an old chest and unexpectedly finding in it a large quantity of gold, suddenly expired." (Yawger 1936, S. 877). Meine Übertragung aus dem englischen Originaltext.

32 „A woman aged 43 heard the alarming report that many persons had been injured in an accident to a train on which her daughter was a passenger. The mother, arriving at the station in time to see her daughter emerge unharmed, threw her arms about her, fell into a fit and expired a few hours later." (Yawger 1936, S. 877). Meine Übertragung aus dem englischen Originaltext.

33 „Sir Thomas Urquhart is said to have died of laughter on learning that Charles the Second had regained the throne." (Yawger 1936, S. 877). Meine Übertragung aus dem englischen Originaltext.

34 Meine Übersetzung vom Deutschen ins Englischen: „Those murdered by the dagger of devotion / Perpetually receive new life from the Beyond." (Schimmel 1985, S. 488)

35 „In referring to persons who die of grief, Carpenter cited a case, though not one of his own, in which two sisters were deeply attached. One acquired tuberculosis and died; she had been tenderly cared for by the other, who, seemingly, had suppressed her sorrow. About a fortnight later the surviving sister was found dead in bed. There had been no symptoms during life, and at autopsy there was no evidence of disease. Death was attributed to the depressing influence of pent-up grief." (Yawger 1936, S. 877). Meine Übertragung aus dem englischen Originaltext.

36 „They are those old workers who, through long habit have grown to be *brothers,* as they are called in my country, and who, when one loses the other, refuses to work with a new comrade, and pines away with grief. People who are unfamiliar with the country call the love of the ox for his yoke-fellow a fable. Let him come and stand in the corner with one of these

poor beasts, thin and wasted, restlessly lashing his thin flanks with his tail, violently breathing with mingled terror and disdain on the food offered him, his eyes always turned toward the door, scratching with his hoof the empty space at his side, sniffing the yoke and chains which his fellow used to wear, and incessantly calling him with melancholy lowings." (Zitat nach Yawger 1936, S. 877). Meine Übertragung aus dem englischen Originaltext.

37 „A Negro people on the west coast of Africa were thus described by Schofield: ‚I have been told by a naval surgeon from an African squadron that Kroomen, if badly treated or angry, will threaten to die; and will go away and finally expire in thirty hours without any injury or disease.' Among other African tribes similar effects are described." (Yawger 1936, S. 876). Meine Übertragung aus dem englischen Originaltext.

38 „In referring to persons who die of grief, Carpenter cited a case, though not one of his own, in which two sisters were deeply attached. One acquired tuberculosis and died; she had been tenderly cared for by the other, who, seemingly, had suppressed her sorrow. About a fortnight later the surviving sister was found dead in bed. There had been no symptoms during life, and at autopsy there was no evidence of disease. Death was attributed to the depressing influence of pent-up grief." (Yawger 1936, S. 877). Meine Übertragung aus dem englischen Originaltext.

39 „There does undoubtedly appear to be an association between neurosis and an increased mortality from natural causes." (Sims 1984, S. 361). Meine Übertragung aus dem englischen Originaltext.

40 „At the Denver State Hospital, in 1910, a man was admitted in a panic, of three days' duration. He paid little attention to the hospital but kept staring out of the window at people, who, he said, were coming to lynch him. Finally, with the words, „They are coming now," he fell over dead. Autopsy showed that the organs were in amazingly good condition; no lesions were observed anywhere." (Walters 1944, S. 84, contribution from Dr. Earl D. Bond to discussion). Meine Übertragung aus dem englischen Originaltext.

41 „A Negro aged 41, a laborer, was brought to the hospital because recently „voices" had told him to go forth into the world to preach and found a new religion and because he had made extravagant claims to the effect that he was related to King Solomon, after whom he intended to shape his life.

„There was no significant family history, no account of serious illnesses and no record of misdemeanors. There was a history of fairly heavy indulgence in alcohol, but this had not produced any acute mental disturbances. The first deviation from his usual good health and normal behavior was noticed about two months before his hospitalisation, when he began to attend church a great deal and to pray more than usual. To his companions he stated the belief that he was consecrated to the Holy Ghost and could „speak in tongues." While this was not interpreted by his Negro associates as being anything abnormal, they conceded that it was a definite change in behavior. When admitted to the hospital he was disoriented as to time and place and was childish in his reactions; he said that he was in constant auditory touch with the Lord. He had no insight into his mental disorder but thought he had been sent to the hospital to be treated for a severe cold.

„Physical examination revealed hard and tortuous radial vessels; vigorous arterial pulsations on the left side of the neck; a diffuse apex beat of the

dead, and then after some little time perform over him a sacred ceremony which is believed with certainty to guide him out ot the land of the living into that of the dead, the enormous suggestive power of this two-fold movement of the community, after it has had its attitudes crystallized, can be somewhat understood by ourselves." (Cannon 1957, S. 185). Meine Übertragung aus dem englischen Originaltext.

86 „a mental tendency that is constantly producing and reproducing itself in phantasmal impressions, which, although they are subjective, convey to the mind of natural man an objective reality." Meine Übertragung aus dem englischen Originaltext.

87 „In 4 patients who complained of regular heart palpitations in connection with severe dreams, a continuous registration of EEG- and ECG-recordings during sleep confirmed subjective reports: almost all (over 30) electrocardiographic registered stenocardic attacks of patients stood in direct relation to corresponding changes in the EEG for which the patients always reported simultaneous, conflict-charged dreams. One of the patients died from a heart attack after both his EEG as well as his ECG had each shown characteristic changes nine times in the previous night." (Nowlin 1966, S. 7). Meine Übertragung aus dem englischen Originaltext.

88 „On the 26th of March at the concert of Mr. Bartholemon (London) there was an Englisch clergyman who while hearing my Andante sank into the deepest melancholy because of the fact that on the previous night he had dreamed of such an Andante which announced his death. He immediately left the company, went to bed and today I heard through Mr. Bartholemon that this clergyman had died." (Menninger 1948). Meine Übertragung aus dem englischen Originaltext.

89 In der englischen Sprache: „Distant Mentation in Living Systems" mit dem Kürzel DMILS.

Literaturverzeichnis

Abbott RJ, Loizou LA (1986) Neuroleptic malignant syndrome. Br J Psychiatry 148, 47–51

Abildskov J (1975) The nervous system and cardiac arrhythmias. Circulation 51 (Suppl III), 116–119

Ackerknecht EH (1957) Kurze Geschichte der Psychiatrie. Stuttgart: Enke

Adland ML (1947) Review, case studies, therapy and interpretation of the acute exhaustive psychoses. Psych Quart 21, 38f

al-Qadi R (1977) Das Totenbuch des Islam: „Das Feuer und der Garten" – die Lehren des Propheten Mohammed über das Leben nach dem Tode (aus dem Englischen von Stefan Makowski und Stephan Schuhmacher, Trans.) (ein O.W. Barth Buch). Bern, München: Scherz

Alexander GH (1952) Unexplained Death coexistent with Death Wishes. Psychosom Med 14, 372f

Ammann G, Amuat R, Bernal FV, Jezler P (1994) Tod und Jenseits: Bilder des Uebergangs. Zürich: Pestalozzianum

Amrein J (1997) Lähmungen verschwanden, Blindheit und Gicht. Die Weltwoche, 17. Juli 1997, Nr 29

Anders RL, Kanai P-M (1992) Death from overwork – a nursing problem in Japan? Nurs Health Care 13, 186–191

Andree J (1746) Cases of the Epilepsy, Hysteric Fits, and St. Vitus's Dance, with the Process of Cure: Interspersed with practical observations, to which are added cases of the bite of mad creatures treated after the method of Dr. Desault, with some additional means of my own; observations upon the same, and remedies proposed for the cure of hydrophobia. Meadows and Clarke, London

Angst J, Clayton P (1986) Premorbid Personality of Depressive, Bipolar, and Schizophrenic Patients with Special Reference to Suicidal Issues. Compr Psychiatry 27 (6), 511–532

Ariès P (1980) Geschichte des Todes (Henschen, Hans-Horst; Pfau, Una, Trans.). München: Carl Hauser

Ariès P (1984) Bilder zur Geschichte des Todes (Henschen, Hans-Horst, Trans.). München: Carl Hauser

Arieti S (1959) American Handbook of Psychiatry. New York: Basic Books

Arnold OH (1949) Untersuchungen zur Frage der akuten tödlichen Katatonien. Wiener Zeitschrift für Nervenheilkunde und deren Grenzgebiete 11 (4), 386–401

Association AP (1994) Diagnostic and statistical manual of mental disorders. DSM-IV (4 ed.). Washington D.C.: American Psychiatric Association

Astrup C, Fossum A, Holmboe R (1959) A follow-up study of 270 patients with acute affective psychoses. Acta Psychiatrica et Neurologica Scandinavica 34 (Suppl 35), 1–65

Aya F (1983a) Neuroleptic malignant syndrome (NMS). Int Drug Therapy Newsletter 18 (3)

Aya F (1983b) Neuroleptic-induced catatonia: a further report. Int Drug Therapy Newsletter 18, (3)

Babigian HM, Odoroff CL (1969) The mortality experience of a population with psychiatric illness. Am J Psychiatry 126 (4), 470–480

Bächtold R (1997) Silvesterschmaus mit glühendheissen Vögelchen: Makabres Protokoll – Eine Woche vor seinem Tod versammelte François Mitterand seine Getreuen zu einer letzten Tafelrunde. Die Weltwoche, Nr 2 (9. Januar 1997)

Bächtold-Stäubli H, Hoffmann-Krayer E (Hrsg) (1987) Handwörterbuch des deutschen Aberglaubens. Berlin, New York: de Gruyter

Backmund H, Mai N, Gerlinghoff M (1990) Lebensbedrohung und Tod bei Anorexia nervosa. Schweizer Arch Neurol Psychiatry 141 (5), 419–428

Bailey N (1721) An Universal Etymological English Dictionary.

Barber TX (1961) Death by Suggestion – A Critical Note. Psychosom Med 23, 153f

Barrett GV, Franke RH (1970) „Psychogenic" Death: A Reappraisal. Science 167, 304–306

Bartlett LB, Limsila P (1992) Severe Deprivation in Childhood: A Case Report from Thailand. Br J Psychiatry 161, 412–414

Basedow H (1925) The Australian Aboriginal. Adelaide, Australia: Preece and Sons

Bash KW, Bash-Liechti J (1959) Die Psychotherapie eines Falles von musikogener Epilepsie. Schweizer Arch Neurol Psychiat 83 (2), 196–221

Beckwith JB (1973) The sudden infant death syndrome. Current problems in pediatrics, Monograph III (8. June), 1–36

Bell LV (1849) On a form of disease resembling mania and fever. Am J Insanity 6, 97f

Benedetti G (1994) Todeslandschaften der Seele: Psychopathologie, Psychodynamik und Psychotherapie der Schizophrenie, 4. Aufl. Göttingen, Zürich: Vandenhoeck & Ruprecht

Benedetti G, Pecciccia M (1992) Symbol und Schizophrenie. In: Schottenloher G (Hrsg) Wenn Worte fehlen, sprechen Bilder: Bildnerisches Gestalten und Therapie II / Reflexionen (Vol II, pp 107–118). Göttingen: Kösel

Bennett CH (1995) Quantum Information and Computation. Physics Today, October, 24–30

Bennett CH et al. (1993) Teleporting an unknown quantum state via dual classic and Einstein-Podolsky-Rosen channels. Phys Rev Lett 70, 1895–1899

Beratis S, Gourzis P, Gabriel J (1996) Psychological Factors in the Development of Mood Disorders with a Seasonal Pattern. Psychopath 29, 331–339

Berg S (Hrsg) (1992) Unerwartete Todesfälle in Klinik und Praxis. Berlin, Heidelberg, New York, Tokyo: Springer

Berger P (1997) Psychotherapie von Karriereleiden. In: Gross W (Hrsg) Karriere(n) in der Krise. Die seelischen Kosten des beruflichen Aufstiegs. Bonn: Deutscher Psychologen Verlag

Bernard VW, Ottenberg P, Redl F (1977) Dehumanization: a composite psychological defense in relation to modern war. In: Monat A, Lazarus RS (eds) Stress and Coping: An anthology. New York: Columbia University Press

Berner O (1940) La mort par inhibition. Contribution à l'étude du mécanisme de la mort dans certains cas de mort subite et énigmatique (Der Tod durch

Hemmung. Ein Beitrag zum Mechanismus des Todes in gewissen plötzlichen und unerklärlichen Fällen.) (Laborat. d'Anat. Path., Hôp., Oslo.) (Skr. norske Vid.-Akad., Oslo Nr. 11, 1–31, 1939) In: Bonhoeffer K (Hrsg) Zentralblatt für die gesamte Neurologie und Psychiatrie (Vol 97, pp 55–56). Berlin: Springer
Berren MR, Hill KR, Merikle E (1994) Serious mental illness and mortality rates. Hosp Commun Psychiatry 45, 604–605
Best E (1905) Maori Eschatology. Transactions and Proceedings of the New Zealand Institute (Wellington) 38, 221–222
Biegler JS (1957) Anxiety as an Aid in the Prognostication of Impending Death. Arch Neurol Psychiat Chicago 77, 171–177
Bilby JW (1923) Among Unknown Eskimo: An account of twelve years intimate relations with the primitive Eskimo of ice-bound Baffin Land, with a description of their ways of living, hunting customs und beliefs. London: S. Service
Bilek HP (1997) Die Psychose aus gestalttheoretischer Sicht. Psychotherapie Forum 5 (4), 239–246
Bilz R (1966) Der Vagus Tod – Eine anthropologische Erörterung über die Situation der Ausweglosigkeit. Med Welt 117–122, 163–170
Bitter-Müller R (1980) Plötzliche Todesfälle. Erfahrungen in den Jahren 1972–1979 bei 3000 Autopsien im Kanton Thurgau. Inaugural-Dissertation der medizinischen Fakultät der Universität Zürich
Black DW, Fisher R (1992) Mortality in DSM-III-R schizophrenia. Schizophrenia Research 7, 109–116
Bloch O (1921) Über den Tod. Berlin: Verlag A. Juncker
Blouin J-L, Dombroski BA, Nath SK, Lasseter VK, Wolyniec PS, Nestadt G, Thornquist M, Ullrich G, McGrath J, Kasch L, Lamacz M, Thomas MG, Gehrig C, Radhakrishna U, Snyder SE, Balk KG, Neufeld K, Swartz KL, DeMarchi N, Papadimitriou GN, Dikeos DG, Stefanis CN, Chakravarti A, Childs B, Housman DE, Kazazian HH, Antonarakis SE, Pulver AE (1998) Schizophrenia susceptibility loci on chromosomes 13q32 and 8p21. Nature Genetics 20, 70–73
Bluestone H, McGahee CL (1962) Reaction to extreme stress: impending death be execution. Am J Psychiat 119, 393–396
Bock T, Stratenwerth I (1998) Stimmenhören. Hamburg: Kabel
Bohrod MG (1963a) The Meaning of „Cause of Death". J For Sciences 8, 15
Bohrod MG (1963b) Sudden Death in the Hyper-Reactor State. J For Science 8 (1), 22–30
Borchardt W (1895) Die sprichwörtlichen Redensarten im deutschen Volksmund, nach Sinn und Ursprung erläutert. Leipzig: Brockhaus
Bösch J (1998) Hat eine wissenschaftliche Revolution in der Medizin Chancen? Schweiz Aerztezeitung 79 (37), 1823–1826
Bösch J (1999) Waren die biblischen Propheten schizophren? Zur Unterscheidung von Sensitivität und Psychose. Aufschlussreiche Ergebnisse neuerer wissenschaftlicher Arbeiten. Basler Zeitung, Freitag, 21. Mai 1999, Nr 116
Bösch J, Kind H (1998) Geistiges Heilen – eine preiswerte Vorbeugung? oder Nur Behauptungen, die noch zu belegen wären? Die Weltwoche, 3. September 1998 (Nr 36)
Bourne PG (1969) Urinary 17-OHCS levels in two combat situations. In: Bourne PG (ed) The psychology and physiology of stress. New York: Academic Press

Bouwmeester D, Pan J-W, Mattle K, Eibl M, Weinfurter H, Zeilinger A (1997) Experimental quantum teleportation. Nature 390 (11. December), 575–579

Bovenschen S (1998) Der Schweizer als Verbrecher. Die Weltwoche Nr 53, 31. Dezember 1998

Bowden KM (1962) The Layrnx. J Forens Med 9 (1), 11–16

Bowlby J (1961/2) Die Trennungsangst. Psyche 15, 411f

Boyer LB (1955) Christmas Neuroses. J Am Psychoanal Ass 3, 467–488

Brack E (1937) Statistisches über Beziehungen zwischen chronischer Geistesstörung und Todesursache. Allgemeine Zeitschrift für Psychiatrie und psychisch-gerichtliche Medizin 105, 51–63

Braud WG, Schlitz MJ (1991) Consciousness Interactions with remote biological systems: Anomalous intentionality effects. Subtle Energies 2, 1–46

Brewster HH (1952) Separation Reaction in Psychosomatic Disease and Neurosis. Psychosom Med 14, 154f

Brodsky M, Wu D, Denes P (1977) Arrhythmias documented by 24 hour continuous electrocardiographic monitoring in 50 male medical students without apparent heart disease. Am J Cardiol 39, 390–395

Bron B (1976) Zum Todesproblem in der modernen Medizin. Confinia Psychiat 19, 222–235

Bronisch T (1995) Suizidalität unter Extrembelastungen. Fortschr Neurol Psychiatry 63, 139–148

Brown W (1845) New Zealand and its Aborigines. London

Bruch H (1971) Death in Anorexia Nervosa. Psychosom Med 3, 135–144

Buchanan M (1998) Why God plays dice. At first glance, it makes little sense that quantum randomness pervades our universe. But as Mark Buchanan finds out, there may be a plan behind it. New Scientist (22 August 1998), 26–30

Buda M, Tsuang MT, Fleming JA (1988) Causes of death in DSM-III schizophrenics and other psychotics (atypical group) A comparison with the general population. Arch Gen Psychiatry 45, 283–285

Burkard P (unbekannt) Taufied: Kei Muetter weis, was ihrem Chind wird gescheh. Zürich: Musikverlag und Bühnenvertrieb Zürich AG

Bürkler E (1995) Plötzlicher Kindestod: Zu lange als rein medizinisches Problem verkannt – das psychologische Umfeld ist stärker zu gewichten. Warum ist unser Baby so still und leise gegangen? Die Weltwoche, 14. Dezember 1995, Nr 50

Burrel RJW (1963) The possible bearing of curse death and other factors in Bantu culture on the etiology of myocardial infarction. In: James TN, Keyes JW (eds) The etiology of myocardial infarction (pp 95–100). Boston: Little, Brown

Burton R (1621) The Anatomy of Melancholy (1988 ed). München, Zürich: Artemis

Busch DWH, Dieffenbach JF, Horn E, Jüngken JC, Link HF, Müller J, Osann E (Hrsg) (1841) Encyclopädisches Wörterbuch der medicinischen Wissenschaften (Vol. 25). Berlin: Veit

Canetti E (1983) Masse und Macht. Düsseldorf: Claassen

Cannon WB (1942) „Voodoo" Death. Am Anthropologist 44, 169f

Cannon WB (1957) „Voodoo" Death. Psychosomatic Medicine 19 (3), 182–190

Cappannari SC, Rau B, Abram HS, Buchanan DC (1975) Voodoo in the General Hospital: A Case of Hexing and Regional Enteritis. J Am Med Assoc 232 (9), 938–940

Castillo E, Rubin RT, Holsboer-Trachsler E (1989) Clinical Differentiation Between Lethal Catatonia and Neuroleptic Malignant Syndrome. Am J Psychiatry 146 (3), 324–328
Cattell JP (1955) The holiday syndrome. Psychoanal Rev 42, 39–43
Centers for Disease Control and Prevention (CDC) (1996) Guidelines for Death Scene Investigation of Sudden, Unexplained Infant Deaths: Recommendations of the Interagency Panel on Sudden Infant Death Syndrome (Morbidity and Mortality Weekly Report (MMWR) Vol 45 / No RR-10). Public Health Service / U.S. Dept. of Health and Human Services
Ciompi L (1980) Catamnestic long-term study on the course of life and aging of schizophrenics (transl. S. Clemens) Schizophr Bull 6, 606–618
Ciompi L (1986) Pensionierungsschock. In: Müller C (Hrsg) Lexikon der Psychiatrie: Gesammelte Abhandlungen der gebräuchlichsten psychiatrischen Begriffe (pp 504–505). Berlin, Heidelberg, New York: Springer
Ciompi L, Medvecka J (1976) Etude comparative de la mortalité à long terme dans les maladies mentales. Schweiz Arch Neurol Neurochir Psychiatry 118, 111–135
Clauser JF, Shimony A (1978) Bell's theorem: experimental tests and implications. Rep Prog Phys 41, 1881–1927
Conrad K (1972) Die symptomatischen Psychosen. In: Kisker KP, Meyer JE, Müller M, Strömgren E (Hrsg) Psychiatrie der Gegenwart, Vol II, S 1–70. Berlin, Heidelberg, New York: Springer
Corbin H (1981) Creative Imagination in the Sufism of Ibn 'Arabi (Vol XCI) (Ralph Manheim, Trans.). Princeton: Princeton University Press
Coryell W, Noyes R, Clancy J (1982) Excess Mortality in Panic Disorder. Arch Gen Psychiatry 39, 701–703
Csef H (1987) Tod und Neurose: Angst, Todestrieb, Objektverlust und Narzißmus auf dem Hintergrund humaner Todeserfahrung. Fortschr Neurol Psychiatrie 55, 164–173
Cullen G (1772) Synopsis de Nosologia (2. ed). Edinburgh: Kincaid and Kreech
Davidson GM (1934) Death in certain psychoses. Am J Psychiatry 91, 41–49
Davies MJ (1999) The investigation of sudden cardiac death. Review. Histopathology 34, 93–98
de Haan G, Gelman R, Watson A, Yunis E, Van Zant G (1998) A putative gene causes variability in lifespan among genetically identical mice. Nature Genetics 19 (June), 114–116
Degkwitz R, Helmchen H, Kockott G, Mombour W (Hrsg) (1980) ICD-9: Diagnosenschlüssel und Glossar psychiatrischer Krankheiten (Vol V, 9. Aufl). Berlin, Heidelberg, New York: Springer
Degrandpre RJ (1999) Just Cause? Many neuroscientists are all too quick to call a blip on a brain scan the reason for a behavior. The Sciences, March/April, 14–18
Delay J, Deniker P (1968) Drug induced extrapyramidal syndromes. In: Winken PJ, Bruyn WG (eds) Handbook of Clinical Neurology, Vol 6: Diseases of the Basal Ganglia (pp 248–266). New York, Amsterdam: Elsevier North Holland
Delay J, Pichot P, Lemperiere T, Ellisalde B, Peigne F (1960) Un neuroleptique majeure non phenothiazinique et non reserpinique, l'haloperidol, dans le traitement des psychoses. Annals Méd-psychiat 118, 145–152

Derby IM (1933) Manic-depressive „exhaustion" deaths: An analysis of „exhaustion" case histories. Psychiatric Quarterly VII, 436–449
Derrick EH (1948) The Difficult Autopsy. Med J Austral 3, 757–764
DeSilva RA, Lown B (1978) Ventricular premature beats, stress and sudden death. Psychosomatics 19, 649–661
Dettling J (1951) Die gewaltsamen Gesundheitsschädigungen und gewaltsamer Tod: Gesundheitsschädigung und gewaltsamer Tod durch Verletzungen im engeren Sinn. In: Dettling J, Schönberg S, Schwarz F (Hrsg) Lehrbuch der gerichtlichen Medizin (pp 109–113). Basel: Karger
Dimsdale JE (1977) Emotional causes of sudden death. Am J Psychiatry 134, 1361–1366
Dittrich A (1985) Ätiologie-unabhängige Strukturen veränderter Wachbewußtseinszustände. Stuttgart: Enke
Dwyer T, Ponsnby A-L (1996) Sudden infant death syndrome: after the „back to sleep" campaign. Further declines may come from reducing maternal smoking. Br Med J 313, 180–181
Eastwood MR, Stiasny S, Meier HMR, Woogh CM (1982) Mental Illness and Mortality. Compr Psychiatry 23 (4), 377–385
Ellenberger H (1952) Der Tod aus psychischen Ursachen bei Naturvölkern („Voodoo Death"). Psyche V, 333–344
Ellenberger HF (1973) Die Entdeckung des Unbewussten (Vol 1 und 2) (Theusner-Stampa, Gudrun, Trans.). Bern, Stuttgart, Wien: Huber
Engel G (1961) Is grief a disease? Psychosom Med 23, 18f
Engel G (1968) A life setting conductive to illness: The giving up-given up complex. Bulletin of the Menninger Clinic 32, 355–365
Engel GL (1971) Sudden and Rapid Death During Psychological Stress: Folklore or Folk Wisdom? Ann int Med 74, 771–782
Engel GL (1976) Psychisches Verhalten in Gesundheit und Krankheit: Ein Lehrbuch für Aerzte, Pychologen und Studenten (aus dem Englischen übersetzt von PD Dr. med. R. Adler, Trans.) Bern, Stuttgart, Wien: Huber
Engel GL (1978) Stress, vasodepressor (vasovagal) syncope and sudden death. Ann int Med 89, 403–412
Enke H, Enke-Ferchland E, Malzahn B, Pohlmeier H, Speierer G-W, von Troschke J (1974) Lehrbuch der Medizinischen Psychologie: Unterrichtsbuch für Studierende und Lehrende (2. Aufl). München, Berlin, Wien: Urban & Schwarzenberg
Ernst C, von Luckner N (1985) Stellt die Frühkindheit die Weichen? Eine Kritik an der Lehre von der schicksalshaften Bedeutung erster Erlebnisse. Stuttgart: Enke
Ernst S (1999) Gefesselt, geknebelt, erstickt. Die Weltwoche, 3. Juni 1999, Nr 22
Escher R, Escher S (1997) Stimmenhören akzeptieren. Bonn: Psychiatrie-Verlag
Evans-Wentz WY (1960) Das Tibetanische Totenbuch oder Die Nach-Tod-Erfahrungen auf der Bardo-Stufe (Göpfert-March, Louise, Trans.) (6. Aufl). Zürich, Stuttgart: Rascher
Farnham FR, Kennedy HG (1997) Acute excited states and sudden death. Br Med J i, 1107–1108
Fassel D (1991) Wir arbeiten uns noch zu Tode. Die vielen Gesichter der Arbeitssucht. München: Kösel
Ferenzi S (1950) Sunday neuroses. Theory and Technique of Psycho-analysis. London: Hogarth Press

Ferris EBJ, Capps RB, Weiss S (1937) Relation of the carotid sinus to the autonomic nervous system and the neuroses. Arch Neurol Psychiatry 37, 365–384

Finney JMT (1934) Discussion of papers on shock. Ann Surg 100, 746

Fischer HK (1961) Hypertension and the psyche. In: Moyer B (ed) Hypertension – Recent Advances (pp 110–117). Philadelphia: Lea and Febiger

Fischer HK (1962) Emotional problems associated with gynecologic surgery. Clin Obstet & Gynec 5, 597–614

Fischer HK, Dlin BM (1972) Psychogenic Determination of Time of Illness or Death by Anniversary Reactions and Emotional Deadlines. Psychosomatics 13 (3), 170–173

Fischer HK, Dlin BM, Winters WCJ (1964) Emotional factors in coronary occlusion II. Time patterns and factors related to onset. Psychosomatics 5, 280–291

Förstl H, Hewer W (1989) Malignes Neuroleptika-induziertes Syndrom und akute lebensbedrohliche Katatonie. Intensivmed 26, 117–122

Fraenckle G (1942) Beiträge zur Klinik des unerwarteten und plötzlichen Todes im Kindesalter. In: Bonhoeffer K (Hrsg) Zentralblatt für die Gesamte Neurologie und Psychiatrie 101, 55–56

Frankl VE (1961) Psychologie und Psychiatrie des Konzentrationslagers. In: Gruhle HW, Jung R, Mayer-Gross W, Müller M (Hrsg) Psychiatrie der Gegenwart (Vol III, pp 743–759). Berlin, Göttingen, Heidelberg: Springer

Frazer JG (1928) Der Goldene Zweig: Das Geheimnis von Glauben und Sitten der Völker (Dr. phil. Helen von Bauer / Berlin, Trans.). Leipzig: Hirschfeld

Freud S (1919) Das Unheimliche. Gesammelte Werke (Vol 12, pp 227–268). Frankfurt: Fischer

Freud S (1967a) „Das Ich und das Es". Gesammelte Werke (Vol 13, pp 235–289). Frankfurt: Fischer

Freud S (1967b) Totem und Tabu (Vol 9, 4. Aufl 1968). Frankfurt: Fischer

Frey T (1998) Ein Sterben innert Stunden. Die Hirnhautentzündung: selten, aber unbesiegt. Die Weltwoche, 12. März 1998, Nr 11

Friedlander S, Shaw E (1975) Psychogenic Factors in Sudden Infant Death: Some Dynamic Speculations. Clin Soc Work J 3 (4), 237–278

Fröhlich L, Fritze J (1992) Stupor, Katatonie und malignes neuroleptisches Syndrom. In: Riederer P, Laux G, Pöldinger W (Hrsg) Neuropsychopharmaka (pp 41–49). Wien, New York: Springer

Fuchs W (1969) Todesbilder in der modernen Gesellschaft. Frankfurt: Suhrkamp

Funkenstein DH (1955) The Physiology of Fear and Anger. Scient Am 192, 74f

Gabris G, Müller C (1983) La catatonie dite „pernicieuse". L´Encéphale 9, 365–385

Gebser J (1986a) 1. Teil: Die Fundamente der aperspektivischen Welt (Vol 2). München: Deutscher Taschenbuch Verlag

Gebser J (1986b) 2. Teil: Die Manifestationen der aperspektivischen Welt (Vol 2). München: Deutscher Taschenbuch Verlag

Gebser J (1986c) Kommentar. München: Deutscher Taschenbuch Verlag

Goldberger AL, Rigney DR (1990) Sudden death is not chaos. In: Krasner S (ed) The ubiquity of chaos (pp 23–34). Washington, DC: American Association for the Advancement of Science

Goldberger E (1957) Simple Method of Producing Dreamlike Visual Images in the Waking State. Psychosomatic Medicine XIX, 127–133

Goldie WH (1904) Maori Medical Lore. Transactions and Proceedings of the New Zealand Institute (Wellington) 37, 1–120

Goodfriend M, Wolpert EA (1987) Death from fright: report of a case and literature review. Psychosom Med 38, 348–357

Goudriaan T (1978) Mâyâ Divine and Human: A study of magic and its religious foundations in Sanskrit texts, with particular attention to a fragment on Visnu's Mâyâ preserved in Bali. Delhi, Varanasi, Patna: Motilal Banarsidass

Greenberger DM, Horne MA, Zeilinger A (1993) Multiparticle interferometry and the superposition principle. Phys Today, August, 22–29

Gregg D (1936) Lethal power of emotions. Mental Hygiene 20 (Jan.), 30–36

Gruen A (1987) Der frühe Abschied: Eine Deutung des plötzlichen Kindstodes. Basel, New York: Karger

Guevara MR, Glass L, Mackey MC, Shrier A (1983) Chaos in neurobiology. IEEE Transactions on Systems, Man, and Cybernetics 13 (5), 790–798

Guzé BH, Baxter LR (1986) Current concepts. Neuroleptic malignant syndrome. N Engl J Med 313, 163–166

Hackett TP, Weisman AD (1960) Psychiatric Management of Operative Syndromes: I. The Therapeutic Consultation and the Effect of Noninterpretive Intervention. Psychosom Med XXII (4), 267–282

Hackett TP, Weisman AD (1961) „Hexing" in modern medicine. Paper presented at the Proceedings of the Third World Congress of Psychiatry, New York

Hackl H (1966) Beobachtungen an einer Mortalitätsstatistik Lungenkranker. Z Psychosom Med 12, 85f

Haerem JW (1978) Sudden unexpected coronary death. Acta Pathol Microbiol Scand, Suppl 265 (Section A)

Häfner H, Kasper S (1982) Akute lebensbedrohliche Katatonie. Nervenarzt 53, 385–394

Hagley E, Maître X, Nogues G, Wunderlich C, Brune M, Raimund JM, Haroche S (1997) Generation of Einstein-Podolsky-Rosen pairs of atoms. Phys Rev Lett 79 (1), 1–5

Hahn RA (1985) A sociocultural model of illness and healing. In: White L, Tursky B (eds) Placebo: Theory, research and mechanisms (pp 167–195). New York: Guilford Press

Hahn RA, Kleinman A (1983) Belief as Pathogen, Belief as Medicine, „Voodoo Death" and the Placebo Phenomenon in Anthropological Perspective. Med Anthropol Quart 14 (4), 3, 16–19

Hameroff SR (1997a) Did Consciousness Cause the Cambrian Evolutionary Explosion? In: Hameroff SR, Kaszniak AW, Scott AC (eds) Toward a Science of Consciousness II: The Second Tucson Discussions and Debates (pp 421–437, Chapter 37). Cambridge, London: The MIT Press

Hameroff SR (1997b) More Neural Than Thou. In: Hameroff SR, Kaszniak AW, Scott AC (eds) Toward a Science of Consciousness II: The Second Tucson Discussions and Debates (pp 197–213, Chapter 18). Cambridge, London: The MIT Press

Hardmeier T (1993 und 1999) Persönliche Mitteilung: CH-8272 Ermatingen, Schiffgasse 21

Harris EC, Barraclough B (1998) Excess mortality of mental disorder. Br J Psychiatry 173, 11–53

Hartmann P (1999) Tödliche „Fixierung“. Die Weltwoche, 3. Juni 1999, Nr 22

Hasan S, Buckley P (1998) Novel Antipsychotics and the Neuroleptic Malignant Syndrome: A Review and Critique. Am J Psychiatry 155 (8), 1113–1116

Hauser WA, Annegers JF, Elveback LR (1980) Mortality in Patients with Epilepsy. Epilepsia 21, 399–412

Hecht A, Loeffler D (1983) Die Bedeutung der chronisch-ischämischen Herzkrankheit und ihrer verschiedenen Erscheinungsformen für den akuten Tod. Zbl allg Pathol pathol Anat 128, 175–182

Heimler E (1963) Children of Auschwitz. In: Mikes G (ed) Prison. A symposium. London: Routledge & Kegan Paul

Heine EW (1990) Toppler: Ein Mordfall im Mittelalter. Zürich: Diogenes

Heinrich M, Jansen HH (1977) Der plötzliche Tod aus natürlicher Ursache im Erwachsenalter. Diagnostik 10, 404–408

Hermle L, Oepen G (1986) Zur Differentialdiagnose der akut lebensbedrohlichen Katatonie und des malignen Neuroleptikasyndroms – ein kasuistischer Beitrag. Fortschr Neurol Psychiatr 54, 189–195

Hewer W (1999) Malignes neuroleptisches Syndrom: eine substanz- und dosisabhängige Komplikation (Vortrag, gehalten am 22. April). Psychiatrische Universitätsklinik Zürich, Schweiz

Hewer W, Rössler W (Hrsg) (1998) Das Notfall-Psychiatrie-Buch. Baltimore, München, Wien: Urban & Schwarzenberg

Hilgard JR (1953) Anniversary reactions in parents precipitated by children. Psychiatry 16, 73–80

Hilgard JR, Newman MF (1961) Evidence for Functional Genesis in Mental Illness: Schizophrenia, Depressive Psychoses and Psychoneuroses. J nerv ment Dis 132 (1), 3–16

Hitzig W, Weibel ER (1999) Medizinisch-ethische Richtlinien zur Definition und Feststellung des Todes im Hinblick auf Organtransplantationen. Schweiz Med Wschr 129, 242–252

Hitzig WH, Muller AF, Gelzer J (1995) Definition und Richtlinien zur Feststellung des Todes im Hinblick auf Organtransplantationen (Schweizer Akademie der Medizinischen Wissenschaften: Version vom 18. November 1994). Schweiz Aerzteztg 76 (21), 868–874

Hmong (1988) Mysterious Death Strikes Young Hmong. National Geographic, October 1988, pp 607f

Hochrein M, Schleicher I (1955) Die vegetative Dystonie beim Spätheimkehrer. Med Klinik 50, 2020f

Hoferus J (1678) Diss de Nostalgia. praes Hardero, Basel

Holub M (1998) Synchronicity of remembrance and emergency admittance. Persönliche Mitteilung

Honauer U (1992) „Aids ist ein Bewusstseinszustand, keine Krankheit“. Eine Begegnung am Rande des Zürcher Aids-Kongresses: Nick Bamforth, der seit elf Jahren HIV-positiv ist. Tages-Anzeiger, 19. Oktober 1992

Hornung E (1990) Das Totenbuch der Aegypter. Zürich, München: Artemis

Huber G (1954) Zur nosologischen Differenzierung lebensbedrohlicher katatoner Psychosen. Schweizer Arch Neurol Psychiatry 74, 216–244

Huber G (1961) Zur klinischen Diagnose sporadischer Spontanencephalitiden. Nervenarzt 32, 491–497

Hussar AE (1966) Leading causes of death in institutionalized chronic schizophrenic patients. A study of 1275 autopsy protocols. J nerv ment Dis 142, 45f

Hüssy P (1945) Vom Tode und von Todesahnungen. VESKA-Zeitschrift 9 (11), 251–253

Hyland J (1978) Death by giving up. Bulletin of the Menninger Clinic 42 (4), 339–349

Innes G, Millar WM (1970) Mortality among psychiatric patients. Scottish Medical Journal 15, 143–148

Isner JM, Roberts WC, Heymsfield SB, Yager J (1985) Anorexia nervosa and sudden death. Ann Intern Med 102, 49–52

Jacobi H (1994) Bildhaftigkeit des Denkens: Zum Tode von Elias Cannetti. Neue Zürcher Zeitung, 19. August 1994, Nr 192

Jacobi J (1945) Die Psychologie von C.G. Jung: Eine Einführung in das Gesamtwerk. Zürich: Rascher

Jaffé A (1958) Geistererscheinungen und Vorzeichen. Olten, Freiburg: Walter

Jahn D, Greving H (1936) Untersuchungen über die körperlichen Störungen bei katatonen Stuporen und der tödlichen Katatonie. Arch Psychiat Nervkrankh 105, 105–120

Järvinen KA (1955) Das Trauma der Chefarztvisite für den herzkranken Patienten. Med Klinik 52 (2), 2087

Jaspers K (1909) Heimweh und Verbrechen. Arch Krim Anthrop 35, 1f

Jay GW, Leestma JE (1981) Sudden Death in Epilepsy: A comprehensive review of the literature and proposed mechanisms. Acta Neurol Scand 63 (Suppl 82), 1–66

Jessen (1841) Nostalgie. Enzyklopädisches Wörterbuch der medizinischen Wissenschaften. Berlin: Veit

Jilek LA (1964) Geisteskranke und Epilepsie im tropischen Afrika. Fortschr Neurol Psychiatr 32 (5), 213–259

Johnson W (1946) People in Quandries: The semantics of personal adjustment. New York: Harper

Jonas DF, Jonas AD (1977) Signale der Urzeit. Stuttgart: Hippokrates

Jores A (1959) Der Tod des Menschen in psychologischer Sicht. Med Klinik 54, 1158f

Jores A, Droste R (1956) Der Tod im Status asthmathicus. Aerztl Wschr 11, 39f

Jores A, Puchta HS (1959) Der Pensionierungstod. Med Klinik 54, 1158f

Jorgensen P, Mortensen PB (1992) Cause of death in reactive psychosis. Acta Psychiatrica Scandinavica 85, 351–353

Jung CG (1979a) Gesammelte Werke (1. Aufl). Olten: Walter

Jung CG (1979b) Psychogenese der Geisteskrankheiten (GW 3, Vol 3) (2. Aufl). Olten: Walter

Jung CG (1981) Zivilisation im Uebergang (GW 10, Vol 10) (2. Auf). Olten: Walter

Jung CG (1982) Die Dynamik des Unbewussten (GW 8, Vol 8) (4. Aufl). Olten: Walter

Kaada B (1987) The Sudden Infant Death Syndrome Induced by „The Fear Paralysis Reflex"? Medical Hyphotheses 22, 347–356

Kächele H (1970) Der Begriff „psychogener Tod" in der medizinischen Literatur. Z psychosomat Med 105–129 (I), 202–222 (II)

Kagan AR, Uerma K (1976) Atherosclerosis of the aorta and coronary arteries in five towns. Bull Wld Hlth Org 53, 483–499

Kann H (1944) Erinnerungen an Karl Kraus. National-Zeitung, 22. April 1944

Karsten R (1935) The head-hunters of Western Amazonas; the life and culture of the Jibaro Indians of eastern Ecuador and Peru. Soc Sci Fennica, Commentationes Humanarum, Litterarum, vol. 8, no 1

Katz D (1951) Gestalt Psychology: Its Nature and Significance. London: Methuen

Katz JL, Weiner H, Gallagher TF, Hellman L (1977) Stress, distress, and ego defenses: Psychoendocrine response to impending breast tumor biopsy. In: Monat A, Lazarus RS (eds) Stress and Coping: An anthology. New York: Columbia University Press

Kauders O (1946) Vegetatives Nervensystem und Seele. Wien: Urban & Schwarzenberg

Kawachi I, Sparrow D, Vokonas PS, Weiss ST (1994) Symptoms of Anxiety and Risk of Coronary Heart Disease. The Normative Aging Study. Circulation 90, 2225–2229

Keehn RJ, Goldberg ID, Beebe GW (1974) Twenty-four year mortality follow-up of army veterans with disability separations for psychoneurosis. Psychosom Med 36, 27–46

Kellam AMP (1987) The Neuroleptic Malignant Syndrome, So-called: A Survey of the World Literature. Br J Psychiatry 150, 752–759

Kempe P, Gross J (1980) Deprivationsforschung und Psychiatrie. In: Kisker KP, Meyer JE, Müller C, Strömgen E (Hrsg) Psychiatrie der Gegenwart: Forschung und Praxis (Vol I, pp 707–752). Berlin, Heidelberg, New York: Springer

Kindt H (1980) Katatonie: Ein Modell psychischer Krankheit. Stuttgart: Enke

King C (1978) Unified Field Theories and the Origin of Life (Ser 134, p 1–200). University of Auckland

King C (1996) Fractal Neurodynamics and Quantum Chaos: Resolving the Mind-Brain Paradox Through Novel Biophysics. In: MacCormac E, Stamenov MI (eds) Fractals of brain, fractals of mind: In: search of a symmetry bond (Vol 7, pp 179–233). Amsterdam, Philadelphia: John Benjamins Publishing Company

Klotz R (1934) Plötzlicher Tod beim Schwimmen. Dt med Wschr 60 (43), 1650–1651

Kluckhohn C (1949) Mirror for Man. New York: Whittlesey House

Kogon E (1946) Der SS-Staat. Das System der deutschen Konzentrationslager (28. Aufl 1994, Heyne, München). München: Alba

Kornhuber HH (1961) Psychologie und Psychiatrie der Kriegsgefangenschaft. Psychiatrie der Gegenwart 3, 631–742

Kraemer R (1956) Beiträge zum Verhalten in Kriegsgefangenschaft und Internierung. Münch med Wschr 98, 1718–1721

Kraines SH (1934) Bell's Mania (acute delirium) Am J Psychiatry 91, 29f

Kronfeld A (1934) Gibt es einen Tod an Neurose? Psychoth Praxis 1, 129f

Kruse K, Oehmichen M (Hrsg) (1993) Plötzlicher Säuglingstod (Vol 6) . Lübeck: Hansisches Verlagskontor

Kuller L (1966) Sudden and unexpected non-traumatic death in adults: a review of epidemiological and clinical studies. J Chron Dis 19, 1165–1192

Kuller L, Perper J, Cooper M (1975) Demographic characteristics and trends in arteriosclerotic heart disease mortality: sudden death and myocardial infarction. Circulation 51 (Suppl III), 1–3

Kutschera T (1997) Zwilling DARIO starb an plötzlichem Kindstod: „Ohne Dario fühlt sich Larissa ganz verlassen". Schweizer Illustrierte, 11. August 1997, pp 28–31
Lachar D (1974) The MMPI: Clinical Assessment and Automated Interpretation. Los Angeles: Western Psychological Services
Laidlaw J, Richens A, Oxley J (eds) (1988) A Textbook of Epilepsy (3. ed). Edinburgh, London, Melbourne, New York: Churchill Livingstone
Langmeier J, Matêjçek Z (1977) Psychische Deprivation im Kindesalter. Kinder ohne Liebe. München, Wien, Baltimore: Urban & Schwarzenberg
Larrey F (1830) Ueber Sitz und Folgen der Heimwehkrankheit. Friedrichs Magazine (Berlin)
Laubscher BJF (1951) Sex, Custom and Psychopathology (2. printing ed). London: G. Routledge & Sons
Lauf DI (1985) Im Ursprung ist auch das ungewordene Ereignis. Eranos Yearbook (Vol 54, pp 119–176)
Laurén E (1937) On sudden and unexpected natural death in medico-legal practice. Acta Pathol Microbiol Scand 14, 40–88
Laurence JZ (1860) A case of sudden death, without any adequate postmortem experience. Br Med J i, 376f
Lausberg H, Hellweg R (1998) „Katatones Dilemma": Therapie mit Lorazepam und Clozapin. Nervenarzt 69, 818–822
Leary T (1940) Syphilitic Aortitis as a cause of sudden death. N Engl J Med 223 (20), 789–793
Leestma JE, Walczak T, Hughes JR, Kalelkar M.B, Teas SS (1989) A Prospective Study on Sudden Unexpected Death in Epilepsy. Ann Neurol 26 (2) 195–203
Leis S (1997) Wenn das Schuften zur Droge wird. Die Weltwoche, 26. Juni 1997, Nr 26
Leiss J (1982) Die Todesursache unter individual-pathologischen Gesichtspunkten. Dtsch med Wschr 107, 1069–1072
Lenz S (1998) So zärtlich war Suleyken: Masurische Geschichten. Frankfurt: Fischer
Leonard AG (1906) The Lower Niger And Its Tribes. London: Macmillan
Leonhard K (1972) Aufteilung der endogenen Psychosen in der Forschungsrichtung von Wernicke und Kleist. Psychiatrie der Gegenwart (Vol II, pp 183–212). Berlin, Heidelberg, New York: Springer
Leshan LL, Worthington RE (1956) Personality as a factor in the pathogenesis of cancer: a review of the literatur. Br J Med Psychol 29, 49–56
Lester BK, Black R, Gunn CG (1969) The relation of cardiac arrhythmias to phases of sleep. Clin Res 17, 456
Lévi-Strauss C (1967) Strukturale Anthropologie. Frankfurt am Main: Suhrkamp
Levinson DF, Simpson GM (1986) Neuroleptic-induced extrapyramidal symptoms with fever. Arch Gen Psychiatry 43, 839f
Levinson JL (1985) Neuroleptic malignant syndrome. Am J Psychiatry 142, 1137–1145
Lewis G (1977) Fear of sorcery and the problem of death by suggestion. In: Blacking J (ed) The anthropology of the body. New York: Academic Press
Lex BW (1974) Voodoo death: New thoughts on an old explanation. American Anthropologist 76, 818–823
Liek E (1933) Die Welt des Arztes: Aus 30 Jahren Praxis. Dresden: Reißner

Llinâs R (1987) Mindfulness as a Functional State of the Brain. In: Blakemore C, Greenfield S (eds) Mindwaves (pp 339–360). Oxford: Basil Blackwell

Locher R (1940) Über den plötzlichen Tod bei Geisteskranken und die akuten, katatonieformen Zustandsbilder mit tödlichem Ausgang. Monatsschrift für Psychiatrie und Neurologie 103, 278–307

Lown B, Verrier RC, Rabinowitz SH (1977) Neural and psychological mechanisms and the problem of sudden cardiac death. Am J Cardiol 19, 890–902

Luizet F (1989) Karoshi – in Japan geht eine neue Art Selbstmord um. Die Weltwoche, 16. Feb 1989, Nr 7

Lumsden P (1981) Is the concept of stress of any use anymore? In: Randall D (ed) Contributions to primary prevention in mental health. Toronto: Canadian Mental Health Association National Office

Maass H (1981) Der Therapeut in uns: Heilung durch aktive Imagination. Olten, Freiburg: Walter

MacCormac E, Stamenov MI (eds) (1996) Advances in Consciousness Research. Amsterdam, Philadelphia: John Benjamins Publishing Company

Madigan FC (1962) Role Satisfaction and Length of Life in a Closed Population. Am J Sociology 67, 640f

Maizler JS, Solomon JR, Almquist E (1983) Psychogenic Mortality Syndrome: Choosing to Die by the Institutionalized Elderly. Death Education 6, 353–364

Mann SC, Caroff SN, Bleier HR, et al (1986) Lethal Catatonia. Am J Psychiatry 143 (11), 1374–1381

Mansson HH (1972) Justifying the final solution. Omega 3, 79–87

Martin E (1929) Death from Emotional Schock. Siglo medico 10, 123–134

Masson G (1958) Das Staunen der Welt: Friedrich II. von Hohenstaufen (Irmgard Kutscher, Trans.). Tübingen: Rainer Wunderlich Verlag Hermann Leins

Mathis J (1964) A Sophisticated Version of Voodoo-Death. Psychosom Med 26, 104f

Mauss M (1926) Effet physique chez l'individu de l'idée de mort suggérée par la collectivité (Australie, Nouvelle-Zélande). J Psychol Norm Pathol 23, 652–669

Maxion H, Fegers S, Pfluger R, Wiegand J (1989) Risikofaktoren klassischer Konversionssyndrome – psychogene Anfälle und Paresen – Beobachtungen einer neurologischen Klinik bei 172 Patienten. Psychother med Psychol 39, 121–126

Mayer WE (1956) Why did many G.I. captives cave in? U.S. News and World Report 40, 56–72

McCarley RW, Hobson JA (1979) The Form of Dreams and the Biology of Sleep. In: Wolman BB (ed) Handbook of Dreams: Research, Theories and Applications (pp 76–130, Chapter 3). New York: Van Nostrand Reinhold

Meier K (1988) Zum traumatischen Reflextod. Inaugural-Dissertation der medizinischen Fakultät der Universität Basel

Melville H (1955) Moby-Dick (Mutzenbecher, Thesi, Trans., Einband von Hans Hermann Hagedorn). Hamburg: Claassen, Lübeck: Goverts

Menninger E (1948) Death from Psychic Causes. Bull Menninger Clinic 12 (1), 31–36

Menninger K (1978) Selbstzerstörung (Man against himself). Frankfurt: Suhrkamp

Mentzos S (1997) Hysterie. Zur Psychodynamik unbewusster Inszenierungen. Frankfurt: Fischer

Meyer R, Beck D (1976) Zur Psychodynamik des psychogenen Fiebers. Z psychosomat Med 22, 169–176

Meyler L (1939) Schock. Arch Int Med 64, 952–970

Michler M, Mattle K, Weinfurter H, Zeilinger A (1996) Interferometric Bell-state analysis. Physical Review A 53 (3), R1209–R1212

Mikulica V (1984) Psychogenic death in zoo-kept animals and pathomorphological changes. Activitas Nervosa Superior 26 (3), 221–222

Molz G (1999) Der plötzliche Säuglingstod aus medizinischer Sicht. Kriminalistik Schweiz 3, 201–202

Monagan D (1989) Löst eine Todesdroge im Gehirn den Herztod aus? Die Weltwoche, 27. Juli 1989, Nr 30

Moon VH (1934) Das Schocksyndrom. Dt med Wschr 60, 1711–1713

Morfill G, Scheingraber H (1991) Chaos ist überall ... und es funktioniert. Frankfurt: Ullstein

Moritz AR (1940) Sudden Death. N Engl J Med 223, 798–801

Moritz AR, Zamchek N (1946) Sudden unexpected deaths of young soldiers. Arch Path 42, 459

Muensterberger W (1963) Vom Ursprung des Todes – Eine psychoanalytisch-ethnologische Studie zur Todesangst. Psyche 17, 169f

Neele E (1949) Die phasischen Psychosen nach ihrem Erscheinungs- und Erbbild. Leipzig: Barth

Nelson MC (1975) Psi in the Family. Clin Soc Work J 3 (4), 279f

Nolan DC, Lewis MD (1937) Psychic Phenomena in Association with Cardiac Failure. Arch Neurol Psychiat (Chicago) 37, 782–795

Nordmann Y (1999) Sind Hirntote wirklich toter als Herztote? Die Weltwoche, 4 Februar 1999, Nr 5

Northoff G (1999) „Katatones Dilemma". Anmerkung zum Beitrag von H. Lausberg und R. Hellweg, Nervenarzt (1998) 69, 818–822. Nervenarzt 70, 484–485

Nowlin C (1966) Dreams and Seizures of Angina Pectoris. Tempo Medico 42, 7

Obrist PA, Webb RA, Sutterer JR (1969) Heart Rate And Somatic Changes During Aversive Conditioning And A Simple Reaction Time Task. Psychophysiology 5, 696–723

Oehmchen M, Gerling I (1992) Intrakranielle Prozesse als akute Todesursache. In: Berg S (Hrsg) Unerwartete Todesfälle in Klinik und Praxis (pp 47–61). Berlin, Heidelberg, New York, Tokyo: Springer

Orloff J (1997) Jenseits der Angst. München: Heyne

Orth J (1908) Was ist Todesursache? Berl klin Wschr 45, 485f

Orthaus J, Knaak A, Sanders K (1993) Schöner schuften. Wege aus der Arbeitssucht. Köln: Kiepenheuer und Witsch

Oxford U (1971) The Oxford English Dictionary (The Compact Edition). Oxford: Oxford University Press

Papus (1983) Die Kabbala: Einführung in die jüdische Geheimlehre (Julius Nestler, Trans.) Wiesbaden: Fourier

Parkes CM, Benjamin B, Fitzgerald RG (1969) Broken heart: A statistical study of increased mortality among widowers. Br Med J i, 740–743

Parr B (1809) The London Medical Dictionary. London: J. Johnson

Paul H (1955) Das Seelenleben des Dystrophikers auf Grund eigener Erfahrungen. Z Psychother med Psychol 5, 168–180
Pecciccia M, Benedetti G (1992) Das progressive therapeutische Spiegelbild. In: Schottenloher G (Hrsg) Wenn Worte fehlen, sprechen Bilder: Bildnerisches Gestalten und Therapie II / Reflexionen (Vol II, pp 91–94). Göttingen: Kösel
Pelonero AL, Levenson JL, Pandurangi AK (1998) Neuroleptic malignant syndrome: A review. Psychiat Serv 49 (9), 1163–1172
Penrose R (1995) Shadows of the Mind. London: Vintage
Persson G (1981) Five-year mortality in a 70-year-old urban population in relation to psychiatric diagnosis, personality, sexuality and early parental death. Acta Psychiat Scand 64, 244–253
Peskoller H (1998) Vorahnung oder Zufall? Wir Brückenbauer. Wochenblatt des sozialen Kapitals. Organ des Migros-Genossenschafts-Bundes, 15. September 1998 Nr 38
Pfeiffer WM (1967) Psychiatrische Besonderheiten in Indonesien. In: Petrilowitsch N (Hrsg) Beiträge zur vergleichenden Psychiatrie / Contributions to Comparative Psychiatry (Teil I: Länderübersichten – Geographical Surveys Vol 5, pp 102–142). Basel, New York: Karger
Phillips MA, Huntley C (1996) Dramatica: A New Theory of Story (3. edn). Burbank, California: Screenplay Systems
Pinkerton J (1814) Voyages and Travels. London: Longman, Hurst, Rees (etc.)
Poppelreuter S (1996) Arbeitssucht. Integrative Analyse bisheriger Forschungsansätze und Ergebnisse einer empirischen Untersuchung zur Symptomatik. Bonn: Wehle
Propping P (1989) Psychiatrische Genetik: Befunde und Konzepte. Berlin, Heidelberg, New York, Tokyo: Springer
Pruit RD (1964) On sudden death. Am Heart J 68, 111–119
Pruit RD (1974) Death as an expression of functional disease. Mayo Clin Proc 49, 627–635
Rabkin JG, Streuning EL (1976) Life events, stress and illness. Science 194, 1013–1020
Rahe RH (1979) Life changes and mental illness. J Human Stress 5 (3), 2–10
Rajs J, Rais E, Lundman T (1986) Unexpected Death in patients suffering from eating disorders. Acta Psychiatr Scand 74, 587–596
Ratcliff PJ, Bevan JS (1985) Severe hypoclycaemia and sudden death in anorexia nervosa. Psychol Med 15, 679–681
Rees WD, Lutkins SG (1967) Mortality of bereavement. Br Med J 4, 13f
Rehmann S (1997) Chancen und Grenzen der Gentechnologie. Schweizerische Gesellschaft für Muskelkranke (SGMK) Mitteilungsblatt 41 (Februar), 14–20
Richter CP (1957) On the Phenomenon of Sudden Death in Animals and Man. Psychosomatic Medicine 19 (3) 191–198
Richter CP (1958) The Phenomenon of Unexplained Sudden Death in Animals and Man. In: Gantt WH (ed) Physiological Bases of Psychiatry (pp 302–313). Springfield: Thomas
Ritter von Baeyer W, Häfner H, Kisker KP (1964) Psychiatrie der Verfolgten: Psychopathologische und gutachtliche Erfahrungen an Opfern der Nationalsozialistischen Verfolgung und vergleichbarer Extrembelastungen. Berlin, Göttingen, Heidelberg: Springer

Robertson WGA (1923) Sudden deaths from trivial causes. Practitioner 111, 110–124

Rogge K-E (1981) Physiologische Psychologie. München, Wien, Baltimore: Urban & Schwarzenberg

Rorsman B (1974) Mortality among psychiatric patients. Acta Psychiatr Scand 50, 354–375

Rosenblatt G, Zwilling G, Hartman E (1969) Electrocardiographic changes during sleep in patients with cardiac abnormalities (Abstr). Psychophysiol 6, 233

Rosenfeld M (1925) Ueber Hysterie als Todesursache. Dt med Wschr 24, 1060–1062

Roth WE (1897) Ethnological Studies among the North-West-Central Queensland Aborigines. Brisbane, London: E. Gregory, government printer

Röther J, Jakob J, Bender HJ, Hewer W (1995) Polytrauma und malignes neuroleptisches Syndrom: Kasuistische Darstellung diagnostischer Probleme. Anästhesiol Intensivmed Notfallmed Schmerzther 30, 455–457

Röthlisberger P (1997) Ueber den Rauch beschwert man sich bei der Polizei. Die Weltwoche, Nr 9/27, Februar 1997

Ruberman W, Weinblatt E, Goldberg JD, Chaudhary BS (1984) Psychosocial Influences on Mortality after Myocardial Infarcation. N Engl J Med 311, 552–559

Rudin SA (1968) National Motives Predict Psychogenic Death Rates 25 Years Later. Science 160, 901–903

Rush B (1789) Medical Inquiries and Observations. Philadelphia: Richard and Hall

Sanchez GC, Brown TN (1994) Nostalgia: A Swiss Disease. Am J Psychiatry 151 (11), 1715–1716

Santner I (1999) „Tierartige Laute". Die Weltwoche, 3. Juni 1999, Nr 22

Saß H (1981) Probleme der Katatonieforschung. Nervenarzt 52, 373–382

Schaefer H (1956) Ueber die Begriffe „vegetativ" und „psychogen". Acta Neuroveg 15, 1f

Schaefer H (1957) Einige Probleme der Kreislaufregelung. Münch Med Wschr 99, 69–107

Schär M (1990) Am 18. August treffen sich die ehemals bei uns internierten Polen in Rapperswil – Anlass, ihres Charmes zu gedenken: „Halt so viel galanter als unsere sturen Schweizer". Die Weltwoche, 16. August 1990, Nr 33

Scharfetter C (1998) Okkultismus, Parapsychologie und Esoterik in der Sicht der Psychopathologie. Fortschr Neurol Psychiatr 66, 474–482

Scheid KF (1937) Febrile Episoden bei schizophrenen Psychosen: Eine klinische und pathophysiologische Studie. Leipzig: Thieme

Scheid KF, Baumer L (1937) Über febrile und subfebrile schizophrene Schübe. Nervenarzt 10, 225–239

Schepank H (1987) Psychogene Erkrankungen der Stadtbevölkerung: Eine epidemiologisch-tiefenpsychologische Feldstudie in Mannheim. Berlin: Springer

Scheuchzer JJ (1731) De Nostalgia Helvetorum. Dissertation Basel

Schick P (1965) Karl Kraus in Selbstzeugnissen und Bilddokumenten. Reinbek: Rowohlt

Schilling F (1948) Selbstbeobachtungen im Hungerzustand. Beiträge aus der allgemeinen Medizin 6, 65–66

Schimmel A (1985) Mystische Dimensionen des Islam: Die Geschichte des Sufismus. Köln: Diederichs
Schlegel JHG (1835) Das Heimweh und der Selbstmord. Hildburghausen: Verlag der Kesselring'schen Hofbuchhandlung
Schleyer F (1965) Ueber unerwarteten Tod ohne morphologischen Befunde bei Obduktion. Med Klinik 60, 1225
Schlitz M. J (1996) Intentionality: An Argument for Transpersonal Consciousness. World Future (pp 115–126). Amsterdam: Gordon and Breach
Schlitz MJ, LaBerge S (1997) Covert Observation Increases Skin Conductance in Subjects Unaware of When They Are Being Observed: A Replication. J Parapsychol 61 (September), 185–196
Schmale AH (1958) Relation Separation and Depression to Disease. Psychosom Med 20, 259f
Schmale AH, Engel GL (1967) The Giving Up-Given Up complex Illustrated on Film. Arch Gen Psychiatry 17, 135–145
Schmalohr E (1968) Frühe Mutterentbehrung bei Mensch und Tier, Entwicklungspsychologische Studie zur Psychohygiene der frühen Kindheit. München, Basel: Reinhard
Schmid GB (1988) The Roles of Knower und Known in the Sufism of Ibn 'Arabî, Analytical Psychology of C.G. Jung, Quantum Theory of John von Neumann: Concepts and Logic with Implications to the Phenomena of Psychogenic Death and Psychotherapy (Diploma Thesis). Zürich: C.G. Jung-Institut Zürich
Schmid GB (1990) Entgrenzung zwischen Manifestem und Nicht-Manifestem: Phänomene des psychogenen Todes und des von Neumann'schen Zauns (Vol VI). Stuttgart: Schlichter
Schmid GB (1996) Psychose oder spirituelle Krise? (Vortrag, gehalten am 14. März). Buchhandlung im Licht, Zürich, Schweiz
Schmid GB (1997a) Chaostheoretische Betrachtungen zu Psychiatrie, Psychologie und Psychotherapie. Teil 1: Die Sechs Grundeigenschaften des Chaos und eine Prozess-Orientierte Psychiatrie (POPSY). Forschende Komplementärmedizin / Research in Complementary Medicine 4 (3), 146–163
Schmid GB (1997b) Chaostheoretische Betrachtungen zu Psychiatrie, Psychologie und Psychotherapie. Teil 2: Neue Hypothese zur Natur der Psychose. Forschende Komplementärmedizin / Research in Complementary Medicine 4 (4), 194–208
Schmid GB (1998) The six fundamental characteristics of chaos and their clinical relevance to psychiatry: A new hypothesis for the origin of psychosis. In: Orsucci F (ed) The Complex Matters of Mind (Vol 6, pp 141–181). Singapore: World Scientific
Schmid GB (1999) Is Distant Mentation in Living Systems a Quantum Teleportation Phenomenon? Kantonale Psychiatrische Klinik Rheinau / CH-8462 Rheinau, Schweiz (Klinik-Report)
Schmid GB, Eisenhut R, Dämpfle S, Frei K, Ito K (1997) Phantasietherapie: In: der Phantasie die Realität wieder finden. Tandem 2, 21–23
Schmid GB, Eisenhut R, Rausch A, Ito K, Dämpfle S, Frei K, Giacometti G (1998) Phantasietherapie in der Psychiatrie: In: der Phantasie die Realität wiederfinden. Ein Spezialangebot für stationäre und teilstationäre PatientInnen in der Allgemeinpsychiatrie. Kantonale Psychiatrische Klinik Rheinau / CH-8462 Rheinau, Schweiz (Klinik-Report)

Schmidt B, Schmidt J (1964) Psychological Death in Headshrinkers. Am J Psychiatry 121 (1), 510–511

Schmidt RM, Zacher G (1974) Bedrohliche Katatonie: Entität oder multigenetisches Syndrom? Psychiatria clin 7, 65–74

Schmieder RE, Messerli FH (1993) Ventrikuläre Rhythmusstörungen und plötzlicher Herztod: Die Bedeutung der linkventrikulären Hypertrophie als Risikofaktor. Schweiz med Wschr 123, 99–107

Schmitz W (1941) Über die sogennante „akute Katatonie". Inaugural Dissertation, Westfälische Wilhelms-Universität zu Münster. Dissertations-Verlag G.H. Nolte

Schnegg EM (1996) Lungenembolie bei obduzierten Patienten im Kanton Thurgau 1972–1994. Inaugural-Dissertation der Medizinischen Fakultät der Universität Zürich

Schneider J (1992) Obduktion Nr SM 240/90. Institut für Pathologie des Kantons Thurgau in Münsterlingen

Schoenberg B (1977) Grief in general practice. In: Wittkower ED, Warnes V (eds) Psychosomatic Medicine: Its Clinical Applications (pp 64f). New York: Harper & Row

Schoenberg B (1984) Verlust und Trauer. In: Freedman AM, Kaplan HI, Sadock BJ, Peters UH (Hrsg) Schizophrenie, affektive Erkrankungen, Verlust und Trauer (Vol 1, pp 390–405). Stuttgart, New York: Thieme

Schofield JB, Krausz T (1992) The Respiratory System. In: McGee JOD et al (eds) Oxford Textbook of Pathology (Vol 2a Pathology of Systems, pp 943f). Oxford: Oxford University Press

Schüle H (1867a) Die Dysphrenia neuralgica: Eine klinische Abhandlung nach Beobachtungen an weiblichen Kranken bearbeitet. Carlsruhe

Schüle H (1867b) Ueber das Delirium acutum. Allgemeine Zeitschrift für Psychiatrie und psychisch-gerichtliche Medizin 24, 316–351

Schüle H (1878) Handbuch der Geisteskrankheiten. In: Ziemssen H v (Hrsg) Handbuch spec Path Ther (Vol 16). Leipzig

Schultz IH (1965) Zur Frage eines „psychogenen" Todes bei Magersucht. Praxis der Psychotherapie 10, 91– 92

Schumacher B (1995) Quantum coding. Physical Review A 51, 2738–2747

Schuster E (Hrsg) (1992) Das Bild vom Tod. Graphiksammlung der Heinrich-Heine-Universität Düsseldorf . Recklinghausen: Aurel Bongers

Schweitzer W, Cordner S (1999) Cardiovascular Pathology and Sudden Death. In: Freckelton I, Selby H (eds) Expert Evidence in Criminal Sydney (Vol 5, pp 497–519). Sydney: LBC Information Services

Schweitzer W, Maas D, Hardmeier T, Dangel S, Czuczman F, Schaepman W, Wagen M (1999) Histopathological findings in TMR. In: Okada M (ed) Current Topics in TMR (Kapitel 33). Tokyo: Springer

Schweitzer W, Schneider J, Breitbach T, Hardmeier T (1996) Herzbefunde bei SIDS mit besonderer Berücksichtigung des Erregungsleitungssystems (ELS). Referat anlässlich der Tagung der Deutschen Gesellschaft für Rechtsmedizin, Zürich

Schweizer A (1985) Plötzliche und unerwartete Todesfälle innerer Ursache bei psychiatrisch hospitalisierten Patienten. Inaugural-Dissertation der Medizinischen Fakultät der Universität Zürich

Segal SP, Prior P (1978) The pattern of mortality in severe neuroses. Br J Psychiatry 133, 299–305

Shand A (1892) The Occupation of the Chatam Islands by the Maoris in 1835. J Polynesian Society 1 (Wellington), 83–94

Shand A (1894) The Occupation of the Chatham Islands by the Maoris, in 1835. J Polynesian Society 3 (Wellington), 76–92

Shulack NR (1938) Sudden „exhaustive" death in excited patients. Psychiatric Quarterly 12, 282–293

Sims A (1984) Neurosis and Mortality: Investigating an Association. J Psychosom Res 28, 353–362

Sims A, Prior P (1978) The Pattern of Mortality in Severe Neuroses. Br J Psychiatry 133, 299–305

Singer U (1984) Der Massen-Suizid von Masada bis Guayana. In: Faust V, Wolfersdorf M (Hrsg) Suizidgefahr: Häufigkeit – Ursachen – Motive – Prävention – Therapie (pp 45–55). Stuttgart: Hippokrates

Soares de Souza G (1897) Tratado Descriptivo do Brasil in 1587. Rio de Janeiro

Sofsky W (1993) Die Ordnung des Terrors: Das Konzentrationslager. Frankfurt: Fischer

Sorg E (1999) Wunder über Wunder. Das Magazin, Tages-Anzeiger, Zürich, 20.–26.2.1999, pp 24–45

Speck (1977) Naskapi: The Savage Hunters of the Labrador Peninsula (Vol 10). Norman: University of Oklahoma Press

Speich S (1988) Plötzlicher Kindestod: Tendenz steigend. 80 Kinder sterben jährlich an „Sids", dem unerklärlichen Säuglingstod. Die Weltwoche, 8. Dezember 1988

Sperling E (1964) Beitrag zur Frage eines „psychogenen" Todes bei Magersucht. Praxis der Psychotherapie 9, 25–31

Spitz RA (1950/1) Ueber psychodynamische Epidemien des Kindesalters und vorbeugende Psychiatrie. Psyche 4, 17f

Spitz RA (1973) Die Entstehung der ersten Objektbeziehungen (3. Aufl). Stuttgart: Klett

Stassen HH, Delina-Stula A, Angst J (1993) Time course of improvement under antidepressant treatment: A survival-analytical approach. European Neuropsychopharmacology 3, 127–135

Stauder KH (1934) Die tödliche Katatonie. Arch Psychiat Nervkrankh 102, 614–634

Stauder KH (1955) Der Pensionierungsbankrott. Psyche 9, 481–497

Stefan H (1934) Ueber den plötzlichen natürlichen Tod infolge hochgradiger Erregung und Erschöpfung bei akuten Psychosen ohne wesentliche anatomisch nachweisbare Ursache. Dt med Wschr 60 (41), 1550–1553

Stefan H (1935) Ueber den plötzlichen natürlichen Tod infolge hochgradiger Erregung bei akuten Psychosen ohne wesentliche anatomisch nachweisbare Ursache. Zentbl ges Neurol Psychiat 152, 480–482

Steinert T, Wolfersdorf M, Thoma H, Marpert M (1996) Beeinflußt Dauerhospitalisierung die kardiovaskuläre Morbidität bei Schizophrenen? Fortschr Neurol Psychiatr 64, 212–220

Steward JH, Métraux A (1963) Tribes of the Peruvian and Ecuadorian Montana. In: Steward JH (Hrsg) Handbook of South American Indians (S. 535–627). New York: Cooper Square

Stewart CS (1828) Journal Of A Residence. In: The Sandwich Islands During The Years 1823, 1824 and 1825 (2. printing edn). London

Stirling MW (1938) Historical and Ethnographical Material on the Jivaro Indians. Smithsonian Institution Bureau of American Ethnology Bulletin 117, 1–148
Stowens D (1956) Sudden Unexpected Death. Arch Path (Chicago) 61, 341–348
Strassman HD, Thaler MB, Schein EH (1956) A prisoner of war syndrome: Apathy as a reaction to severe stress. Am J Psychiatry 112, 998–1003
Strehler M (1998) Myokarditis: Erfahrungen in den Jahren 1972 bis 1996 bei 155 obduzierten Patienten im Kanton Thurgau. Inaugural-Dissertation der Medizinischen Fakultät der Universität Zürich
Strian F (1983) Angst: Grundlagen und Klinik. Ein Handbuch zur Psychiatrie und medizinische Psychologie. Berlin, Heidelberg, New York, Tokyo: Springer
Stumpfe K-D (1973) Der psychogene Tod (Vol 22). Stuttgart: Hippokrates
Stumpfe K-D (1974) Der psychogene Tod in der Kriegsgefangenschaft und Maßnahmen zu seiner Verhütung und Therapie. Wehrmed Wsch 18, 46–51
Stumpfe K-D (1975) Der psychisch ausgelöste Tod. Dynamische Psychiatrie / Dynamic Psychiatry 8 (2), 100–105
Stumpfe K-D (1979) Der psychogene Tod des Herrn J.: Ein Fallbeispiel. Z psychosomat Med 25, 263–273
Stürup GK (1942) Tod durch psychischen Schock – physiologische Mechanismen. Klin Wschr 21, 245f
Surbeck W (1990) Die thailändische Rätselkrankheit forderte bereits 800 Tote: Morgens einfach tot im Bett. Die Weltwoche, 16. August 1990, Nr 33
Sweetser W (1843) Mental Hygiene. New York: Langley
Taverna E (1998a) Der Geistheiler. Schweiz Aerztezeitung 79 (13), 527–529
Taverna E (1998b) Wendezeit. Schweiz Aerztezeitung 79 (37), 1827–1828
Tessmann G (1930) Die Indianer Nord-Ost Perus: Grundlegende Forschungen für eine Systematische Kulturkunde. Hamburg: Friederischen, De Gruyter
Thompson WA (1939) A theory for the cause of deaths in acutely disturbed mental patients. Psychiatric Quarterly 13, 503–513
Tittel W, Brandel J, Gisin B, Herzog T, Zbinden H, Gisin N (1998) Experimental demonstration of quantum-correlations over more than 10 kilometers. Phys Rev A 57 (5), 3229–3232
Topka H, Buchkremer G (1996) Katatonie, malignes neuroleptisches Syndrom und Myositis ossificans. Nervenarzt 67, 413–417
Tweedie A (1840) A System of Practical Medicine, comprised in a series of original dissertations (Vol II). London: Whittaker
Uehata T (1991) Long working hours and occupational stress-related cardiovascular attacks among middle-aged workers in Japan. J Hum Ergol Tokyo 20, 147–153
van Benthem O (1989) Anniversary Reaction in My Family. Persönliche Mitteilung
van der Hoeven JA (1956) Psychiatrisch-neurologische Beobachtungen bei Papuas in Neu-Guinea. Arch Psychiat Zschr Neurol 194, 415–431
Vas J (1993) Hypnose bei Psychosen: Eigenschaften der hypnotischen Beziehung bei der Psychotherapie schwer gestörter Patienten. München: Quintessenz
Verwoerdt A (1976) Clinical geropsychiatry. Baltimore: Williams und Wilkins
Volksweise (1975) „Es waren zwei Königskinder" (Volksweise seit 1500). In: Diekmann A, Gohl W (Hrsg) Das große Liederbuch: 204 deutsche Volks- und Kinderlieder, gesammelt von Anne Diekmann, unter Mitwirkung von Willi Gohl, mit 156 bunten Bildern von Tomi Ungerer (S. 188–189). Zürich: Diogenes

von Baeyer WR, Häfner H, Kisker KP (1964) Psychiatrie der Verfolgten. Berlin, Göttingen, Heidelberg: Springer
von Beit H (1952) Symbolik des Märchens: Versuch einer Deutung. Bern: Francke
von Braunmühl A (1947) Insulinshock und Heilkrampf in der Psychiatrie. Stuttgart: Wissenschaftliche Verlagsgesellschaft
von Gebsattel VE (1954) Prolegomena einer medizinischen Anthropologie. Berlin, Göttingen, Heidelberg: Springer
von Neumann J (1932) Mathematische Grundlagen der Quantenmechanik. Berlin: Springer
Waddington JL, Youssef HA, Kinsella A (1998) Mortality in schizophrenia: Antipsychotic polypharmacy and absence of adjunctive anticholinergics over the course of a 10-year prospective study. Br J Psychiat 173, 325–329
Walters M (1944) Psychic Death – Report of a Possible Case. Arch Neurol Psychiat (Chicago) 52, 84f
Walz W (1991) Mortalität und Todesursachen bei psychiatrisch hospitalisierten schizophrenen Patienten. Inaugural-Dissertation der Medizinischen Fakultät der Universität Zürich
Webster H (1948) Magic: A Sociological Study. Stanford: Stanford University Press
Weiner H (1989) Eine Medizin der menschlichen Beziehungen. Psychother med Psychol 39, 96–102
Weisman AD, Hackett TP (1961) Predilection to Death: Death and Dying as a Psychiatric Problem. Psychosom Med 23 (3), 232–256
Weiss E (1958) Clinical significance of the anniversary reaction. General Practitioner 117, 117–119
Weiss E, Dlin BM, Rollin HR, et al (1957) Emotional factors in coronary occlusion. 1. Introduction and general summary. Arch Int Med 99, 628–641
Weizsäcker V v (1936) Studien zur Pathogenese. Leipzig: Thieme
Weller M, Kornhuber J (1992) Pathophysiologie und Therapie des malignen neuroleptischen Syndroms. Nervenarzt 63, 645–655
Wendkos MH (1979) Sudden death and psychiatric illness. New York, London: SP Medical und Scientific Books
Werner R (1955) Unmittelbare Todesursache: Visite. Med Klinik 52 (2), 2088–2097
Weyrich G (1931) Erfahrungen über den plötzlichen Tod aus natürlichen Ursachen bei Erwachsenen. Dt Z ges gericht Med 18 (2 und 3), 211f
Weyrich G (1933) Erfahrungen über den plötzlichen Tod aus innerer Ursache bei Kindern und Jugendlichen. Dt Z ges gericht Med 22 (2), 116–149
White DAC (1992) Catatonia and the Neuroleptic Malignant Syndrome – A Single Entity? Br J Psychiatry 161, 558–560
White L, Tursky B, Schwartz GE (1985) Proposed Synthesis of Placebo Models. In: White L, Tursky B, Schwartz GE (eds) Placebo: Theory, Research, and Mechanisms (pp 431–447). New York, London: The Guilford Press
White PD, Boursy AV (1971) De Subitaneis Mortibus (On Sudden Deaths) (translation of the original treatise published by the famous Italian physician Lancisi in 1701). New York: St. Johns University Press
Wien HM d S (Hrsg) (1993) Bilder vom Tod – Fragmente zur Kunst der Trauer. Wien: Eigenverlag der Museen der Stadt Wien

Wigand R (1934) Der Tod des Menschen an inneren Krankheiten in seinen Beziehungen zu den Tages- und Jahreszeiten. Dt med Wschr 60, 1709–1711

Willinger M, James LS, Catz C (1991) Defining the sudden infant death syndrome (SIDS): deliberations of an expert panel convened by the National Institute of Child Health and Human Development. Pediatr Pathol 11, 677–84

Wilson IC, Reece JC (1964) Simultaneous Death in Schizophrenic Twins. Arch Gen Psychiat 11, 377–384

Wiseman R, Schlitz M (1997) Experimenter Effects and the Remote Detection of Staring. J Parapsychol 61, 197–207

Wottreng W (1996) Der Pathologe Alain Sutter zu seinen Forschungen über plötzlichen Kindstod und Kindstötung: „Manchmal steckt anderes dahinter". Die Weltwoche, 1. 8. 1996, Nr 31

Wright HB (1958) Zauberer und Medizinmänner: Augenzeugenberichte von seltsamen Heilmethoden und ihren Wirkungen auf primitive Menschen. Zürich: Orell Füssli

Wyner H (1991) Wenn die Sirenen aufheulen, packt jeden die Angst: In: Israel bringt der Golfkrieg die Menschen zusammen und öffnet ihnen die Augen. Die Weltwoche, 31. Januar 1991, Nr 5

Wyss D (1993) Die Bedeutung der Chaosforschung für die psychosomatische Medizin. Zeitschrift für klinische Psychologie, Psychopathologie und Psychotherapie (41), 334–342

Yawger NS (1936) Emotions as the cause of rapid and sudden death. Arch Neurol Psychiatry 36, 875–879

Yogananda P (1993) Autobiographie eines Yogi (überarbeitete Neuausgabe). München, Planegg: Barth

Young A (1980) The discourse on stress and the reproduction of conventional knowledge. Social Science and Medicine 14B, 133–146

Young A (1981) When rational men fall sick. Culture, Medicine and Psychiatry 5 (4), 317–335

Zangerl J (1840) Über das Heimweh. Wien: Beck's Universitätsbuchhandlung

Zwingmann C (1961) Die Heimwehreaktion alias „pothopatridalgia". Arch Psychiat Zschr ges Neurol 201, 445–464

Sachregister

poor beasts, thin and wasted, restlessly lashing his thin flanks with his tail, violently breathing with mingled terror and disdain on the food offered him, his eyes always turned toward the door, scratching with his hoof the empty space at his side, sniffing the yoke and chains which his fellow used to wear, and incessantly calling him with melancholy lowings." (Zitat nach Yawger 1936, S. 877). Meine Übertragung aus dem englischen Originaltext.

37 „A Negro people on the west coast of Africa were thus described by Schofield: ‚I have been told by a naval surgeon from an African squadron that Kroomen, if badly treated or angry, will threaten to die; and will go away and finally expire in thirty hours without any injury or disease.' Among other African tribes similar effects are described." (Yawger 1936, S. 876). Meine Übertragung aus dem englischen Originaltext.

38 „In referring to persons who die of grief, Carpenter cited a case, though not one of his own, in which two sisters were deeply attached. One acquired tuberculosis and died; she had been tenderly cared for by the other, who, seemingly, had suppressed her sorrow. About a fortnight later the surviving sister was found dead in bed. There had been no symptoms during life, and at autopsy there was no evidence of disease. Death was attributed to the depressing influence of pent-up grief." (Yawger 1936, S. 877). Meine Übertragung aus dem englischen Originaltext.

39 „There does undoubtedly appear to be an association between neurosis and an increased mortality from natural causes." (Sims 1984, S. 361). Meine Übertragung aus dem englischen Originaltext.

40 „At the Denver State Hospital, in 1910, a man was admitted in a panic, of three days' duration. He paid little attention to the hospital but kept staring out of the window at people, who, he said, were coming to lynch him. Finally, with the words, „They are coming now," he fell over dead. Autopsy showed that the organs were in amazingly good condition; no lesions were observed anywhere." (Walters 1944, S. 84, contribution from Dr. Earl D. Bond to discussion). Meine Übertragung aus dem englischen Originaltext.

41 „A Negro aged 41, a laborer, was brought to the hospital because recently „voices" had told him to go forth into the world to preach and found a new religion and because he had made extravagant claims to the effect that he was related to King Solomon, after whom he intended to shape his life.

„There was no significant family history, no account of serious illnesses and no record of misdemeanors. There was a history of fairly heavy indulgence in alcohol, but this had not produced any acute mental disturbances. The first deviation from his usual good health and normal behavior was noticed about two months before his hospitalisation, when he began to attend church a great deal and to pray more than usual. To his companions he stated the belief that he was consecrated to the Holy Ghost and could „speak in tongues." While this was not interpreted by his Negro associates as being anything abnormal, they conceded that it was a definite change in behavior. When admitted to the hospital he was disoriented as to time and place and was childish in his reactions; he said that he was in constant auditory touch with the Lord. He had no insight into his mental disorder but thought he had been sent to the hospital to be treated for a severe cold.

„Physical examination revealed hard and tortuous radial vessels; vigorous arterial pulsations on the left side of the neck; a diffuse apex beat of the heart, perceptible over a considerable area of the chest; diminished muscle tone; a loud systolic murmur over the apex, and accentuation of the second aortic sound. The blood pressure was 220 systolic and 165 diastolic, and the pulse rate was 120 per minute. Serologic tests gave negative results and there were no neurologic findings.

„The patient suffered from dyspnea and tired easily on exertion. He was given the treatment routine for such a condition and with the general toning up of the cardiac condition the hallucinations ceased, as did the extravagant delusions. At the end of three months the patient was sent home free from the psychosis and with improvement of the cardiac condition. After being at home for a few months he suffered acute cardiac decompensation with rapidly developing general anasarca, and died of pulmonary edema." (Nolan und Lewis 1937, S.789–790). Meine Übertragung aus dem englischen Originaltext.

42 „A young individual, in the second or third decade of life, suddenly becomes restless and excited. This psychomotor activity increases and is accompanied by hilarity or fearful anxiety in response to extrospective or introspective pressure of ideas. Work and duties are neglected. Sleep becomes difficult and often impossible. Impulsive or responsive aggressiveness increases. The individual breaks equipment or furniture or assaults his neighbor, apparently without reason. He is then admitted to the hospital. The excitement and restlessness continue day and night with only momentary respite. Excitement increases until it becomes a continual maniacal furor, in which the individual will tear off his clothes, tear the clothes to strips, take the bed apart, rip the mattress to pieces, bang, and pound almost rhythmically on the walls and windows, dash wildy from the room, assault anyone in reach, and run aimlessly, and without apparant objective, from one end of the room to the other.

„The pulse becomes rapid even in periods of momentary rest. Food and fluids are refused and weight loss becomes apparent. Perspiration is profuse and continual. The blood pressure falls and the pulse becomes thready. Fever is then noted. Early in the furor it ranges around 100° F. rectally. When confined to a room, the patient will thrash against the wall or butt his head against it. If placed in restraints, either in a continuous tepid tub or bed, (in pack or sheet) the patient will strain ceaselessly against the restraints in an atttempt to tear out and maintain his externally objectiveless activity. „Fever increases, the pulse becomes more thready and rapid, blood pressure falls further, perspiration drips continually, the tongue becomes dry and furred. The skin becomes flushed and feels hot to the touch. After varying periods of excitement of from hours to days, the temperature may rise to 105° F. rectally or 107° F. rectally or even 110° F. rectally. The skin may become pale or cyanotic and suddenly all activity ceases, respiration and cardiac activity stop and the patient is dead. This end may come so suddenly that the attending psychiatrist is left with a chagrined surprise and the puzzlement is intensified after the postmortem examination because the autopsy generally fails to disclose any findings which could explain the death. Therefore, the usual final diagnosis is (1) an unclassified psychosis (2) exhaustion from overexertion in a state of acute mania." (Wendkos 1979, S. 165–166). Meine Übertragung aus dem englischen Originaltext.

43 „About half the cases of death referred to the medical examiner come to him because the cause of death is unknown, rather than because there is positive evidence of foul play. They include not only deaths in which the fatal seizure is sudden and unexpected, but also those in which the cause of death is obscure because no physician was in attendance during the terminal illness." (Moritz 1940, S. 798). Meine Übertragung aus dem englischen Originaltext.

44 „Without warning Neng Yang lost consciousness on December 21 1987... . He died on Christmas Eve, the third victim in his clan, and 115th in the U.S., of Sudden Unexplained Death Syndrome (SUDS), a mysterious malady that strikes young, apparently healthy Southeast Asian men – especially Hmong. Neng Yang's family believes an autopsy performed on a clan member, another SUDS casualty, caused the 23-year-old student's death. Hmong religion holds that the spirit cannot leave a mutilated body to join its ancestors before rebirth and may claim the life of a relative in a cry for release. ... Reported in Japanese and Philippine medical literature in the 1950s and '60s, SUDS began to appear in the U.S. after the influx of Southeast Asian refugees in the mid-1970's. Forty-nine cases occurred in the peak years of 1981 and 1982, but only a handful show up annually now. The phenomenon still baffles U.S. doctors. Typically, victims lead ordinary lives and have no apparent illnesses. They die in their sleep, with perhaps a telltale gurgling or laboured breathing, and no traces of drugs or abnormal organs are found. Chaotic cardiac impulses make the heart beat erratically, interrupting the blood supply and depriving the brain of oxygen, but the underlying cause remains a mystery. Researchers speculate that the stress of culture shock may be a contributing factor. Statistics indicate that the longer an immigrant lives in this country, the less risk he runs of dying from the disorder." (Hmong 1988, S. 607). Meine Übertragung aus dem englischen Originaltext.

45 „Following Neng Yang's wishes and their own convictions, his parents, You Vang Yang and Ia Kue Yang, did not want an autopsy. The attending physician assured them they would be notified if the hospital wanted one. When they arrived at the funeral home to prepare the body for burial, horrified relatives learned that the state medical examiner's office had done an autopsy without family consent." (Hmong 1988, S. 607). Meine Übertragung aus dem englischen Originaltext.

46 „SIDS is a mysterious and unresolved problem affecting children between the ages of 1 week and 4 months old and is responsible for more than one-third of all postnatal deaths occurring in the first year of life in the United Kingdom. There is evidence in a minority of these patients of some viral infection, but the microscopic changes in the lungs vary between normality and well-established zones of interstitial pneumonitis. This may be associated with areolar wall thickening; however, the changes rarely appear sufficiently severe to have caused death, and it has been postulated that viral infection may trigger apnoe or an anaphylactic reaction. It seems likely that this disease is multifactorial and that viral infection is just one of a group of disorders that may cause it." (Schofield und Krausz 1992, S. 966). Meine Übertragung aus dem englischen Originaltext.

47 „Sudden, unexplained infant deaths (SUIDs) are those for which no cause of death was obvious when the infant died. Sudden infant death syndrome (SIDS) (also known as crib death) is the most frequently determined cause of

SUIDs. SIDS is „the sudden death of an infant under 1 year of age which remains unexplained after a thorough case investigation, including performance of a complete autopsy, examination of the death scene, and a review of the clinical history" (Willinger et al. 1991). SIDS should not be diagnosed if these criteria are not met." (Centers 1996, S. 1). Meine Übertragung aus dem englischen Originaltext.

48 „The patient was a 71-year-old immigrant Greek farmer who had had a duodenal ulcer for 15 years. Operation had been recommended on two previous occasions, because he had been unable to follow a medical regimen. Each time he had refused, saying that he preferred suicide to surgery. Intractable pain brought him again to the hospital and made surgical treatment mandatory. A psychiatric consultation was requested because the patient was said to be „depressed." Only in the course of being interviewed did the conviction of death emerge as a significant clinical finding.

„The patient was a pleasant and cordial man who was concerned about his pain, but displayed none of the signs or symptoms of depression. In a matter-of-fact way, he simply stated that he would die following subtotal gastrectomy. He could not accout for this conviction, which he seemed to accept with complete equanimity.

„His recent exacerbation of ulcer pain had been precipitated by a crop failure, which he interpreted as an act of God against him. Twenty years before, he had had his jaw broken in a fist fight at the market place where he sold vegetables. He lost a great deal of money in the law suit which followed, and received no satisfaction from his assailant. In describing the events, his manner abruptly changed and he acted as if he were at the moment reliving the experience. „The joy went out of living," he asserted, and everyone turned against him. He no longer went to the market place. Instead, he lived his life in bitter solitude, noting with grim satisfaction the successive deaths of those who had acted against him at the trail. It was shortly after his last enemy had been buried that his crops were destroyed by drought and his ulcer pain returned. This was God's vengeance for his having willed the death of his enemies.

„The surgeons made every effort to reassure the patient, and the psychiatrist tried to review and reinterpret his reality situation. The patient remained friendly, courteous, and unshakable in his premonition of death. The subtotal gastrectomy was performed without complication. Three days later, however, in the course of an uneventful recovery, he suddenly became dyspneic, developed atrial flutter, and died within a few hours. Autopsy disclosed a large mural thrombus which occluded the pulmonary valve." (Hackett und Weisman 1960, S. 279). Meine Übertragung aus dem englischen Originaltext.

49 „When he (the headshrinker, author's comment) is an old man and nobody has shrunk his head he simply lies down and refuses to drink and eat. He dies of dehydration in a few days. Whether this is due to psychological stress of giving up to physical circumstances, or an objective and final philosophical decision, we leave to the reader." (Schmidt und Schmidt, 1964, S. 511). Meine Übertragung aus dem englischen Originaltext.

50 „Belgrad, Oct. 5 1928 – In the village Koprivnica, a farmer named Ujsek said several months ago that he would die October 4th 1928. On the appointed

day he called his family, ordered his coffin, bade farewell to his friends and at noon, as he was seating himself at the the table, died of apoplexy. The populace believing that it was a miracle was much excited (Neues Wiener Tagblatt, October 6 1928)." (Menninger 1948, S. 35). Meine Übertragung aus dem Englischen.

51 „From the sketch of pathological-anatomical features, I would like to emphasize that they are in no way satisfactory from the standpoint of a dynamic-biological holistic approach to the death process, and that they are indeed only the last, visibly remaining link of a chain available as they are to us only from the static approach of the autopsy table." (Arnold 1949, S. 389–390). Meine Übertragung aus dem englischen Originaltext.

52 „... that ‚voodoo' death may be real, and that it may be explained as due to shocking emotional stress to obvious or repressed terror". (Cannon 1957, S. 189). Meine Übertragung aus dem englischen Originaltext.

53 „The pulse towards the end would be rapid and ‚thready'. The skin would be cool and moist. A count of the red blood corpuscles, or even simpler, a determination by means of a hematocrit of the ratio of corpuscles to plasma in a small sample of blood from skin vessels would help to tell whether shock is present; for the ‚red count' would be high and the hematocrit also would reveal ‚hemoconcentration'. The blood pressure would be low. The blood sugar would be increased, but the measure of it might be too difficult in the field." (Cannon 1957, S. 189–190). Meine Übertragung aus dem englischen Originaltext.

54 „may have died a so-called vagus death, which is the result of overstimulation of the parasympathetic rather than of the sympathicoadrenal system." (Richter 1957, S. 196). Meine Übertragung aus dem englischen Originaltext.

55 „death may result from the effects of a combination of reactions, all of which may operate in the same direction, and increase the vagal tone." (Richter 1957, S. 197). Meine Übertragung aus dem englischen Originaltext.

56 „The cause of death is a statement made by a pathologist to a clinician or a law-enforcement agent which makes the latter say: Well, I'm not surprised that the patient died!" (Bohrod 1963a). Meine Übertragung aus dem englischen Originaltext.

57 „Nonviolent death occurring unexpectedly within six hours in an apparently healthy subject or in a sick person whose condition was either steady or improving." (Kagan und Uerma 1976). Meine Übertragung aus dem englischen Originaltext.

58 „To cause sickness, a shaman blows one of the spirits he controls into his victim by means of tobacco smoke (Stirling 1938) or, with the aid of his spirits, he sends a magical „thorn" or „dart" (Tessmann 1930, Karsten 1935) into him. (The shaman is supposed to keep this thorn or dart inside his body and it is supposed to return to him after his victim dies – author's comment) ... To cure, a shaman sings, plays his drum, takes *Datura,* tobacco, and cayapi, and sucks out the „thorn". Shamans may also reveal the identity of a sorcerer. (The narcotic helps reveal the sorcerer – author's comment)" (Steward und Métraux 1945, S. 626). Meine Übertragung aus dem englischen Originaltext.

59 „... *psychogenic mortality,* a syndrome in which a patient's psychological condition triggers physical effects of a pathological nature leading ultimately

to death" (Maizler et al. 1983, S. 353). Meine Übertragung aus dem englischen Originaltext.

60 „A 40-year-old father slumped dead as he cushioned the head of his son lying injured in the street beside his motorcycle." (Engel 1971, S. 775). Meine Übertragung aus dem englischen Originaltext.

61 „A 43-year-old man died 4 hours after his 15-year-old son, faking a kidnap call over the phone, said ‚If you want to see your son alive, don't call the cops.'" (Engel 1971, S. 775). Meine Übertragung aus dem englischen Originaltext.

62 „An 88-year-old man, without known heart disease, became upset and excited, wringing his hands, upon being told of the sudden death of his daughter. He did not cry but kept asking, ‚Why has this happened to me?' While talking with his son on the phone he developed acute pulmonary edema and died just as the doctor reached the house." (Engel 1971, S. 774). Meine Übertragung aus dem englischen Originaltext.

63 „The wife of the owner of the motel in which Martin Luther King was assassinated collapsed the same day with a cerebral hemorrhage and died the following day." (Engel 1971, S. 774). Meine Übertragung aus dem englischen Originaltext.

64 „A 31-year-old woman had been having headaches, nausea, and visual difficulties for a brief period when her neighbor and close friend, also 31 years old, died suddenly. Two days later the patient lapsed into a coma and died. Necropsy revealed a glioma of the right frontal lobe." (Engel 1971, S. 774). Meine Übertragung aus dem englischen Originaltext.

65 „... the death of the 27-year-old army captain who had commanded the ceremonial troops at the funeral of President Kennedy. He died 10 days after the President of a ‚cardiac irregularity and acute congestion,' according to the newspaper report of the medical findings." (Engel 1971, S. 774). Meine Übertragung aus dem englischen Originaltext.

66 „... a 70-year-old man who dropped dead during the opening bars of a concert held to mark the fifth anniversary of his wife's death. She was a well-known piano teacher, and he had established a music conservatory in her memory. The concert was being given by conservatory pupils." (Engel 1971, S. 775). Meine Übertragung aus dem englischen Originaltext.

67 „A 17-year-old boy collapsed and died at 6 AM, 4 June 1970; his older brother had died at 5:12 AM, 4 June 1969, of multiple injuries incurred in an auto accident several hours earlier. The cause of the younger boy's death was massive subarachnoid Hemorrhage caused by a ruptured anterior communicating artery aneurysm." (Engel 1971, S. 775). Meine Übertragung aus dem englischen Originaltext.

68 „A 56-year-old man died a week before the closing of a highly successful business he and his brother had founded with a $500 loan 32 years earlier." (Engel 1971, S. 775). Meine Übertragung aus dem englischen Originaltext.

69 „A 52-year-old college president who prided himself on his support of black students died when a group of black students occupied the administration building." (Engel 1971, S. 775). Meine Übertragung aus dem englischen Originaltext.

70 „A 57-year-old state legislature died 48 hours after being convicted of bribery and sentenced to prison." (Engel 1971, S. 775). Meine Übertragung aus dem englischen Originaltext.

71 „... a 3-year-old child who died when caught in a severe downpour and a terrified 4-year-old girl who died while having some milk teeth extracted." (Engel 1971, S. 776). Meine Übertragung aus dem englischen Originaltext.
72 „A 63-year-old security guard died after being bound by robbers." (Engel 1971, S. 776). Meine Übertragung aus dem englischen Originaltext.
73 „A 35-year-old man accused of robbery told his lawyer, ‚I'm scared to death!'; then collapsed and died." (Engel 1971, S. 776). Meine Übertragung aus dem englischen Originaltext.
74 „A 45-year-old man died as he stepped to the dais to give a speech at a testimonial dinner." (Engel 1971, S. 776). Meine Übertragung aus dem englischen Originaltext.
75 „Four men died within from minutes to a few hours after automobile accidents in which they suffered no or only minor injuries." (Engel 1971, S. 776). Meine Übertragung aus dem englischen Originaltext.
76 „One man died at an evacuation center after being removed from an area of mud slides, and another man, 55 years old, collapsed immediately after he walked uninjured from a railroad car partly overturned in a train wreck." (Engel 1971, S. 776). Meine Übertragung aus dem englischen Originaltext.
77 „A 52-year-old city official died after giving a speech in a hotel; his predecessor had died under the same circumstances at the same hotel a year and a half earlier." (Engel 1971, S. 776). Meine Übertragung aus dem englischen Originaltext.
78 „A 60-year-old ex-prisoner collapsed and died when he returned home to his family after serving a 15-year sentence." (Engel 1971, S. 776). Meine Übertragung aus dem englischen Originaltext.
79 „A 55-year-old man died when he met his 88-year-old father after a 20-year separation; the father then dropped dead." (Engel 1971, S. 776). Meine Übertragung aus dem englischen Originaltext.
80 „A 70-year-old man died 6 hours after his wife came home from the hospital, presumably recovered from a heart attack. She herself then had another attack and died 13 hours later." (Engel 1971, S. 777). Meine Übertragung aus dem englischen Originaltext.
81 „A 56-year-old man collapsed and died while receiving congratulations for scoring his first hole-in-one." (Engel 1971, S. 777). Meine Übertragung aus dem englischen Originaltext.
82 „A 75-year-old man, who hit the twin double for $1,683 on a $2 bet, died as he was about to cash in the winning ticket." (Engel 1971, S. 777). Meine Übertragung aus dem englischen Originaltext.
83 „A 63-year-old operatic singer died while acknowledging an ovation." (Engel 1971, S. 777). Meine Übertragung aus dem englischen Originaltext.
84 „Emperor Nerva is said to have died of ‚a violent excess of anger' against a senator who offended him, as did Valentinian while ‚reproaching with great passion' the deputies of a German tribe." (Engel 1971, S. 771). Meine Übertragung aus dem englischen Originaltext.
85 „An analogous situation in our society is hard to imagine. If all a man's near kin, his father, mother, brothers and sisters, wife, children, business associates, friends and all the other members of the society should suddenly withdraw themselves because of some dramatic circumstance, refusing to take any attitude but one of taboo and looking at the man as one already

dead, and then after some little time perform over him a sacred ceremony which is believed with certainty to guide him out ot the land of the living into that of the dead, the enormous suggestive power of this two-fold movement of the community, after it has had its attitudes crystallized, can be somewhat understood by ourselves." (Cannon 1957, S. 185). Meine Übertragung aus dem englischen Originaltext.

86 „a mental tendency that is constantly producing and reproducing itself in phantasmal impressions, which, although they are subjective, convey to the mind of natural man an objective reality." Meine Übertragung aus dem englischen Originaltext.

87 „In 4 patients who complained of regular heart palpitations in connection with severe dreams, a continuous registration of EEG- and ECG-recordings during sleep confirmed subjective reports: almost all (over 30) electrocardiographic registered stenocardic attacks of patients stood in direct relation to corresponding changes in the EEG for which the patients always reported simultaneous, conflict-charged dreams. One of the patients died from a heart attack after both his EEG as well as his ECG had each shown characteristic changes nine times in the previous night." (Nowlin 1966, S. 7). Meine Übertragung aus dem englischen Originaltext.

88 „On the 26th of March at the concert of Mr. Bartholemon (London) there was an Englisch clergyman who while hearing my Andante sank into the deepest melancholy because of the fact that on the previous night he had dreamed of such an Andante which announced his death. He immediately left the company, went to bed and today I heard through Mr. Bartholemon that this clergyman had died." (Menninger 1948). Meine Übertragung aus dem englischen Originaltext.

89 In der englischen Sprache: „Distant Mentation in Living Systems" mit dem Kürzel DMILS.